Guia Médico da Gravidez

Passo a Passo

Guia Médico da Gravidez

Passo a Passo

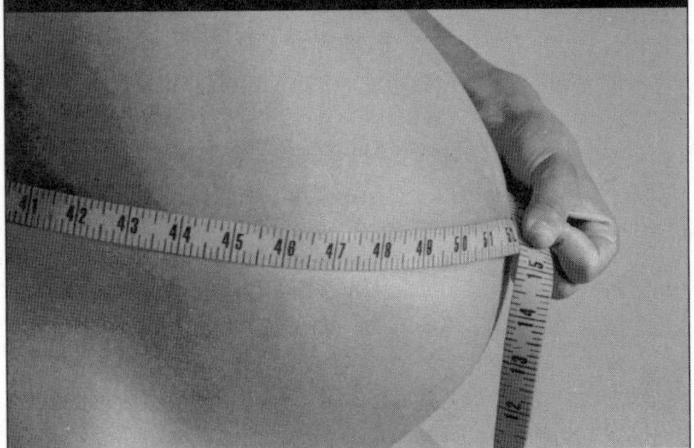

Gerard DiLeo, M.D.
Obstetra

M.Books

M.Books do Brasil Editora Ltda.

Av. Brigadeiro Faria Lima, 1993 - 5º andar - Cj. 51
01452-001 - São Paulo - SP - Telefones: (11) 3168 8242 / 3168 9420
Fax: (11) 3079 3147 - E-mail: vendas@mbooks.com.br

Dados de Catalogação na Publicação

DiLeo, Gerard M.
Guia Médico da Gravidez – Passo a Passo/ Gerard M. DiLeo.
2006 — São Paulo — M. Books do Brasil Editora Ltda.
1. Pais e Filhos 2. Parenting.

Inclui Índice Remissivo e Glossário.

ISBN: 85-89384-86-1

Do original: The Anxious Parent's Guide to Pregnancy.

EDITOR
MILTON MIRA DE ASSUMPÇÃO FILHO

REVISÃO TÉCNICA
DR. ÊNIO EDGARD MENDAÇOLLI
Médico Ginecologista e Obstetra há mais de 20 anos. Médico dos Hospitais Santa Catarina, Santa Joana, Associação Maternidade de São Paulo, Hospital Paulistano. E atende em consultório próprio desde 1979.

Produção Editorial
Salete Del Guerra

Tradução
Maria Lúcia Rosa

Revisão de texto
Eugênia Pessotti
Vera Ayres
Ivone Andrade

Capa
Design: Douglas Lucas
Foto: Imagem: © graficart.net / Alamy

Editoração
All Print

2006
1ª edição

Nota do Revisor Técnico

Este livro contém informações bem detalhadas sobre gestação, parto e praticamente todas as suas intercorrências. Alguns casais podem ficar ansiosos caso se detenham com muita atenção aos capítulos que tratam de complicações tanto da gestação como do parto. Esse não é o propósito deste livro e nem vocês devem se prender a esses detalhes, pois quem deve estar preparado para resolver essas complicações é o médico escolhido.

De qualquer forma, lembre-se sempre de que, em qualquer lugar do mundo, todos os médicos são treinados para realizar o melhor possível para seus pacientes. A única diferença é que cada localidade dispõe de recursos próprios que, muitas vezes, podem ditar as verdadeiras prioridades e condutas a serem tomadas.

Boa leitura!

Dr. Ênio Edgard Mendaçolli
Médico Ginecologista e Obstetra.

Elogios ao Livro

Uma mistura excelente de informações práticas e humor. O Dr. DiLeo fornece, com riqueza, informações úteis em um estilo que assegura um relacionamento produtivo entre médico e paciente. Os esclarecimentos dele sobre gravidez são tão valiosos, que eu recomendo a todas as minhas pacientes a leitura deste livro.

— *Douglas* M. *Montgomery*, M.D., F.A.C.O.G., *presidente do Departamento de Obstetrícia e Ginecologia, da* Ochsner Clinic Foundation, *em* New Orleans, *e especialista em medicina materno-fetal*

O Dr. DiLeo possui uma combinação extremamente rara de experiência médica com capacidade de escrever em um estilo informativo, porém divertido, com fortes doses de compreensão e solidariedade. Já li praticamente todos os livros sobre gravidez e muitos são ótimos para serem lidos antes de dormir (pois a linguagem técnica e o estilo seco provocam o sono). Este livro não só a manterá acordada, como a prenderá da capa à contracapa, enquanto você comemora o milagre de sua gravidez com seu livro e médico favoritos.

— *Jeanine Cox, editora e co-fundadora do BabyZone.com*

Tive o privilégio de ler este livro em duas perspectivas: na de cirurgiã e na de grávida do primeiro filho. O Dr. DiLeo fornece um guia que inter-relaciona o pai com o obstetra, a filosofia com a fisiologia, o prático com o milagroso. E é isso que diferencia o *Guia Médico da Gravidez*. Este livro é uma comemoração completa da gravidez e do parto, com todos os dados. Uma leitura divertida!

Minha ansiedade como futura mãe foi atenuada pela perspectiva que o Dr. DiLeo instila até mesmo nas complicações sérias que fazem parte de qualquer discussão completa da gravidez. Como cirurgiã, aplaudo-o pelo livro informativo, como mãe, encontro conforto com a visão oferecida e, como mulher, deleito-me com a leitura de um livro tão atraente e divertido sobre um assunto tão sério.

— *Elizabeth* Kinsley, M.D., F.A.C.A.

Meus interesses profissionais são muitos, mas a apresentação feita pelo Dr. DiLeo sobre nutrição na gravidez foi o que mais me interessou. Finalmente alguém decidiu parar de complicar a dieta para a gravidez normal, com capítulos ridículos sobre contagem de calorias que ninguém seguirá, e resolveu defender o papel da nutrição e da dieta em casos de complicações singulares à gravidez de alto risco. Este é o livro sobre gravidez que os nutricionistas e dietistas estavam esperando. É um livro engraçado, delicioso e nutritivo.

— *Diana* Davis, L.D.N., R.D., *nutricionista licenciada, dietista holística, diplomada pela* American Dietetic Association, *palestrante nacional sobre nutrição e neurolingüística*

Agradecimentos

Este livro começou a ser elaborado há muito tempo. Eu gostaria de agradecer a meus pacientes, pois, sem a perspectiva humana da ciência da obstetrícia que eles me forneceram, esta obra seria um mero catálogo. Também gostaria de agradecer a meu agente, Peter Miller, que me apoiou por mais tempo do que deveria. A meu editor, Matthew Carnicelli, e minha equipe de produção na Contemporary Books, que me transformaram de alguém que estaria mais para humorista e se apresentaria no programa da TV americana *Saturday Night Live* em um autor médico (quase) sério, e ao pessoal generoso da BabyZone.com, que me deixou gentilmente contribuir com o que considero ser o melhor *site* sobre gravidez e paternidade. Eu gostaria de expressar minha gratidão ao pessoal de meu consultório, Ann Dalton, Ida Albin e Marlena Angeletti, que realmente compraram essa idéia maluca de que eu seria um autor publicado e me ajudaram a manter meu consultório funcionando tão bem. Agradeço ao Dr. Nick Landry por cuidar de minhas pacientes durante o tempo em que me afastei para escrever. E um agradecimento especial à Dra. Elizabeth Kinsley, cirurgiã plástica, amiga, colaboradora e grávida — tudo ao mesmo tempo.

Gostaria de agradecer a meus filhos, Evan, Luke, Blaise, Phoebe, Josh e Chara, pelo apoio, mas em dobro a Luke, por me mostrar a bênção de ter um filho deficiente. Sou eternamente grato a meus pais, o falecido Dr. John DiLeo, por dizer sempre: “A educação em primeiro lugar”, não importa o que acontecer, e Rosalie DiLeo, por ter-me dado o nome do patrono das gestantes — quem diria?

E, acima de tudo, eu gostaria de agradecer a minha esposa, Linda, a bela mulher que me deu filhos tão maravilhosos e me apoiou durante todo o tempo em que escrevi este livro, quando, na verdade, tinha todo o direito de dizer: "Com todo esse trabalho, você vai acabar no programa da TV americana *Oprah*".

Sumário

PARTE 5 — TRABALHO DE PARTO E NASCIMENTO

PARTE 6 — O PÓS-PARTO

PARTE 7 — GRAVIDEZ EM RISCO

Prefácio

Este não é um livro apenas sobre gravidez, mas também sobre vida e família. Na maioria dos atuais livros sobre gravidez há uma distância imensa entre a fisiologia real e a filosofia da reprodução. Mas ambas estão tão lindamente inter-relacionadas durante a gravidez, que eu quis que uma explicasse a outra. Em *Guia Médico da Gravidez*, sinto que fui capaz de realizar isso. Não é um livro escrito por um médico que escreve como médico ou escrito por alguém que teve a experiência básica e está tentando escrever como médico. Em vez disso, é um livro sobre gravidez, escrito por um médico que escreve como pai. Criar filhos é muito mais que meramente ter filhos, e tê-los é muito mais gratificante quando você pode apreciar a alegria que a criação deles lhe traz.

Sou um obstetra que faz partos, um por vez (às vezes dois), há vinte anos e tenho uma perspectiva que vai além do que trazem os diversos livros sobre gravidez que estão no mercado. Coloco textos em destaque, que chamo de *Fatores A*, para aliviar a ansiedade. Ao ler esses destaques você terá idéia do quanto deveria se preocupar ou não com determinado assunto. Também incluí o que chamo de *Dicas Rápidas*, que resumem explicações, fornecendo uma visão rápida dos pontos mais importantes de um assunto em discussão.

Não, eu nunca tive um filho. Não acho que conseguiria encontrar nada em mim que suportasse dez centímetros de dilatação. Mas vivi com a mãe de meus filhos durante todas as nossas quatro gestações, dormi na cama com ela, compreendi cada sintoma e queixa e compartilhei com ela alguns episódios interessantes. Meu amor por ela, a experiência que ela passou e as coisas maravilhosas que ela fez enriqueceram consideravelmente minhas observações sobre a vida na gravidez, além da mera obstetrícia. Você não pode aprender o verdadeiro significado da família lendo um livro sobre gravidez escrito por um médico; você não pode apreciar o que está em jogo lendo um manual sobre nascimento escrito por um interessado no assunto, em uma linguagem formal, politicamente correta. É preciso vir do coração de um pai. E este pai sabe o que é importante e o que não é; o que é provável e o que não é; e o que é prudente e o que é bobagem.

Aproveite este livro. Ele é fácil de ler, repleto de informações essenciais e temperado com a perspectiva de alguém que viveu o nascimento sob muitos ângulos.

Começando pelo Começo

Planejando Sua Gravidez

A ovelha clonada e concepções após a menopausa podem roubar a atenção da mídia, mas a maioria das gestações ainda é resultado do bom e velho sexo natural. Siglas como FIV, IA e ICSI[1] estão entrando no vocabulário da principal Nação da Infertilidade, cuja população aumenta à medida que a paciência com os processos naturais vai se esgotando a cada tentativa frustrada de gravidez. Mas, embora o número de crianças nascidas com ajuda de concepções auxiliadas tecnologicamente esteja subindo, a maioria das crianças ainda nasce de pais que tiveram sucesso não com a FIV (Fertilização in Vitro), mas com a FEC ('Fertilização em Cama'). Esses pais, descendentes do *Homo erectus*, geralmente caem em três grupos: os matemáticos, os desligados e os chocados.

Os matemáticos são os casais que planejam a vida conjunta com tanta seriedade que tentam planejar suas gestações também — como se alguma fórmula que envolvesse o nascimento de filhos pudesse ser válida. Eles chamam isso de planejamento familiar. Eu chamo isso de teoria do caos. No entanto, muitos casais fazem esquemas e combinam a data perfeita para ter o bebê perfeito, para suas vidas perfeitas. Eles consideram a melhor época financeira, filosofam sobre a melhor diferença de idade entre os irmãos e projetam a inter-relação entre suas carreiras. Marcam no calendário os dias de fertilidade da mulher e coordenam encontros amorosos com base na urina e em pequenos aparelhos.

---

1 Para os pais sortudos, que não precisaram passar por isso, são siglas que indicam técnicas de fertilização: Fertilização in Vitro (FIV), Inseminação Artificial (IA) e Micromanipulação de Gametas (ICSI). (N. da T.)

Ficam arrasados quando essa parafernália toda não dá certo naquele mês circulado em vermelho no calendário. Quando seus prazos se esgotam, esses casais procuram os médicos especializados em infertilidade, garantindo um bom padrão de vida a esses profissionais.

Os desligados não planejam; em vez disso, procuram adotar a mentalidade aceitável de que a concepção não é nem tão desejada nem rejeitada — a proposta deles é viver perigosamente, que é sedutoramente arriscada.

Os chocados são aqueles que sentem que lhe puxaram o tapete confortável e quentinho, tecido hedonisticamente, quando, apesar de se esforçarem ao máximo, o destino entra em ação conseguindo o feito surpreendente da fertilidade na hora errada e estraga aquele carnaval sem filhos e escapadas nos feriados ao Club Med.

DICA RÁPIDA

Planejar a data exata de uma gravidez é muito difícil, mesmo para o mais metódico dos mortais. Apesar de programarmos uma gravidez ou evitá-la da melhor forma possível, o momento certo para a gravidez, muitas vezes, é um fenômeno fatalista.

Exceto as Concepções Imaculadas, ninguém pode prever exatamente quando a concepção vai ocorrer, mas o mais provável é que ocorra com os casais mais ativos sexualmente. Há casais inférteis, mas são a minoria, vítima dos mistérios da procriação. Quando o teste de gravidez resulta positivo, todos os três grupos tiram o lápis para calcular suas vidas em torno do mais profundo Sagrado Dia da Obrigação, a data do nascimento. Nesse momento, todos eles viram matemáticos, e é hora de escolher um médico.

A Escolha da Pessoa Certa, do Gênero Certo, para Ter Seu Filho

Quando se trata de obstetras, nenhum dos gêneros leva vantagem em conhecimentos ou habilidades. Na assistência a gestantes, tem surgido um consenso de que as médicas fazem esse trabalho melhor. A verdade é que é uma grande ironia que a especialidade Obstetra/Ginecologista tenha um gênero neutro, quando se trata dos melhores profissionais. Sendo homem por convicção (fui convencido disso desde a minha concepção), tive de sofrer com a vantagem competitiva das médicas no mercado de trabalho. Essa é uma grande conspiração contra nós, do sexo masculino, no sentido de que as médicas inteligentes não menosprezam esse fato, e os próprios médicos esbarram nisso quando entrevistam um futuro associado que foi selecionado por ser do gênero mais "conveniente" para o marketing. A mídia propaga este pensamento: "*Minha* ginecologista me disse que..." Para tudo o que é ginecológico, comerciais politicamente corretos sugerem uma mulher como ginecologista. Mas nas propagandas de gastrite, diarréia e constipação o que vemos é: "*... meu médico — ele* receitou-me..."

DICA RÁPIDA ⇩

A vantagem de gênero de um obstetra é principalmente uma consideração de *marketing*. O melhor obstetra para você é o médico que provou ser o melhor ginecologista para você.

Conheço mulheres que saíram da cidade para consultar uma médica que não era tão competente quanto os médicos de sua cidade. (Evidentemente, diga a um homem para consultar uma urologista e seu chauvinismo vai gritar ainda mais alto). Certa vez, tive uma paciente cujo marido a fez mudar para outro médico porque este tinha cinco filhos. Como eu tinha apenas quatro, o marido supôs que ele fosse um homem mais de família e, portanto, seria menos provável que desrespeitasse a mulher dele. Homens! O que se pode fazer?

Por outro lado, tive mulheres que me procuraram, recusando-se a ver uma médica porque achavam que elas eram mais rudes que os homens, que um profissional do mesmo gênero é menos compreensivo. Quanto às médicas, ginecologistas excelentes reclamam que perderam pacientes porque as tratavam da mesma forma que um médico as trataria, quando as expectativas das clientes eram mais altas; estas achavam imperdoável não receber um tratamento especial, ficavam descontentes, irritavam-se com isso e mudavam para um médico.

É claro que isso é tudo asneira. Uma médica não quer ser conhecida como uma grande mulher, mas como uma grande doutora; um médico não quer que uma paciente lhe procure só porque ele é homem, nem quer que um paciente o descarte por ser homem. Não importa o que os pacientes procurem em um médico, não importa o que a mídia sugira como a melhor combinação de gênero ginecologista–paciente, não importa como as revistas femininas divulguem o que seria correto em termos de gênero, todos os médicos — homens ou mulheres — querem ser os melhores profissionais. Os médicos são defensivos e dizem, irritados, que você não tem de ir a um oncologista que está morrendo de câncer; as médicas afirmam que o fato de serem mulheres não as faz saber mais e ser menos compreensivas. Um ginecologista não tem de ser homem ou mulher para fazer esse trabalho importante — embora um ginecologista geralmente seja um homem ou uma mulher porque a maioria das pessoas, inclusive profissionais, o são. Vou arriscar gerar controvérsia aqui e dizer que, provavelmente, o crédito por povoar a Terra seja dado aos homens e que as mulheres provavelmente sejam melhores que os homens em desenvolver essa população. Mas o conhecimento, a habilidade, a destreza, a sensibilidade e o raciocínio dos obstetras não são mais destacados em um gênero do que em outro.

Agora que descartei qualquer suposição quanto à superioridade de gênero entre obstetras/ginecologistas (OB/GIN), quem é o melhor obstetra para se consultar?

Provavelmente você já esteja fazendo consultas — com ele ou com ela. (Observar a imparcialidade enquanto escrevo um livro sobre obstetrícia é uma distração importante; por isso, desculpe-me pelo uso dos gêneros feminino e masculino de uma maneira alternada e polida. Para evitar me comprometer, vou distribuir *dele*, *dela*, *ele*, *ela*, *seu*, *sua* de uma forma despreocupada, mas responsavelmente correta.)

Onde eu estava?

Você já deve estar indo ao consultório dela — ou dele. O ponto é que se você confia em seu médico — homem ou mulher — como ginecologista, deveria confiar em seu médico como obstetra. São a mesma pessoa.

É admissível que, se você vai escolher um médico pela primeira vez, essa decisão difícil fique pior ainda quando se trata de selecionar um obstetra, porque esse tipo especial de médico deve tratar de dois pacientes ao mesmo tempo: você e o filho que está carregando. Mas a soma da mãe gestante com o filho esperado é mais do que a mera soma das partes, porque há uma terceira entidade, a gravidez em si, que é essa relação simbiótica entre mãe e filho. Essa terceira entidade tem seu próprio tipo de sistema respiratório, sistema circulatório e troca nutricional. Durante esse breve período de gestação, a anatomia muda totalmente: temos a mãe–filho combinados.

Para lidar adequadamente com uma mãe (e pai) gestante, um obstetra deve ser capaz de travar diversos tipos de relacionamento — com a mãe e o pai individualmente, com o casal, com o filho em desenvolvimento, com a relação da gravidez entre mãe e filho e com a relação da gravidez entre mãe, pai, casal e filho. Essa pode ficar bem lotada nessa troca psicodinâmica. Mas a relação mais importante é aquela entre a mãe e o filho, porque há doenças só da mãe, doenças só do feto e complicações médicas muito atípicas que são o resultado de mãe e feto juntos.

Muito disso é conhecimento de livro, sem dúvida, mas é preciso haver *insight* também, porque, como futura mãe, seu raciocínio também está alterado. Os hormônios ovariano, pituitário, da tireóide e adrenal misturam-se às suas esperanças e sonhos fervorosos para criar outra espécie pensante e emocional — a combinação mãe–filho — a gravidez — um metabolismo dinâmico aperfeiçoado durante a evolução para produzir um milagre nove meses depois. Os aspectos emocionais e comportamentais de sua personalidade sublinham um instinto maternal que vem de dentro do cérebro humano primitivo.

Então, como isso afeta a seleção do médico que lhe dará assistência no pré-natal? Seja homem ou mulher, é melhor que esse médico seja perfeito. Pelo menos, a nossos olhos.

Todos percebem que a perfeição é um ideal inatingível. Mas os diferentes casais têm prioridades diferentes quanto ao que constitui um nível aceitável de perfeição. Você pode querer o tipo de médico que segura sua mão, que resolverá tudo o que a preocupa, fazendo-a passar, durante o pré-natal, por uma série de pronunciamentos místicos e vagos que a tranqüilizarão. Você pode querer o oposto: um médico meticuloso que explicará os bilhões e bilhões de detalhes, destacando todos os riscos e benefícios de toda opção que a gravidez tem a oferecer. Você pode até querer um colega que seja um meio-termo entre os dois primeiros tipos, mas com empatia suficiente para estar ao seu lado quando tiver de tomar determinada decisão.

Todos esses tipos têm práticas bem-sucedidas porque atraem um número considerável de pacientes que os procuram por causa de suas abordagens específicas. Mas todos os obstetras esperam mesclar perfeitamente os três tipos, com o intuito de oferecer um atendimento bem-embasado, atencioso, confiável e atrativo.

É desconcertante que, às vezes, a busca por um obstetra pode ocorrer não por se estar procurando um, mas por se estar tentando escapar de outro. Como sou obstetra e pai, tenho tido uma ampla oportunidade de considerar aspectos complexos que são importantes em uma relação obstetra–paciente. Muito de meu treinamento nesse *insight* vem dos erros de outros obstetras. Se você deixar um médico, sem dúvida passará a consultar outro. Sua nova médica será inteligente para ouvir por que você passou a ser cliente dela e vai incorporar as salvaguardas na própria prática dela, com base no que você lhe disse:

- "Liguei para meu médico durante três dias e ele não respondeu à minha ligação."
- "Consultei vários médicos e todos eles me disseram coisas diferentes."
- "Perguntei isto à minha médica e ela simplesmente desconversou."

DICA RÁPIDA

Quando você for escolher um obstetra, deve levar o máximo de tempo de que precisar até se sentir satisfeita com as respostas que recebeu. Pergunte sobre o tipo de prática — individual, em grupo etc., e consulte a lista de outras perguntas importantes encontradas em "Que Tal um Acordo de Parto?", no Capítulo 12.

É estranho que o mundo médico e as razões das pacientes para selecionar médicos mudaram em um período muito curto. Não vejo mais pessoas que mudam de médico porque o consideram ganancioso demais. Elas parecem mudar por causa do fracasso nas relações médico–paciente; essa relação deve ser profissional e, ao mesmo tempo, pessoal. Isso não é ensinado na faculdade de medicina. A capacidade de se relacionar é, em grande parte, nata, mas um médico aprende muito sobre a natureza humana nos primeiros anos de prática privada não supervisionada.

Na condição de gestante, você quer o melhor para seu futuro filho e geralmente saberá, depois de uma primeira visita, se aquele será seu obstetra. Além dos exames da faculdade, os obstetras devem ainda passar pelo teste do instinto maternal.

Dois Lados da Mesma Moeda: Ginecologistas e Obstetras

A metamorfose de seu médico de ginecologista para obstetra pode ser uma transformação realmente confusa. Basta um teste de gravidez positivo e ele sai do casulo da ginecologia como uma bela borboleta obstétrica. Depois do parto, seu médico renova o ciclo de vida, tornando-se seu ginecologista novamente. A verdadeira definição de um médico OB/GIN, portanto, baseia-se em como você está — grávida ou não. Sua transição de não grávida para grávida é acompanhada pela transição de seu médico, de um profissional atencioso com uma mulher (ginecologista) para o médico que está acompanhando uma gestante e seu filho no útero (obstetra). Em razão das artimanhas da infertilidade e das incertezas do início da gravidez, o médico também oscila entre sua atuação como ginecologista e obstetra, pensando em dois níveis diferentes, até que a sua condição particular, como cliente, determine qual deles vai atuar.

Clínicas Médicas, Médicos e Obstetrizes

Quer você procure uma clínica médica ou um único médico, há prós e contras a se considerar nos dois casos. As grandes equipes das clínicas médicas tendem a ter profissionais com personalidades diferentes para você escolher e mantêm uma qualidade consistente de atendimento. Os médicos, em grande número, estão sempre atentos uns em relação aos outros e são eles que, mais provavelmente, mantêm-se atualizados com a literatura médica. Também é mais provável que haja subespecialistas disponíveis porque o volume de pacientes pode justificar a despesa com esses profissionais na folha de pagamento. Mas esse volume também tende a tornar sua experiência um tanto impessoal. Você pode não consultar o mesmo médico duas vezes seguidas, o que pode ser preocupante quando tem um problema e este persiste durante várias consultas. Mas também, é exatamente nesse tipo de situação que você poderia receber conselhos diferentes de dois médicos. Por outro lado, a cobertura de emergências geralmente é melhor em um grupo grande; o esquema de rodízio de plantão, tão raro para um médico particular, funciona nas clínicas, permitindo que seu médico a atenda descansado, renovado, alegre e disposto. O ponto negativo disso é que, provavelmente, você não fará o parto com o médico escolhido. Talvez nem seja com um médico.

As parteiras têm tido sucesso na condução de partos há milhares de anos. Atualmente, chamadas de obstetrizes ou enfermeiras obstétricas, elas têm uma formação especializada, trabalham em hospitais e têm o apoio de obstetras em caso de complicações. Eu mesmo gosto de obstetrizes. Uma obstetriz me ajudou em meu primeiro parto e demonstrou uma técnica que eu mantenho há anos. (Mais tarde, ela prosseguiu os estudos e se tornou obstetriz, para sua frustração.) A atividade de obstetriz não deve ser confundida com a assistência do parto em casa, assunto que eu tratarei claramente em *Controvérsias em Obste-*

trícia, no Capítulo 22. Em minha opinião, um parto vaginal normal em um hospital ou centro obstétrico, atendido por uma obstetriz, apoiada por um obstetra, é tão bom quanto um parto feito por um obstetra. Pode até ser melhor, visto que o trabalho da obstetriz envolve uma abordagem mais psicodinâmica. Os centros de atendimento geralmente costumam empregar obstetrizes.

A equipe pequena ou o profissional individual não será tão sofisticado quanto um centro ou clínica médica, mas provavelmente isso possibilitará que você tenha muito mais contato, de qualidade, com o mesmo médico durante toda a gravidez. Também, visto que em geral financeiramente não convém ao médico deixar que outro médico faça um parto por ele, é mais provável que ele mesmo faça o seu parto. Mas ele se atrasará a muitas de suas consultas, à custa de outras pacientes que podem estar em trabalho de parto ou em parto no horário em que sua consulta estava marcada.

DICA RÁPIDA

O atendimento dos médicos das clínicas médicas é mais sofisticado do que o dos médicos que trabalham independentemente (particulares autônomos) e os médicos dessas clínicas estão expostos a influências que os mantêm atentos, mas eles são mais impessoais e você não verá o mesmo médico a cada consulta sua durante a gravidez.

Um médico independente será dedicado a você e pode assegurar melhor que estará presente na hora do parto, mas ele deve estar presente em todos os outros partos, o que significa que você deve levar muita coisa para ler em cada consulta.

As obstetrizes oferecem todas as vantagens de um obstetra quando têm o apoio de um obstetra e prometem a suas pacientes uma experiência melhor.

Os médicos que são funcionários de um hospital ou serviço de saúde serão forçados a clinicar seguindo diretrizes financeiras. Embora isso seja um ponto de vista médico, você pode notar uma diferença.

Os médicos com vínculo empregatício são uma "raça estranha". Por um lado, eles não se importam com quanto tempo levarão para atender cada paciente porque são assalariados; por outro lado, eles podem ser demitidos por não serem suficientemente produtivos. Isso acontece principalmente se eles forem funcionários de uma clínica médica. Quando a rotatividade de médicos que trabalham como funcionários é alta, embora possa haver várias razões para isso, o fato de a rotatividade ser alta já diz tudo.

Se Você Prefere Renunciar a um Obstetra

A segurança de sua gravidez depende da qualidade da pessoa a quem você está confiando seu bebê e sua própria vida, dos aproximadamente 80 anos de vida que ela possa ter e... você entende. Falo sobre parto domiciliar detalhadamente em *Controvérsias em Obstetrícia* (Capítulo 22), mas aqui são apresentadas perguntas para as quais você precisa de resposta:

Há algum tipo de curso pelo qual sua obstetriz tenha passado ou ela é um tipo de "curiosa", sem formação, como havia antigamente? Qual o grau de instrução médica que ela recebeu nos últimos dois anos? Ela tem apoio oficial de um obstetra pronto para atendê-la, caso haja complicação obstétrica? E, nesse caso, esse médico tem um esquema, alternando-se com outros médicos, para garantir o atendimento, caso ele esteja fora? Você estará sozinha se precisar de transporte para um hospital próximo, à mercê do médico de plantão, em uma lista de pacientes anônimos que serão atendidos naquele dia? Será ela uma heroína quando consegue fazer aquele parto vaginal difícil, que ela considera uma vitória, e será que essa vitória não entra em conflito com o que é melhor para seu bebê? Qual é o protocolo dela com a avaliação fetal durante o trabalho de parto e quanto ela respeita os sinais de sofrimento fetal, como mecônio (as primeiras fezes do bebê)?

DICA RÁPIDA

Visto que seu bebê é muito importante, investigue uma profissional que seja a favor do parto domiciliar, antes de optar por esse tipo de parto. Não pressuponha que ela tenha experiência; confirme isso. Muitas se dizem obstetrizes. Confira se ela tem suporte adequado.

Se você não estiver satisfeita com a resposta a qualquer uma de suas perguntas, esse é seu instinto maternal. Se as respostas dela forem bem cuidadosas e ela apresentar explicações razoáveis, então o único perigo que resta é lidar com a controvérsia a respeito do parto domiciliar.

A Escolha do Hospital Certo

O melhor médico ou obstetriz do mundo será inadequado se as instalações forem inadequadas. O hospital ideal para a gravidez, o trabalho de parto e o parto é aquele que tem uma equipe permanente de anestesistas; uma enfermaria neonatal Nível III (essa designação significa que elas podem lidar com qualquer situação); neonatologistas para dirigir a enfermaria Nível III; pessoal de enfermagem cujos números não são ajustados continuamente com base no censo hospitalar; "suítes de parto", ou quartos onde as pacientes entram em trabalho de parto, fazem o parto e a recuperação, neurocirurgiões e pediatras cardiovasculares; e protocolos intuitivamente sensíveis às suas necessidades. Apenas alguns hospitais atendem a todos esses critérios.

Tudo isso custa caro. Com os reembolsos mínimos aos hospitais por provedores, a contenção de custos tornou esse tipo de atendimento hospitalar muito improvável. Alguns grandes centros de cidades grandes, com boas verbas para saúde, chegam perto desse atendimento diferenciado, mas perdem esse brilho facilmente.

Estamos falando de prós e contras aqui, certo? Não quando o assunto envolve seu bebê, aí não! Bem... talvez.

Então, o que pode ser negociado? Se você não pode ter tudo, o que deverá ter? Uma equipe permanente de anestesistas é uma segurança que não pode ser substituída. Se você tem anestesistas disponíveis a qualquer hora, mesmo às três da manhã, isso significa que o centro cirúrgico está preparado para atendê-la se houver qualquer complicação com seu bebê durante o trabalho de parto. Isso também significa que você terá sua peridural imediatamente, se decidir que o método para parto sem dor, Lamaze, é para os pássaros, que você odeia seu marido (o bruto) e que pular pela janela pode parecer razoável.

DICA RÁPIDA ⇩

Ter equipe permanente de anestesistas e uma enfermaria decente devem ser os aspectos fundamentais quando se trata de escolher um hospital.

Deve haver, pelo menos, uma enfermaria Nível II, que tenha um neonatologista capaz de tomar providências, caso haja algo inesperado. Uma boa enfermaria Nível II pode lidar com muitas situações difíceis ou, pelo menos, estabilizar um bebê e transferi-lo para uma enfermaria Nível III, em caso de necessidade.

Mesmo que você esteja planejando o parto natural, ter uma equipe de anestesistas é crucial para lhe assegurar um atendimento adequado, em caso de emergência. Uma enfermaria Nível II é uma segunda consideração. O cartaz que promete mordomia do tipo: "Nós cuidamos de você" deve ficar em segundo plano. Se eles oferecem um bom atendimento, pagarão pelo serviço permanente de anestesia e por um bom neonatologista.

O Melhor Cuidado Pré-natal Começa Antes da Concepção

Talvez seja tarde demais para você ler esta seção, mas, se você ainda não está grávida, então preste atenção: falando em termos obstétricos, o melhor cuidado pré-natal começa antes da concepção. E, se você não pode determinar exatamente quando isso acontecerá, a maneira mais segura é preparar-se para modificar seu estilo de vida, como se a gravidez pudesse acontecer a qualquer momento.

DICA RÁPIDA

Seu bebê é o que você era antes de engravidar! As condições durante a concepção podem refletir o que estava acontecendo três meses antes, quando seu embrião começou sua jornada, até a superfície do ovário, para a ovulação.

Estudos recentes têm mostrado que, se você ingerir a quantidade extra de vitaminas necessárias no pré-natal alguns ciclos antes da concepção, isso pode reduzir seu risco de problemas genéticos e de aborto. Muitos pesquisadores acham que, quando uma mulher ovula, a passagem do óvulo até a superfície do ovário começou realmente três ciclos antes. Sabendo disso, faz sentido começar a tomar vitaminas com formulação especial três meses antes de sua concepção. E certamente isso a faz parar para pensar sobre o que tem comido, consumido ou inalado nesse período. Os homens também precisam entender que a exposição a substâncias perigosas pode afetar os espermatozóides produzidos. Fim de festa, cara? Ter um bebê é uma decisão adulta, e é preciso perceber que as decisões adultas exigem que se pense no futuro, mesmo que seja daqui a três meses.

Os Dez Mandamentos da Gravidez

O número dez sempre significou algo especial para os seres humanos. Por exemplo, todo o seu sistema de contagem é estabelecido com base em dez. Há os Dez Mandamentos em nome da bondade. Atualmente, os cientistas acham, por mais difícil que isso possa parecer, que há realmente dez dimensões. Então, quando eu cito as considerações importantes na gravidez, não tenho de saber quantas devo citar. Prefiro dez, é claro, e faço isso por uma razão extremamente relevante e cientificamente significativa: esse é o número de dedos das mãos e dos pés que os pais contam em sua primeira "exploração" do recém-nascido.

Há, entretanto, inúmeras considerações, e não apenas dez, quando se trata de gravidez. Não importa quantos livros você leia, a quantos documentários você assista ou quantos grupos de apoio freqüente, não há nada como ter um filho para demonstrar como sabemos pouco sobre esse negócio de bebê. Poderia existir simplesmente uma centena ou mil pontos a tratar sobre a gravidez. Como o espaço é limitado, apresentarei os dez indicadores realmente importantes:

1. Engravide pelas razões certas. Há várias razões erradas para se engravidar. Uma criança é importante demais para ser gerada por razões frívolas, inconseqüentes ou egoístas. Sua decisão de ter um bebê deve se basear em querer um filho, querer criar um filho, querer fazer o mundo melhor com a maneira como cria seu filho.
2. Seja uma boa mãe e um bom pai antes da concepção. Isso significa ser um bom marido e uma boa esposa antes de expor os filhos a psicodinâmicas complexas que constituem um casamento. É melhor para todos os futuros filhos que o casal esteja seguro de seu relacionamento antes de dar o próximo passo para constituir uma família.
3. Sejam bons pais durante o processo de concepção. Isso envolve ser sensível ao que você se expõe nesse período. Fumo, álcool e drogas estão relacionados à gravidez anormal e complicações, bem como a aborto. Até mesmo a exposição do homem a essas substâncias pode ter conseqüências; por isso, é melhor que o casal siga um estilo de vida seguro. Uma vez que o próprio óvulo que você concebe começa sua maturação alguns meses antes de ser realmente liberado, esperar três meses permitirá uma concepção com um óvulo não poluído, digamos assim.
4. Seja uma boa mãe no início da gravidez. Já falamos de fumar, consumir álcool ou drogas. Seu obstetra pode lhe dar uma lista de medicamentos aceitáveis na gravidez. O período da sexta à nona semana (da quarta à sétima após a concepção) é crucial para o desenvolvimento dos órgãos de

seu bebê; por isso, esse é o período de maior risco. Portanto, é prudente que você e seu bebê sejam avaliados assim que se suspeite de gravidez.

5. Conheça os sinais que deveriam levá-la a ligar imediatamente para o seu médico durante a gravidez. Sangramento, perda de líquido e a redução de movimentos fetais são os três principais sinais, mas pergunte a seu médico. (Todos os sinais de perigo serão discutidos nos capítulos que seguem.)
6. Continue ativa e em forma. Seu regime de exercícios antes da concepção precisa apenas ser ligeiramente modificado para evitar o estresse indevido em seus ligamentos e juntas, que tenderão a afrouxar um pouco durante a gravidez. Entretanto, você deve ter cuidado para não se aquecer demais, porque o aumento de sua temperatura pode afetar o desenvolvimento de seu bebê ou o batimento cardíaco (inclusive banheira quente), embora isso nunca tenha sido comprovado. Mas não seja sedentária. A boa forma cardiovascular ajuda substancialmente no trabalho de parto e no parto. Dados estatísticos sobre trabalho de parto e parto saudáveis são fortemente favoráveis à boa forma física. E falando disso...
7. Concentre-se na boa nutrição. Dietas com bastante proteína, pouca gordura, pouco açúcar são as melhores, mas evite fanatismos. Afinal, você também deve aproveitar a vida. Batatinha não é a melhor opção na 14ª semana, mas não a farão ter um filho com algum tipo de transtorno.
8. Freqüente aulas de preparação para o nascimento. Pelo menos, para o seu primeiro filho. É isso mesmo, apesar do que vou dizer. Sua primeira impressão dos instrutores pode ser que eles são pessoas esquisitas que, por alguma razão estranha, escolhem essa missão por considerá-la sagrada, mas essas aulas preenchem várias lacunas que as consultas regulares ao obstetra podem deixar. Embora seja melhor se o OB/GIN que você escolher ajudá-la a esclarecer e a explicar os vários aspectos de sua gravidez, não há nada como ter aulas detalhadas sobre nascimento — para o marido e para a mulher. Você deve ter cuidado porque, muitos desses professores, às vezes, defendem uma pauta política, considerando a administração de peridurais e de medicamentos para aliviar as dores como alternativas menos adequadas que as abordagens mais naturais. Esse tipo de pensamento não a incomodará se você estiver planejando um parto natural, mas, se você for uma co-

varde confessa, as denúncias contra os modernos medicamentos para aliviar a dor lhe causarão ansiedade. Deixando de lado as brincadeiras, você pode confiar na exatidão da informação médica. Você saberá quando alguém que se diz o guru do nascimento contesta informações médicas legítimas; basta olhar para seu marido e notar que ele ergueu a sobrancelha. Se você não puder dispor de tempo para fazer as aulas, acredito que seja melhor você ler o resto deste livro.

9. Confie em seu médico. Muitos livros sobre gravidez a incentivam a questionar qualquer aspecto de seu pré-natal. Infelizmente, alguns desses autores decretam unilateralmente quais questões são, sem dúvida, antiéticas, tais como indicações para cesárea, o uso de drogas indutoras do trabalho de parto ou outras considerações. Mas, quando chega a hora, ou você confia ou não no médico. Se confiar, você se sentirá segura com a justificativa para qualquer decisão que precise ser tomada. Se não confiar, você está indo ao médico errado.
10. Valorize as coisas importantes em sua vida. Perceba que você vai ter de se colocar em segundo lugar por um período. Perceba que, embora os filhos representem muito trabalho, eles lhe dão mais do que recebem. Saiba que, se você está angustiada com os contratos para o parto e com métodos de parto que estão na moda, o que importa não é a maneira como você terá o bebê, mas como você vai criá-lo. Vou repetir isso porque é um tema que é a base de tudo o que é importante na vida: *Não é como você tem o bebê, mas como você o cria.*

Além de ler um livro sobre gravidez, você poderia ainda escolher um livro sobre como criar filhos, porque, depois do nascimento, o trabalho de seu obstetra acabou. O seu está só começando.

P&R

A seção de perguntas e respostas, P&R, é uma excelente maneira de esclarecer detalhes que tendem a ser ignorados no texto. No final de cada parte, incluo perguntas reais que me foram enviadas, juntamente com as respostas dadas. São típicas de uma conversa real, no relacionamento médico–paciente. Isso dá um tratamento mais "palpável" aos problemas descritos, individualizando e completando questões que surgem, que, em geral, são ignoradas entre as explanações claras do capítulo.

Vitaminas no Pré-natal

Pergunta: Não consigo engolir aqueles comprimidos de vitamina — eles me dão náusea. O que acontece se eu não tomá-los?

Resposta: Algumas mulheres não conseguem engolir os comprimidos enormes de vitaminas sem ter náusea. Se tiverem enjôo pela manhã, as vitaminas podem piorá-lo ainda mais. O ferro contido neles gera arrotos e agrava o refluxo esofágico, pelo qual a gravidez é famosa, desafiando seriamente a auto-estima de qualquer senhora que se julgue educada. Se o problema for o tamanho do comprimido e você não puder dividi-lo ao meio ou em três (não há problema nisso), seu médico pode ter de prescrever vitaminas líquidas ou mastigáveis para superar essas dificuldades. Às vezes, é aconselhável esperar algumas semanas e, então, voltar a tomar as vitaminas, porque elas são mais do que simplesmente uma boa idéia. São um componente importante do moderno cuidado pré-natal. Mas precisam ser toleradas para que possam fazer bem.

Cirurgia Anterior na Cérvice

Pergunta: Fiz congelamento na cérvice por duas vezes, por causa de displasia (células pré-cancerígenas). Isso afetará minha fertilidade ou minhas gestações?

Resposta: A cérvice é aquela abertura de forte estrutura que segura a gravidez até que o trabalho de parto cause força suficiente para expulsar o bebê contra ela, permitindo a dilatação. Pode-se pensar que qualquer procedimento destrutivo, como o congelamento da cérvice para causar uma "queimadura por congelamento" do tecido pré-cancerígeno (chamado criocirurgia), poderia afetar a força da cérvice e levar ao parto prematuro com maior probabilidade. Em minha experiência, não constatei isso, mesmo com vários episódios de criocirurgia (e laser também). Evidentemente, algumas mulheres têm fraqueza congênita da cérvice, por isso é difícil dizer se o parto prematuro é de fato conseqüência de uma complicação da criocirurgia ou de tratamento a laser, ou apenas causado por uma cérvice fraca. Teoricamente, a crio pode causar cicatriz, interferindo na passagem de esperma ou na dilatação durante o trabalho de parto. Uma manipulação delicada com sonda pode solucionar o primeiro problema e, se necessário, uma cesárea contornará o segundo problema.

DICA RÁPIDA
O tratamento conservador da displasia cervical geralmente não interfere na gravidez ou no parto.

Apesar de perigos teóricos, o congelamento e outras técnicas para destruir células pré-cancerígenas (displasia) são, para todos os fins práticos, razoavelmente inofensivos no mundo real. Isso porque a parte que está funcionando é a cérvice interna, situada bem acima do canal cervical, fora da zona mais superficial de destruição. Raramente os procedimentos destrutivos são tão profundos, exceto as biópsias em cone.

Uma biópsia em cone é a maneira mais agressiva de remover o tecido uterino anormal. Essa técnica em geral é reservada a casos particularmente severos (câncer borderline) ou quando não foi identificada a extensão do tecido anormal da cérvice. Um escalpelo é usado para remover um pedaço da cérvice em forma de cone e essa excisão, juntamente com o tecido danificado, causado pela sutura e pela cauterização para controlar o sangramento, pode se aproximar da abertura interna da cérvice (o orifício interno).

Mas a crio e o laser não estão "no mesmo barco". O único problema que poderia permanecer é que a área de amostra para o Papanicolau poderia ficar cicatrizada até o canal, causando dificuldades para um Papanicolau adequado, o que evidentemente é muito importante quando uma mulher já tem displasia.

Mantendo em Segredo de Seu Médico um Aborto Anterior

Pergunta: Tive um aborto e agora que estou grávida novamente quero saber se omitir essa informação de meu médico afetará o pré-natal. Ele tem mesmo de saber?

Resposta: Não. Se você não teve nenhuma complicação séria relacionada ao aborto, como uma infecção pós-operatória que poderia ter provocado cicatrizes em seu útero ou outra condição médica que se tornou evidente somente depois do desafio de um procedimento operatório (a conclusão real), então não vejo como essa informação seria crucial.

Entretanto, você quer realmente esse tipo de relacionamento com seu médico? Certamente você conta com a honestidade dele; e ele não deveria esperar o mesmo de você? Você estará se omitindo. Uma relação médico–paciente ocorre nos dois sentidos. Se ele for profissional, independentemente de suas opiniões sobre aborto (estou certo de que é por isso que você pergunta), ele não deverá tratá-la de modo diferente por causa dessa informação. Se você não conseguir se abrir, então há um sério problema com a relação médico–paciente.

A Grande Questão

E eu gostaria de finalizar com uma pergunta básica:

Pergunta: O importante é como você tem o bebê?

Resposta: Não, é como você cria o bebê.

PARTE 1

O Primeiro Trimestre

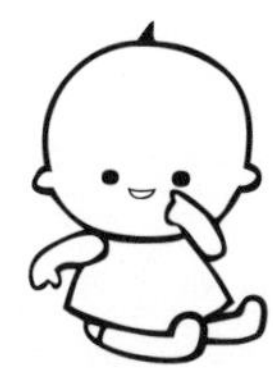

1

Então Você Engravidou

O Ventre da Gravidez Desconhecida: A Arte da Obstetrícia Clássica

Com o advento da ultra-sonografia e de testes muito precisos de urina e de sangue, o diagnóstico de gravidez deixou de ser preocupação para o médico de hoje, auxiliado pelo laboratório. Mas há certo fascínio na história do diagnóstico de gravidez, antes desses recursos modernos passarem a ser usados comumente. Os médicos costumavam receber um treinamento diferente — usavam critérios e habilidades diagnósticas que hoje parecem obsoletos.

Os livros médicos antigos, incorporando encontros e desencontros dos processos fisiológicos, eram tão bem escritos que dificilmente consigo jogar algum deles fora. Folheá-los é uma viagem de volta pelas maravilhas da arte do diagnóstico. Hoje, você tem imagens de seu bebê pela ultra-sonografia e seu médico consegue ter valores mínimos crescentes de hCG, o hormônio da gravidez, praticamente antes de sua menstruação atrasar. Em tempos menos sofisticados, muitas mulheres não podiam ter o diagnóstico de sua "condição delicada" até meados da gravidez. Nunca deveríamos ansiar por um retorno àqueles dias, mas é divertido ver o diagnóstico pelos olhos da medicina dos velhos tempos, da mesma forma que uma criança fica maravilhada ao descobrir as coisas mais simples, consideradas normais hoje em dia. A gravidez é e sempre foi uma experiência bonita e, embora a ciência da obstetrícia tenha contribuído para uma gravidez melhor, a arte da medicina perdeu um pouco de sua beleza. Mas, se um Rembrandt guardado no sótão continua lindo, mesmo que não haja ninguém lá para apreciá-lo, o mesmo acontece com os sinais e sintomas que eram notados no passado.

De volta aos "velhos tempos", por volta de 1960 (século passado, lembra-se?), o diagnóstico "antigo" era agrupado em três classificações:

Sinais de Presunção de Gravidez: Essa categoria inclui principalmente aspectos que você mesma nota, como o atraso da menstruação, mama dolorida, náusea, freqüência urinária e fadiga.
Sinais de Probabilidade de Gravidez: Essas são as mudanças que seu médico notará, como o tamanho aumentado e o amolecimento de seu útero e a movimentação fetal.
Sinais Positivos de Gravidez: Essas são as indicações "certas", como batimentos cardíacos fetais, movimentação fetal e imagens de ultra-sonografia.

Evidentemente, as modernas técnicas diagnósticas tornaram obsoleto o uso de muitos dos sinais e sintomas presuntivos e prováveis para diagnosticar a gravidez, colocando-os na Era do Obscurantismo.

A Data do Nascimento: Divirta-se com a Matemática

A data do nascimento é referida como a data estimada de confinamento. Trata-se de uma volta aos dias em que uma mulher era confinada em casa e ficava em repouso durante o período após o nascimento, até se recuperar totalmente. Um termo também empregado era "ficar de resguardo", que significava a mesma coisa.

DICA RÁPIDA

O calendário gregoriano e o calendário do obstetra não coincidem. O calendário do obstetra usa meses de quatro semanas completas — meses lunares —, enquanto o calendário gregoriano usa meses de 30, 31 e mesmo de 28 e 29 dias. As 40 semanas de gravidez fazem parte dos nove meses, de acordo com esse calendário.

Quando sua menstruação está atrasada, aquela menstruação que não vem, já se passaram duas semanas da data de concepção. De acordo com a maneira usual de calcular a gravidez, considera-se que você esteja com quatro semanas de gestação. Pelo menos nós, obstetras, chamamos de quatro semanas porque contamos a partir da última menstruação regular. Mas, uma vez que nenhuma mulher está grávida antes da concepção, isso gera confusão em toda gravidez, até explicarmos de que modo contamos a idade gestacional.

A gestação humana normal (o período de tempo que leva para um bebê crescer no útero) é de cerca de 280 dias. Dividida em meses de quatro semanas completas, isso resulta em dez meses completos. Mas Júlio César e o Papa Gregório XIII, os mentores do calendário moderno, estavam pensando em tudo, menos na gestação, quando estabeleceram "30 dias tem setembro, abril, junho e novembro". (E continua sem dizer que todo o resto tem 31, com exceção de fevereiro.) Se um obstetra tivesse feito o calendário, todo mês teria 28 dias ("nada mais"), abrangendo 13 meses com quatro semanas completas por ano. Na realidade, esse "Ano Obstétrico" seria um pouco mais curto, o verdadeiro ano solar com 13 meses exatos e cerca de um dia e um quarto. (Eu sei que poderia imaginar algo para fazer com esse dia, 5 horas e 49 minutos extras.)

Não é coincidência que todo ciclo menstrual médio dure 28 dias. Esses intervalos foram chamados de meses lunares no passado, coincidindo com as fases da lua. A palavra *menses*, da qual deriva a menstruação, é originária do latim *mensis*, que significa "mês lunar". Os ciclos menstruais, que historicamente coincidem com todo mês lunar, nos confirmam quanto estamos sincronizados com o mundo, a rotação da Terra e o seu satélite. Durante os longos períodos de evolução, as relações exatas foram se perdendo, mas faz sentido que a glândula pineal em sua cabeça, vestígio de um terceiro olho, que nos animais inferiores responde à luz, ajuda no ritmo circadiano e está envolvido com mudanças pigmentares afetadas pelo estrógeno e pela progesterona, esteja ligada às fases da lua e à menstruação, misteriosamente relacionada.

Cada vez que o mês no calendário moderno passa de 28 dias, a gestação perfeita de dez meses completos sai de sincronia com ele. Os dois dias a mais aqui e três ali "engolem" o décimo mês completo, de modo que, pelo calendário impresso de hoje, a gravidez dura nove meses. Então, quando exatamente você vai dar à luz? Como eu disse, a data de nascimento é o dia estimado para o confinamento, porque tradicionalmente as mulheres eram confinadas na cama, "de resguardo", do dia do parto até se convalescerem totalmente. O último ciclo menstrual é o único acontecimento observável, a partir do qual se pode calcular a gravidez sem auxílio da ultra-sonografia. O dia de confinamento (DC) e o último período menstrual (UPM) combinam-se na seguinte fórmula para calcular a data de nascimento:

DC = (UPM – 3 meses) + 7 dias

A data do nascimento geralmente é designada como o dia após 40 semanas contadas a partir do primeiro dia da última menstruação regular, no entanto, essa não é a verdadeira "data", porque há muito mais variações na população em geral. Visto que a gravidez chega ao termo entre 38 e 42 semanas, na verdade, seria melhor falar do "mês previsto para o nascimento".

REGRAS DA GRAVIDEZ PARA MARIDOS

Regra nº 1: Você nunca deve usar o *Calendário Esportivo Ilustrado* para marcar a idade gestacional de sua esposa.

O Ser Materno–Fetal

Sua gravidez, que tem como resultado o nascimento de uma vida tão complexa quanto qualquer outro ser humano, exige mudanças extraordinárias em seu corpo para criar uma fisiologia partilhada entre você e seu filho em desenvolvimento. Tendemos a pensar que a futura mãe e o filho em desenvolvimento são dois seres diferentes, mas essa combinação resulta, na verdade, em uma criatura diferente — a entidade mãe–filho. Quem é essa pessoa? É alguém diferente de você e de seu bebê isoladamente. Ter um bebê crescendo dentro de você é como ter um tumor, em vários sentidos. (Ter gêmeos crescendo dentro de você é ainda mais complicado.) Na maior parte, as mudanças que você notará se devem à nova ordem mundial hormonal. O estrógeno, a progesterona, a gonadotrofina coriônica (hCG), o lactogênio placentário humano (hPL) e a prolactina (hormônio que produz o leite) são importantes hormônios da gravidez. Cada um deles tem um papel na fisiologia materno–fetal em preparação para o nascimento de sua prole. O estrógeno e a progesterona também têm papel importante na preparação de seu corpo para a concepção, aquela conhecida como o ciclo menstrual. Em suma, o estrógeno ajuda a formar o revestimento de seu útero (ventre) e, então, depois da ovulação, a progesterona ajuda a amadurecer esse tecido de modo que uma concepção tenha um leito adequado de tecido onde o ovo vai se implantar.

As mudanças e os ciclos hormonais, por estranho que possa parecer, têm seu esboço iniciado por um elemento chamado colesterol. Muito condenado por suas implicações em doenças cardíacas, na verdade é uma substância necessária. É por isso que, se você remover certo grupo de carbono — *voilà!* — ele se torna um hormônio precursor chamado pregnenolona. Então, da pregnenolona derivam o estrógeno, a progesterona e a testosterona, entre outros. Se você tivesse de observar as moléculas oscilarem pra lá e pra cá em um tipo de videocassete de bioquímica que fizesse replay instantâneo, veria moléculas agitando-se em volta de uma estrutura química central que não se altera, que é o esqueleto do colesterol.

Assim como um ponto marca o fim de uma sentença, a menstruação é o final de sua preparação para a gravidez, quando o revestimento receptivo de seu útero é expelido. Mas isto põe fim a um ciclo porque, à medida que o tecido que reveste o útero durante o ciclo é eliminado, as seqüências hormonais começam a tentar novamente seu próximo ciclo.

Nesse ponto, quando um óvulo fertilizado se acomoda no revestimento aconchegante de seu útero, no local de implantação, inicia-se uma reação química em cadeia que manterá os níveis hormonais de seu corpo, de modo que uma condição estável seja preservada. Um ciclo mais longo começa agora — que durar 40 semanas, até que seu útero expulse não o revestimento uterino não utilizado, mas um bebê. Como um novo ser materno–fetal, você vai ao consultório de seu médico.

Pré-natal

A não ser que você esteja sendo cuidada por uma obstetriz que a visite em casa, com a gravidez, inicia-se uma série de visitas ao consultório do obstetra. Os tipos e a freqüência das consultas são tão variados quanto os médicos que fazem os partos. A esse respeito, todo o período pré-natal é pontuado por um plano de acompanhamento médico que ele desenvolveu com os anos e que, então, adaptará para a apresentação única de sua gravidez.

Há dois tipos de população pré-natal:

- aquela em que tudo transcorre perfeitamente;
- as outras.

Não existirá gravidez perfeita até usarmos nosso conhecimento do genoma humano para que a Barbie e o Ken entrem no processo e, então, seja feita a clonagem e o pedido por correio (sem contar a entrega). É claro que primeiro teremos de resolver o problema da Barbie e do Ken, que não têm genitália.

DICA RÁPIDA

Ou você é normal ou não é. Não se apresse em se dizer "normal", pois até mesmo as menores preocupações garantirão o rótulo melodramático de "alto risco"; é importante observar mais atentamente condições suspeitas.

Enquanto esperamos pela fusão controvertida da indústria de brinquedos Mattel, a química Dow e a farmacêutica UpJohn, que nos dará a gravidez perfeita, temos de focar nossa atenção para as escalas relativas, e com esse objetivo os obstetras pensam em termos de gravidez normal e de alto risco. Esses dois grupos são a forma mais generalizada de vigilância para um obstetra que esteja acompanhando uma gravidez. "Normal" e "alto risco" — estas são designações humorísticas, no sentido de que, se houver qualquer problema, um médico passará a considerar o paciente e a gravidez de alto risco.

Melodramático? Talvez, mas, se não for assim, haverá coisa demais em jogo. Toda gravidez é de suma importância. Em sua gravidez, qualquer coisa que "aparecer" deve ser considerada seriamente.

2

A Gravidez Normal no Primeiro Trimestre

Em uma gravidez dita normal você pode esperar que seu obstetra a veja a cada três ou quatro semanas no início e, então, aumente a freqüência das consultas à medida que a gravidez avance, até chegar a hora daquelas visitas semanais no último mês, o "período de contagem regressiva". Como mencionei no Capítulo 1, durante sua gravidez você pode esperar até que um fio de cabelo a faça mudar para o grupo de alto risco, se sair dos parâmetros normais. Pressão alta, eliminação de proteína pela urina, anormalidades do crescimento fetal, ultra-sonografia anormal — qualquer coisa justificará passá-la para a categoria de alto risco. É claro que — nisso consiste a obstetrícia — identificando-se as pacientes que precisam de cuidados adicionais.

Até se completarem as primeiras 12 semanas de gravidez (dez semanas a partir da concepção), conhecidas conjuntamente como o primeiro trimestre, seu pré-natal consistirá basicamente em documentação de uma gravidez saudável, considerações médicas gerais relativas à gravidez e esclarecimento de qualquer dúvida que você possa ter. Visto que a gravidez é um processo natural, em geral não há medidas extraordinárias para observá-la, além de acompanhar seu peso e a pressão sangüínea, bem como testes "Dipstick" para procurar doenças acusadas na urina. De fato, é difícil ouvir o batimento cardíaco fetal com um Doppler antes de dez semanas; por isso, grande parte dos registros de uma gravidez saudável consiste em nada mais que fazer uma documentação de exclusões: ausência de sangramento vaginal, ausência de corrimento vaginal incomum, ausência de febre, de dores incomuns e de peculiaridades médicas preocupantes. Basicamente, isso consiste em fazer um histórico desde sua última consulta e anotar o peso, a pressão, o resultado do exame de urina, o que poderá ser feito por um assistente (enfermeira etc.).

Evidentemente, a ultra-sonografia dá ao seu médico a oportunidade de "dar uma olhada" em um período muito precoce, mas, por ser o início da gestação, mesmo essas medidas são limitadas. Como muitas empresas de convênio médico autorizam apenas uma mísera ultra-sonografia (retórica editorial) por gestante, seu médico pode preferir esperar um pouco para obter o máximo de informações desse exame.

O primeiro trimestre também é um tipo de câmera de compensação que separa a paciente normal da paciente de alto risco. Por essa razão, todas passam por uma avaliação inicial que consiste em um exame físico e de investigações laboratoriais (culturas e exame de sangue). O primeiro trimestre geralmente dará indícios, precocemente, sobre a possibilidade de você acabar na categoria de alto risco mais tarde.

FATOR A

Lembre-se, o clube do alto risco tem critérios muito amplos para aceitação das sócias, por isso não tente escapar, se você vier a fazer parte dele.

O verdadeiro auê no primeiro trimestre é a vigilância contra o aborto. (A Parte II deste livro lidará com todos os aspectos de gestações anormais no primeiro trimestre.) As primeiras 12 semanas de gravidez são o momento em que o aborto é mais provável e até 20% das gestações diagnosticadas acabam em aborto, em razão de acidentes genéticos na concepção. Mas, supondo que tudo corra bem e esteja normal e sem suspeitas, você pode esperar que sua gravidez normal exija consultas mensais, geralmente até o final do segundo trimestre (24 semanas).

Assistência Pré-natal no Primeiro Trimestre

Histórico Médico

Em sua consulta inicial, o médico lhe fará muitas perguntas, usando um formulário ou fazendo uma entrevista (ou ambos), a fim de registrar ou atualizar uma história detalhada, dependendo de você ser nova paciente ou não. Os registros anteriores de seu último médico ou de outros profissionais (como especialistas em infertilidade) que cuidaram de você deverão ser enviados a ele. Se houver um histórico de condições preexistentes — hipertensão, doença do colo irritável, diabetes, tireóide etc. – isso significará que você está fora do grupo de gravidez normal. Se sua história não for obtida pelo próprio médico, provavelmente ele lhe fará perguntas a respeito de qualquer dado incomum que tenha surgido do relato.

DICA RÁPIDA ⇩

Em uma gravidez normal é tirada inicialmente uma história cuidadosa e a paciente faz um exame completo, que inclui culturas vaginais para DSTs, um Papanicolau e o exame clínico para ver se o tamanho uterino está adequado para a idade gestacional (o resultado pode exigir uma ultra-sonografia).

O exame de sangue pode ou não acusar anemia, sífilis, hepatite (doença ou portadora), HIV (vírus da AIDS), tipo sangüíneo, imunidade à rubéola e, talvez, imunidade à toxoplasmose ou à catapora. Preocupações genéticas raciais são investigadas, como a doença de Tay-Sachs e a presença de célula falciforme.

A sensibilidade ao risco de aborto é aumentada durante o primeiro trimestre.

Você será avaliada conforme o protocolo utilizado por seu médico e receberá instruções, precauções e vitaminas para o pré-natal, entre outras coisas.

O Exame Clínico Inicial

Além do exame de sangue de rotina e de culturas vaginais, o exame clínico inicial será usado para avaliar tanto a saúde materna geral quanto o tamanho de seu útero. Se for cedo demais para ouvir o batimento cardíaco de seu bebê, então seu médico vai comparar o tamanho de seu útero com o tamanho esperado para a suposta idade gestacional. Por exemplo, se você está com 6 semanas de gravidez, mas seu útero está com 12 semanas no exame, então ou a estimativa da idade gestacional está errada ou você tem gêmeos (ou fibroma). Por outro lado, se você está com 12 semanas, mas o tamanho de seu útero, pelo exame, indica menos de 6 semanas, ou você teve atraso na ovulação, tornando a datação de sua gravidez inexata a partir de sua última menstruação, ou há um problema com o crescimento de seu filho, o que justifica uma preocupação com aborto, ou, ainda, você não está grávida.

DICA RÁPIDA ⇩

Se o tamanho de seu útero não corresponder à idade gestacional de seu bebê, há algo errado. Deve-se suspeitar de gêmeos, de erros no cálculo do tempo de gestação e de não-gravidez, se as datas não condizem com o tamanho.

Medindo Sua Pelve

Há medidas manuais de sua pelve, feitas no exame inicial. Por manual, eu realmente quero dizer feitas pelas mãos. No decorrer de seu exame vaginal, seu médico tirará medidas de sua pelve, comparando-as com as medidas das próprias mãos dele. Com os anos, o médico passa a se basear em uma medida pessoal — sua própria mão — e a estimar com seus dedos o comprimento e a largura de sua pelve, para determinar a probabilidade de seu bebê passar com sucesso pela sua pelve. Quando isso é feito por raio X (o que é raro na moderna obstetrícia), isto é chamado de *pelvimetria*. Quando é feito com a mão de seu médico, é chamado de *habilidade*.

DICA RÁPIDA ⇩

As chances de um parto vaginal bem-sucedido dependem, antes de tudo, de uma pelve de tamanho adequado para acomodar seu bebê. Seu médico pode ter uma boa idéia disso, medindo sua pelve com as mãos durante o exame vaginal. Você nem percebe o que ele fez; isso faz parte do procedimento.

O Exame de Sangue e Outros Testes de Laboratório

O exame de rotina verificará a existência de anemia, a imunidade à rubéola, o tipo sangüíneo, doenças como sífilis e hepatite, a função da tireóide e a exposição ao HIV, o vírus que causa AIDS. As culturas de rotina serão feitas para clamídia, gonorréia e, talvez, para estreptococo Grupo B, embora essa cultura geralmente seja feita mais tarde, em torno da 36ª semana (veja os Capítulos 8 e 9). E você deve fazer um Papanicolau porque nenhum pré-natal é adequado sem um exame recente (feito há menos de um ano da data de seu parto). O convívio com gatos, normais ou não, deve exigir um teste de imunidade para toxoplasmose. (Essa pode ser a grande oportunidade de seu marido — o bruto insensível — tentar se livrar de seu gato, o que não será necessário, se você lavar as mãos depois de pegar em qualquer felino.) Se você não se lembra de ter tido varíola, deve fazer teste também.

O funcionamento anormal da glândula tireóide pode causar problemas no desenvolvimento de seu bebê; por isso, é uma boa idéia fazer um exame de tireóide, embora a maioria das pessoas com o problema já saiba disso. Um exame para fibrose cística também pode ser feito.

O teste para diabetes gestacional, que costuma ser feito entre a 24ª e a 26ª semana, deve ser realizado no início da gravidez, se houver sinais indicadores da doença, como candidíase, história de diabetes gestacional anterior, bebês grandes ou açúcar na urina.

O HIV, vírus responsável pela AIDS, tem sido parte oficial dos exames de pré-natal desde 1985. Embora ainda seja considerada uma doença fatal, em obstetrícia fizemos grande progresso na prevenção de sua transmissão para o feto; por isso, esse teste é obrigatório em qualquer exame inicial de pré-natal.

A não ser que você tenha nascido em outro planeta ou que você e seu marido fossem ambos virgens quando se conheceram, um de vocês pode ter uma pequena "lembrança" de namorados antigos. A fidelidade absoluta e a monogamia indiscutível não a protegem do passado. Não fique ofendida quando seu médico fizer solicitação de exame para gonorréia, clamídia, sífilis e outras doenças. Mesmo uma condição sem sintomas pode ser um "senão" em seu recém-nascido. Da mesma forma, exames para detectar o uso de drogas podem ser de rotina no protocolo médico. Seu médico pode fazer isso com todas, e não apenas com pacientes tatuadas.

Se há uma discrepância entre o tempo de gestação e o tamanho de seu útero no exame pélvico, uma ultra-sonografia precoce para avaliar o que está acontecendo seria uma excelente indicação. Se esse exame revelar perigo de aborto, há exames adicionais de sangue que podem ser feitos para verificar o progresso adequado de sua gravidez. Se a idade gestacional coincide com o tamanho do bebê e todo o resto parece estar bem, dependendo de seu obstetra, uma ultra-sonografia inicial pode ser feita para mostrar a você um feto com aparência normal, confirmar o tempo de gestação com base em sua última menstruação e começar o processo real de vínculo afetivo. (Ver seu filho pela primeira vez é uma experiência comovente — vale o preço, mesmo que sua empresa de assistência médico-hospitalar não concorde.) Com exceção de uma mudança na data de nascimento, que pode estar relacionada a uma diferença de cálculo, qualquer outra surpresa na ultra-sonografia (como gêmeos, por exemplo) vai retirá-la do grupo de gravidez normal.

Muitos obstetras preferem fazer duas ultra-sonografias antes de 20 semanas porque, enquanto a exatidão da datação cai radicalmente no final da gravidez, a maioria dos bebês cresce aproximadamente na mesma taxa antes de 20 semanas, sendo esse um bom período para comparar seu bebê com o que é considerado um crescimento normal. A primeira ultra-sonografia, muitas vezes, é obtida com 12 semanas, ou antes. A segunda, se essa for a prática de seu médico, será feita, pelo menos, um mês depois, para que o intervalo de crescimento esperado e adequado possa ser documentado.

O uso de ultra-sonografia é uma questão financeiramente controversa. As empresas de assistência médico-hospitalar apontam estudos que indicam que o uso de rotina da ultra-sonografia não mudará os resultados da gravidez da população geral. Mas é claro que não estamos falando da população geral — estamos falando de você. Aprecie um médico que goste de ultra-sonografia.

No primeiro trimestre, o produto básico de cada consulta é a pressão sangüínea, o peso e os valores da urina para açúcar (glicose) e proteína. O peso se torna importante quando se acompanha uma paciente com enjôo pela manhã. A perda real de peso, que exigirá visitas semanais ou até diárias, em vez de mensais, pode resultar quando o enjôo matinal piora, passando a ser chamado de *hiperemese gravídica*, uma náusea que afeta seriamente sua nutrição. A não ser que você tenha hipertensão crônica ou doença renal, não terá problemas de pressão sangüínea ou eliminação de proteína pela urina, que ocorrem mais provavelmente no terceiro trimestre.

Visto que o primeiro trimestre é o período de tempo de maior risco de aborto, qualquer sangramento exigirá ultra-sonografias mais freqüentes, às vezes até semanalmente. Você estará fora do grupo normal também por isso, e uma série de dosagens do nível de hormônio da gravidez, o hCG, no sangue será feita para análise, para determinar aborto, gravidez ectópica (que ocorre fora da cavidade uterina) ou a resolução para uma gravidez normal.

Os batimentos cardíacos fetais são difíceis de ouvir durante o primeiro trimestre; você terá de esperar até o segundo trimestre para ouvi-los.

A paciente com gravidez perfeita é expulsa do Clube da Gravidez Perfeita diante da menor indisposição fisiológica. Na Universidade de Louisiana, costumávamos ir a uma clínica de "gravidez de risco moderado" de brincadeira; íamos lá para descansar um pouco, porque há a gravidez normal para algumas e a gravidez de alto risco para as outras. Não existe gravidez de risco moderado — essa clínica era vazia. Mas a maioria das pacientes começa no Clube da Gravidez Perfeita até ser expulsa por causa desse ou daquele problema. Dependendo do problema, você pode ter uma seqüência quase normal de visitas ou, no outro extremo, pode ser vista todo dia no hospital, em razão de um problema sério que exige repouso absoluto e afeta seu bebê e/ou você.

No primeiro trimestre, os problemas que podem fazê-la ser de alto risco incluem:

- Sangramento (ameaça de aborto)
- Dor pélvica acentuada (gerando preocupações com a possível gravidez ectópica)
- Hipertensão crônica
- Condições médicas preexistentes, como hipertensão, doença cardíaca, diabetes, asma, doença na tireóide etc.
- Exposição a medicamentos (a medicação necessária para uma condição médica preexistente ou a exposição a medicamentos antes de saber que estava grávida)
- História de aborto anterior, trabalho de parto precoce, parto prematuro, anormalidades congênitas, natimorto ou morte neonatal
- História familiar de anormalidade congênita ou de natimorto
- Gestação múltipla (gêmeos, trigêmeos e assim por diante)
- Fumo
- Álcool ou uso de drogas
- Papanicolau anormal

As condições médicas preexistentes podem levar a uma condução complicada da gravidez porque alguns tratamentos podem ser seguros para você, mas podem não ser seguros para o seu filho em desenvolvimento. Às vezes, os riscos têm de ser ponderados contra os benefícios, com compensações envolvidas para o lado fetal e para seu lado, como mãe.

Todo médico tem sua lista do que distingue a gravidez normal daquelas de alto risco — uma rotina para ficar de olho em sinais de aviso em cada uma dessas gestações perfeitas. Aquelas pacientes que são ou se tornam de "alto risco" têm uma série de consultas adicionais. Em suas visitas ao obstetra, você deveria levar todos os exames recentes — e não os do ano anterior. Você deve esperar que seu médico acompanhe adequadamente a sua gravidez, seja ela de alto risco seja normal. E deve presumir que ele saiba diferenciá-las.

UMA LINHA DO TEMPO TÍPICA DURANTE O CUIDADO PRÉ-NATAL NA PRÁTICA PRIVADA

Primeiro trimestre — até 12 semanas

Consulta inicial do pré-natal:

- História ou atualização da história
- Exame físico completo — documentação da gravidez e estimativa da data (idade gestacional)
- Marcação do exame de sangue inicial — culturas para gonorréia, clamídia
- Papanicolau, a não ser que você tenha feito recentemente. Ouça o batimento cardíaco fetal se a visita inicial ocorrer na 12ª ou 13ª semana de gestação. Possivelmente, faça uma ultra-sonografia. Faça uma consulta pré-natal para fatores de risco, inclusive se tiver acima de 35 anos.
- Solicitação de registros antigos, se forem pertinentes

Visitas subseqüentes a cada três ou quatro semanas:

- Registro da pressão sangüínea, peso, exames de urina para proteína e glicose
- Perguntas e respostas a preocupações específicas
- Comparação da idade gestacional apontada pela ultra-sonografia com os cálculos dela

O Combate Tático: Mudanças em Seu Corpo

Agora que você engravidou, alguém bate na porta. Primeiro é um toque educado, leve. Então as batidas ficam mais insistentes. Pelo terceiro trimestre a gravidez está socando a porta, batendo uma caneca de metal contra as barras da prisão. Uma vez que a gestação humana é longa, você tem tempo para se acostumar com ela (como se isso fosse possível). Mas no primeiro trimestre é aquela batida educada.

Estrógeno

O estrógeno e a progesterona seguem um ciclo de aumento e redução a cada ciclo menstrual, parecido a um termostato. Quando há muito, menos é produzido e, quando há muito pouco, é produzido mais. Parece um carrossel a cada mês, uma dança de hormônios em uma festa que aguarda sua convidada de honra. Quando ocorre a implantação, começa uma comunicação materno–fetal dentro de você, uma troca informacional entre você e seu filho em desenvolvimento, composta de sinais bioquímicos e hormonais. Durante o primeiro trimestre, o estrógeno é produzido basicamente pela placenta; até perto do final da gravidez, a quantidade em circulação em seu corpo é mil vezes a quantia que você tem quando não está grávida. O estrógeno faz tudo crescer, melhorando o suprimento sangüíneo. Isso terá um impacto em sua mama, poderá provocar manchas e desenvolver varizes.

Progesterona

Ao contrário do estrógeno, que é produzido pela placenta, a progesterona vem da ligação do colesterol com o seu sangue. A progesterona é um antiinflamatório potencial, possivelmente contribuindo para embotar o seu sistema imunológico, de modo que você não rejeitará seu bebê. Também é um suave relaxante muscular, desacelerando o esvaziamento gástrico, o que lhe causa queimação e refluxo ácido, diminuindo o tônus de seus intestinos e levando à constipação. Também aumenta a oleosidade de sua pele; então, se você for uma princesa, ficará chocada ao ver a primeira espinha aparecer. Suas propriedades relaxantes podem impedir que seu útero contraia até o termo.

O estrógeno e a progesterona juntos ajudam a controlar o início da produção do leite materno, mantendo "comportas" fechadas ao inibir a resposta da mama à prolactina, o hormônio que libera o leite. Seus níveis decaem ao nascimento, permitindo que a prolactina estimule o fluxo.

Lactogênio Placentário Humano (hPL)

O lactogênio placentário humano é formado pela placenta e é um hormônio do crescimento. Ele afeta seu metabolismo, quebrando a gordura para fornecer nutrição para seu bebê.

DICA RÁPIDA ⇩

O estrógeno, a progesterona, o hCG, o hPL e a prolactina são importantes hormônios da gravidez. Os hormônios adrenal e da tireóide, seus e de seu bebê, também desempenham papéis importantes.

Hormônio Gonafotrófico Humano (hCG)

Com exceção da ocorrência de tumores ovarianos muito atípicos e raros, o hCG é exclusivo da gravidez. Recorremos a esse fato para nossa vantagem, usando-o como teste de gravidez. Podemos até dizer como a gravidez está indo, medindo os aumentos nas quantidades de hCG, que devem dobrar a cada dois dias, aproximadamente, na primeira parte do primeiro trimestre.

O nível de hCG estabiliza-se perto do final do primeiro trimestre, levando-nos a acreditar que ele pode ter algo a ver com o enjôo matinal. O enjôo matinal geralmente desaparece com a estabilização dos níveis de hCG; além disso, metade da molécula de hCG é idêntica à metade do hormônio que estimula a tireóide, que é, em si, a causa da náusea. A ação biológica mais evidente do hCG é regular a produção de progesterona do local em seu ovário onde você ovulou, aquela parte do ovário que permanece com algo chamado *corpo lúteo*. Essa regulação da progesterona desempenha um papel na diferenciação sexual de seu bebê.

Prolactina

A prolactina, o hormônio que faz o leite "descer", age quando o estrógeno e a progesterona diminuem, no final da gravidez. Os hormônios da tireóide, a insulina e outros elementos trabalham juntos para que isso aconteça, mas a prolactina é o principal responsável pelo início e regulação da lactação.

Nutrição: Alimentação Correta para a Mãe–Filho

Os livros sobre gravidez são famosos por tratarem da nutrição. Não se pode culpar esses autores. Sem dúvida, a nutrição é crucial na gravidez, e qualquer autor pareceria negligente por deixar de fora instruções detalhadas sobre como fazer uma nutrição que leve à gravidez perfeita. Em *Guia Médico da Gravidez*, decidi brincar com o assunto, em vez de deixá-lo de fora.

Não me interprete mal — esse é um assunto importante. Mas você já teve muita prática em procurar uma boa nutrição antes de engravidar. Os outros livros sobre gravidez gastam muito tempo dividindo cada fruta em calorias, poder energético, em um trabalho que daria inveja a qualquer bioquímico. São apresentadas receitas, grupos de alimentos e fórmulas calóricas complexas. Todo esse conteúdo, certamente, exige um tratamento completo do assunto.

A verdade é que você não vai alterar sua vida em torno de cálculos nutricionais. Não vai preparar refeições com base nas receitas sugeridas nem manterá um diário para tabular a ingestão de alimentos. Eu sei disso. Tenho visto uma geração de mulheres grávidas, consulta por consulta, quilo por quilo. No mundo real, as gestantes continuam comendo como sempre comeram e alteram muito pouco suas dietas, para cumprir com algumas exigências extras da gravidez (enquanto obedecem a qualquer náusea e aquiescem a qualquer desejo).

O que você precisa saber são esses requisitos extras. Seja sincera, você já sabe se come bem ou não. Se você só come doces, está se envenenando. Mas, se você faz as refeições ricas em proteínas, com pouca gordura e menos açúcar, não tem de alterar muito sua dieta.

Quais São os Requisitos Nutricionais Adicionais da Gravidez?

Aqui vai a verdade:

Você precisa de cerca de 300 calorias adicionais por dia para o metabolismo extra criado pela gravidez, distribuídas igualmente entre todos os grupos de alimentos. Na maior parte, essa é quase uma quantia desprezível, que pode ser esbanjada em um único desejo. Se você estiver fazendo exercícios, precisa ajustar o número de calorias de acordo. Seu próprio corpo lhe dará o aviso, quando a fome bater.

Pelo fato de a gravidez ser um processo natural, uma dieta boa e saudável lhe fornecerá o que você mais precisa, antes e durante esse período. Estimular a ingestão de alguns itens, entretanto, lhe fará bem. O folato extra (ácido fólico), ingerido pelo menos um mês antes da concepção e durante o primeiro trimestre, diminuirá as chances de defeitos do tubo neural — isto é, *spina bífida* e anormalidades devastadoras do sistema nervoso central do bebê. A Federal Drugs Administration (FDA), reconhecendo a importância desse nutriente, exige a suplementação de grãos produzidos nos Estados Unidos com ácido fólico. Este também é encontrado em vegetais verdes como alface, feijão e ervilhas, e em sucos cítricos. A quantidade de ácido fólico necessária parece variar entre os estudos mais recentes, mas o mínimo deve ser de pelo menos 0,4 mg (400 microgramas), que é a quantidade contida na maioria das vitaminas não prescritas. Em minha prática, uso 1 mg (1.000 microgramas), que é fácil de obter, visto que essa é a quantidade presente na maioria das vitaminas prescritas no pré-natal.

DICA RÁPIDA

Ácido fólico (folato), ferro, zinco e cálcio merecem atenção especial por serem necessários em maior quantidade durante a gravidez. A prescrição de vitaminas no pré-natal geralmente é benéfica, mas, às vezes, é necessário mais ferro do que a quantidade contida nas vitaminas.

Uma boa dieta, saudável, significa evitar álcool, tabaco e dietas da moda ou ausência de distúrbios psiquiátricos relacionados à alimentação. Na ausência dessas anormalidades na dieta, é fácil ingerir as vitaminas mais comuns, com exceção da B6 (que parece proteger contra a náusea pela manhã), D, E e o folato mencionado. Mais minerais são necessários durante a gravidez, por isso administra-se ferro para evitar anemia e zinco extra para compensar a interferência do ferro na absorção de zinco e cálcio. A importância bioquímica dessas substâncias é muito complexa e, como eu não quero induzir um coma irreversível, basta dizer que a maior parte das prescrições de vitaminas no pré-natal dá conta da necessidade adicional de vitamina e minerais na gravidez. Exceto em caso de anemia. Uma suplementação extra de ferro, às vezes, é necessária, supondo que seu médico tenha descartado causas independentes da gravidez, como a anemia falciforme, talassemia ou outras anemias hereditárias.

É bom distribuir sua ingestão alimentar por pequenas refeições em vez das costumeiras três refeições por dia. Odeio fazer a alimentação na gravidez parecer que você está presa a um saco de alimentos, mas essa é menos uma reunião social em torno da mesa e mais uma questão de manter você e seu bebê adequadamente abastecidos. Equilibrar um nível estável de açúcar no sangue diariamente e fazer várias refeições distribuídas durante o dia todo impedirá a fadiga. Apenas o fato de pular uma das refeições será suficiente para deixá-la com tonturas. Então, essa forma de alimentação mais provavelmente manterá alimento no estômago o tempo todo, protegendo-o do ácido gástrico e diminuindo a queimação. Seis refeições pequenas (desculpe) é melhor que três refeições maiores.

DICA RÁPIDA ⇩

Comer corretamente para começar, e então...

- Você precisa de 300 calorias extras por dia (ou mais, se você fizer exercício) e mais ácido fólico, ferro, zinco e cálcio.
- Faça várias refeições pequenas em vez de três grandes.
- Não pule nenhuma refeição.
- Tome suas vitaminas.
- Não perca peso — principalmente de propósito.
- Se você começa uma gravidez com considerações especiais (é vegetariana, tem alergia a certos alimentos, diabetes etc.), precisará de um dietista/nutricionista.

Todos esses grupos de alimentos são uma forma organizada de pensar nos tipos de alimentos, mas não coma só um grupo em uma única refeição. Você deve fazer refeições balanceadas.

Todas as vitaminas aconselhadas na gravidez, o ácido fólico (também chamado folato) e a vitamina B parecem ter importância particular no desenvolvimento neurológico de seu bebê. As vitaminas que você toma no pré-natal lhe darão a quantidade necessária na gravidez, mas vegetais com folhas verdes, aspargos, grãos, fígado, feijão e ervilhas são uma boa fonte.

Seu sangue muda durante a gravidez, e o ferro é essencial para as atividades. No geral, você produz mais sangue na gravidez, de modo que na experiência de perda de sangue, conhecida como parto, seu organismo ficará estabilizado. Mas, sem dúvida, você ficará um pouco anêmica porque a quantidade de aumento de plasma é maior do que o aumento de células sangüíneas. Visto que a contagem do sangue é uma comparação de células sangüíneas vermelhas com o plasma, essa anemia é um pouco falsa; por isso, é necessário ferro para a produção de células vermelhas. Portanto, sua dieta precisa de mais ferro. Novamente, as vitaminas que você toma no pré-natal vão satisfazer essa necessidade extra, mas alimentos como fígado, espinafre e vegetais de folhas verdes são boas fontes de ferro. Ah, sim, e as sardinhas, como as nutricionistas que consulto me dizem.

Há muita formação óssea em seu bebê. Se você não tomar cálcio suficiente, seu bebê sugará o que precisa primeiro, deixando o restante para você. Se a sua dieta inclui produtos à base de leite, tudo bem. O zinco e outros minerais são importantes, mas estes e a proteína, a gordura e os açúcares de que você precisa devem vir, naturalmente, de uma dieta saudável.

DICA RÁPIDA ⇩

Não se preocupe demais com a dieta e a nutrição. Se você já se alimenta bem, tome suas vitaminas e deixe seu corpo avisá-la quanto às calorias extras de que você precisa. Se você não comer bem, se o seu médico acha que você não come bem, se você está ganhando ou perdendo peso demais ou se você não sabe, esqueça seu médico ou qualquer livro. Procure um nutricionista para fazer isso corretamente. Eu os adoro e nenhum médico fará a nutrição melhor do que eles.

Os nutricionistas mandam!

Tome vitaminas no pré-natal. Tome uma fabricada por uma grande indústria farmacêutica, porque as grandes indústrias são as que gastaram dinheiro para garantir que suas vitaminas sejam adequadas. Fique longe dos gurus da boa forma que maquinam uma combinação de ingredientes sob o disfarce de santidade holística — eles não são dietistas e o que querem é vender. Dietas que tenham um papel particular aqui ou ali serão suplementadas por uma vitamina prescrita no pré-natal.

E aqui está você.

Normalmente, eu diria: "Fim de papo", e vou em frente. Mas só quero fazer uma observação importante: os nutricionistas e dietistas registrados levam anos para estudar o que fazem. Seu médico faz apenas alguns cursos de nutrição na faculdade de medicina. Livros inteiros têm sido escritos sobre nutrição, e qualquer livro sobre gravidez que alegue apresentar um modelo de nutrição para você, com uma seção ou um capítulo, insulta toda a ciência da dietética. Se você sabe que não tem uma alimentação saudável ou se o seu médico acha que você está ganhando ou perdendo peso, não fique folheando livros. Sente-se com um nutricionista e desenvolva uma lista de problemas e soluções feita especificamente para você e sua gravidez. Você não deve pedir uma dieta a seu médico — procure um nutricionista credenciado, porque são eles que fazem isso. Se você tivesse qualquer outro problema na gravidez, deveria ir a um especialista; portanto, não deve ser diferente com sua nutrição. Se você não tem preocupações com dieta médica e tem uma alimentação saudável, minhas orientações gerais são suficientes. Se houver dúvida, deixe os profissionais esclarecê-las.

Infelizmente, a maioria dos convênios médicos não cobrem consulta com um dietista; logo, você terá de bancá-la. Mas será o preço de uma consulta e será o melhor negócio pelo bem de sua gravidez. Da mesma forma que não posso dizer o suficiente sobre o respeito que tenho pelo importante trabalho que esses profissionais realizam, também não posso expressar meu desprezo pela atitude das empresas de assistência médica que não vão autorizar uma consulta com um nutricionista se você tiver hipertensão, diabetes, intolerância a leite ou qualquer condição que a torne obrigatória. Eles simplesmente não ligam. (No Capítulo 22, *Controvérsias em Obstetrícia* falaremos mais enfaticamente sobre o assunto.)

Se você precisa mesmo saber, os quatro principais grupos de alimentos são:

1. Carnes, peixe e frango (inclusive ovos).
2. Grupo de laticínios.
3. Frutas e vegetais — para vitaminas C e A.
4. Pão, cereais, legumes e ervilhas.

Os vegetarianos podem obter o ferro do feijão e a proteína de feijão e nozes. Mas cuidado, lembre-se da famosa rima infantil:

Feijão, feijão, é bom para seu coração.
Feijão, feijão, faz você engordar.
Quanto mais você come, melhor vai se sentir,
Então, coma feijão em toda refeição.

Agora, posso dizer realmente: "Assunto encerrado".

3

As Primeiras Provações da Gravidez

Já é bem difícil tentar conciliar as coisas normais em sua vida — exercício, dieta e, geralmente, as coisas que você acha que só interessam a você. Na gravidez, entretanto, há coisas que aparecem, quer você goste quer não. Os hormônios da gravidez — a mãe–filho — trazem aquelas pequenas surpresas que a fazem se perguntar onde você foi se meter. "As Primeiras Provações da Gravidez", por outro lado, poderiam ser chamadas de "Os Primeiros Mistérios da Gravidez", dependendo de como você vêr o seu útero: meio cheio ou meio vazio.

DICA RÁPIDA

As primeiras provações da gravidez:

- Sensibilidade da mama
- Estrias (principalmente no primeiro trimestre)
- Mudanças na pigmentação e teleangiectasia
- Dores de cabeça
- Diminuição da tolerância a exercícios
- Azia
- Constipação
- Mudança do corpo
- Desejos
- Aumento de peso
- Enjôo pela manhã, enjôo à noitinha, enjôo a qualquer hora
- Hiperemese — enjôo exagerado pela manhã

Sensibilidade da Mama

Deixando de lado a ligação com o sexo, os seios são duas glândulas e, como tal, fazem o que as glândulas sabem fazer melhor — secretam. É claro que secretam o sustento do recém-nascido durante o período em que está ligado com a mãe. As glândulas não são inertes, mas agrupamentos dinâmicos de células estimuladas a funcionar. No caso das mamas, elas produzem e liberam o leite da mãe. Na gravidez, a maior quantidade do estrógeno, que é o grande estimulador do crescimento, aumenta o tamanho dos ductos de leite. O resultado é o aumento no tamanho das mamas. Os nervos em torno dos ductos também respondem mais, por causa do fluxo sangüíneo extra, que é a razão da sensibilidade percebida no início da gravidez. Essa sensibilidade também está relacionada à resposta do seio ao aumento do estrógeno e à quantidade desse aumento. As mulheres têm o início da gravidez de formas diferentes; algumas têm uma sensibilidade diferente nas mamas, outras se preocupam porque os seios quase não estão doloridos. (Agora, um clichê que ficou famoso é que a sensibilidade dos seios indica uma gravidez sadia porque isso é evidência direta de uma quantidade generosa de estrógeno que dará suporte à gravidez. Mas, como a sensibilidade do seio é resultado de aumento do estrógeno, e não necessariamente de uma quantidade específica de estrógeno, não se pode comprovar isso. "Verdades" similares são ditas a respeito do início da gravidez, por exemplo, em relação à náusea — veja a página 53.)

Por causa das mudanças que preparam a mama para a amamentação, os mamilos alargam e ficam mais pigmentados. Além disso, se a mama aumenta mais do que a elasticidade da pele permite, isso vai danificar sua pele, provocando estrias.

Estrias

No segundo trimestre, podem aparecer estrias no abdômen. As estrias nas mamas, no entanto, podem aparecer no primeiro trimestre. Às vezes, não são notadas até depois do parto (o que será um choque, se você pensou que tinha escapado delas) porque a pigmentação aumentada e a exposição ocasional ao sol podem camuflar até mesmo um número significativo delas.

DICA RÁPIDA

O bronzeamento artificial é um veneno e causa fotoenvelhecimento.

Não é uma boa idéia fazer bronzeamento artificial. Além de aumentar a propensão a câncer e lhe dar a chance de ser a "Miss Queimadinha" em 2020, pode aprofundar os danos na pele a ponto de romper as estrias. Além disso, pode causar desidratação, que não é um perigo para seu metabolismo, visto que você vai tomar uma bebida saudável logo depois, mas deixará o tecido, já danificado e esticado, mais fino ao ser irradiado, aumentando qualquer vulnerabilidade. Sugiro que você tome sua Vitamina D junto com as outras vitaminas no período pré-natal.

Telangiectasia

Essas são as veias que incham com a quantidade adicional de estrógeno. Provavelmente elas vão diminuir ou desaparecer depois que seu bebê nascer. As mulheres brancas parecem ter mais tendência que as negras, mas isso só acontece porque a telangiectasia é mais visível na pele clara.

Pigmentação

O estrógeno e a progesterona afetam os hormônios (como o MSH — hormônio estimulante do melanócito) que estimulam o depósito de pigmento na pele. Mencionei o escurecimento dos mamilos, mas, às vezes, pode haver uma pigmentação exagerada em outras áreas. *Linea nigra* é uma pigmentação da linha média que vai de seu umbigo até a região púbica; na maioria das mulheres essa linha escura aparece em alguma extensão. Há também algo chamado *cloasma*, a máscara da gravidez que pode ser vista em vários graus, em metade das mulheres. Esse escurecimento da face pode permanecer depois do parto, se você tomar pílulas anticoncepcionais (que, como a gravidez, também são fonte de estrógeno e de progesterona). As morenas são mais vulneráveis. Recomendações contra a exposição ao sol e ao bronzeamento artificial também são dadas para evitar a pigmentação.

Todos querem ser normais, e você é seu melhor especialista. Infelizmente, você também é seu maior crítico; por isso, é perturbador notar qualquer uma dessas mudanças. Mas o consolo é que todas elas são reversíveis após o parto.

Até mesmo suas estrias podem desaparecer com o tempo, à medida que a pele recupere sua firmeza.

Dores de Cabeça

As dores de cabeça são comuns no início da gravidez, principalmente no primeiro trimestre, quando os hormônios estão disparando a níveis sem precedentes. O problema é que há muitos hormônios que são produzidos ao mesmo tempo. As dores de cabeça tendem a diminuir depois do primeiro trimestre, seja porque a produção hormonal se estabiliza seja porque você está lidando melhor com as dores ou, ainda, com o estresse que as causa. Se você fuma (não que você faria uma tolice dessas durante a gravidez, certo?), pode acrescentar outro fator poderoso como causa de suas dores de cabeça.

A causa mais comum de dores de cabeça na gravidez, no entanto, é o estresse. Embora você esteja tentando levar uma vida normal, apesar de todas essas mudanças corporais, o medo do desconhecido fará sua cabeça latejar durante umas quatro horas, de vez em quando. As enxaquecas, por outro lado, não são uma tentativa de adaptação do corpo ao estresse, mas processos realmente anormais e, portanto, mais difíceis de controlar. Ainda bem que as enxaquecas melhoram na gravidez; as dores de cabeça por estresse em geral pioram e ficam mais freqüentes.

Seu médico fica um pouco limitado quanto ao que lhe oferecer durante sua gravidez, quando você tem dor de cabeça. A famosa recomendação é deitar-se em silêncio em um quarto escuro e colocar uma compressa fria na testa. Sim, é certo. Isso vai acontecer.

DICA RÁPIDA

As dores de cabeça são comuns no primeiro trimestre, até que os hormônios se equilibrem. O paracetamol é garantido pelos padrões da prática privada. AINEs (antiinflamatórios não-esteróides) são potencialmente perigosos. Uma pessoa que sofre de enxaqueca, acostumada a tomar remédios fortes , não deveria usá-los sem permissão médica. Você ficará ligeiramente irritada com essa dor de cabeça que simplesmente não vai desaparecer, se for fumante.

Se você conseguir parar o mundo inteiro e todos com quem você precisa interagir para poder ficar na cama, essa é uma boa técnica. Embora haja certa preocupação com a toxicidade do fígado, os médicos sempre receitam o paracetamol extra forte, porque não se constata toxicidade hepática com doses ocasionais. Os AINEs (antiinflamatótios não esteróides) são descartados porque podem causar complicações e prejudicam a coagulação sangüínea, que já está um pouco alterada na gravidez. Os estudos não afirmam que uma gravidez exposta ao uso ocasional dos AINEs não vingará; simplesmente desaconselham o uso deles, preferindo o paracetamol

DICA RÁPIDA

Se você estava acostumada a fazer exercício antes de engravidar, deve continuar; o que muda são a estamina e o espaço que você ocupa. Você deve evitar manobras de alto impacto ou que forcem as juntas, ou rotinas que prolonguem um aumento persistente em sua temperatura corporal.

Mudança na Resposta aos Exercícios

Diante das enormes mudanças em seu volume corporal e da reação de sua fisiologia a essa mudança pelo seu sistema cardiovascular, você poderia pensar que a gravidez pode trazer grandes mudanças em sua capacidade de se adaptar até mesmo a um programa moderado de aeróbica. Na verdade, a quantidade máxima de exercícios que você pode tolerar cai um pouco. Se você estava habituada a certo programa de exercícios antes de engravidar, deve continuá-lo; basta reduzir um pouco. Com o avanço da gravidez, o útero aumentado e o peso pendular de seu seio podem interferir, deslocando o centro de gravidade e fazendo-a sentir-se como se a barriga fosse 99% de seu corpo, mas os exercícios, em sua maior parte, devem ter continuidade porque são bons para você e para sua gravidez.

O aumento de temperatura é focado no feto no início da gravidez, porque teoricamente pode ter efeitos, mas nenhum efeito foi notado em seres humanos, e os dados são todos de estudos realizados com animais. De fato, mesmo rotinas rigorosas no primeiro trimestre não mostraram nenhum efeito deletério. Geralmente, a temperatura do feto é um grau a mais que a sua; por isso, fazer sauna ou imergir em uma banheira de água quente tenderá a deixar sua obstetra nervosa. Ela lhe dirá para não fazer isso e, embora não seja capaz de lhe explicar por quê, qualquer coisa que deixe sua médica apreensiva deve trazer preocupação para você também. E só porque ela não pode justificar suas advertências, não significa que a próxima revista que ela ler não trará um alarme violento sobre essas coisas. Uma boa regra prática, embora não seja científica, é que você não deve fazer nada na gravidez que deixe sua médica preocupada com a gravidez dela ou com a gravidez de um ente querido.

As atletas que praticam triatlos, maratonas e outros exercícios que exigem esforço máximo sofrem de amenorréia (a interrupção dos períodos menstruais). Essas mulheres têm deficiência de progesterona, necessária na segunda metade do ciclo menstrual, para propiciar a implantação do óvulo ou ciclos menstruais subseqüentes. Indiretamente, é provável que haja um problema com a ovulação, que produz uma falha na segunda metade do ciclo (e, com ela, a progesterona). Essas modalidades de exercícios realmente assustariam um obstetra, mas isso é raro, visto que uma mulher com amenorréia relacionada a exercícios raramente engravida. E, mesmo que ela concebesse, isso teria um impacto maior nas primeiras semanas, se tivesse. A interrupção de uma gravidez inicial, em razão dos exercícios, provavelmente resultaria em aborto "silencioso", que ocorreria na forma de vários sangramentos irregulares, mal interpretados como um ciclo menstrual esporádico.

Certa vez, tive uma paciente que correu oito quilômetros por dia durante toda a gravidez. E teve gêmeos! O parto foi um sucesso. Ela não ouviu meu conselho; evidentemente, o marido dela também não ouviu o especialista de infertilidade, quando ele lhe disse para desistir — que com uma contagem de esperma tão ruim ele nunca seria pai. Ah, os médicos... o que eles sabem das coisas?

Azia

Pirose é o termo médico para azia. É comum na gravidez por várias razões:

1. A progesterona, abundante na gravidez, desacelera o movimento do trato gastrintestinal, causando a diminuição do esvaziamento do estômago — essa sensação de que o alimento ainda está lá... porque está mesmo. A redução adicional da motilidade e do tônus do esôfago também diminui sua pressão, o que então não consegue impedir o refluxo do ácido estomacal. Isso provoca queimação!

DICA RÁPIDA ⇩

A azia é causada por mudanças mecânicas (duas pessoas espremidas no espaço de uma) e químicas (efeitos da progesterona e o abuso de ácidos normais).

---

2. A alteração da anatomia em razão da gravidez resulta da luta entre vários órgãos pelo espaço, e o estômago não é exceção nessa batalha. Ele é deslocado, o que altera o esvaziamento de seu conteúdo e do ácido.
3. Durante a gravidez, a passagem no diafragma por onde o esôfago passa (no sentido do peito para o abdômen) sofre uma dilatação. Isso provoca uma hérnia hiatal fisiológica, e, se uma parte do estômago se desloca para cima, pode facilitar a liberação de ácido gástrico. Mais uma vez, ocorre refluxo esofágico. Esse aspecto particular da azia piora quando a gestante se deita, em vez de manter a cabeça em um ângulo ligeiramente elevado: ao deitar-se, a parte alta do estômago pode se deslocar para cima, passando por essa hérnia (também chamada "hérnia deslizante"). Se você erguer um pouco o tronco, permitirá que a gravidade faça sua parte e o estômago possa voltar ao lugar. Desculpe, mas você não seria boa candidata à Estação Espacial Internacional.
   Nós, médicos, odiamos tentar aconselhar uma paciente quanto ao que fazer com sua hérnia de hiato e com o inchaço de seus pés, porque, se ela elevar a cabeça enquanto eleva as pernas acima do nível de seu coração, possivelmente precisará de uma consulta ortopédica.
4. Em razão do aumento do ferro, as vitaminas tomadas no pré-natal podem causar irritação no estômago. Às vezes, é necessário suspender as vitaminas durante algumas semanas. (As vitaminas são uma excelente idéia — principalmente para manter seu ácido fólico —, mas não são obrigatórias. Passamos por milhões de anos sem vitaminas no pré-natal.)

O tratamento mais conservador de transtornos estomacais é um antiácido que não seja bicarbonato de sódio (o sódio no bicarbonato de sódio pode causar inchaço considerável). Leite de magnésia, Maalox e similares são boas alternativas. O que você deve lembrar é de tomar o antiácido cerca de vinte minutos antes de comer; caso contrário, ele "cairá" em cima da comida e não será tão eficaz quanto um antiácido que vá diretamente ao local onde é produzido o ácido, o revestimento estomacal.

Constipação

Lá vem a progesterona provocando estrago — dessa vez, nos seus intestinos, tornando-os relaxados e mais lentos. O intestino grosso desempenha papel importante em seu estado de hidratação. Quanto mais tempo as fezes permanecerem em seu intestino, mais o intestino reabsorverá água e provocará ressecamento. O resultado são fezes mais endurecidas, ou seja, constipação. (É claro que você é uma dama, por isso essas coisas não fazem parte de seu mundo.) Um outro efeito colateral disso pode ser o desenvolvimento de hemorróidas, veias varicosas em torno do ânus que se enchem com o esforço associado ao se tentar eliminar as fezes desobedientes. Mas você deve se acostumar com a desobediência — você vai ser mãe.

Mudanças em Seu Corpo

Você vai entrar um pouquinho mais em pânico no início da gravidez, quando aquelas calças jeans não fecharem como fechavam apenas algumas semanas antes. Afinal, quanto peso você pode ganhar nesse período tão curto? O verdadeiro problema não é ganhar peso, mas a mudança no corpo. De fato, se você se pesasse no exato momento em que teve o embate corporal com o jeans, ficaria surpresa ao ver que provavelmente não ganhou peso nenhum. Então, o que está acontecendo?

Acho que são os hormônios outra vez. Assim como a falta de hormônios tenderá a mudar o corpo de uma mulher na menopausa, uma produção aumentada deles provavelmente também tenha efeito. Os jeansnão perdoam os quadris de quem está esperando um filho, o que, no seu caso, já está acontecendo. Acrescente-se a isso um inchaço distribuído uniformemente, conhecido como retenção de líquido, graças à retenção de sódio e ainda à maior produção de estrógeno. (Esse mesmo problema ocorre antes de uma menstruação.) Com as mudanças no corpo, vem o aumento de peso.

Desejos: "Não Acredito Que Comi Tudo Isso"

Pelo sétimo mês de gravidez, seu bebê responde aos sabores de diferentes substâncias. Infelizmente, não dispomos de um menu, mas não falaremos nisso. Por sua vez, você pode sair de carro para comprar o que seu coração desejar.

Ou mandar o seu marido, que engordará com você durante a gravidez, mas provavelmente não emagrecerá depois, tanto quanto você.

Seu marido também vai adorar suas "vontades", porque a comilança fica por conta dos hormônios que desembestaram. Os homens não reclamam quando o supermercado entrega o dobro dos pacotes.

O paladar está intimamente relacionado com o cheiro, usando muitos dos mesmos nervos e áreas do cérebro. As papilas gustativas em sua língua ficam mais vascularizadas durante a gravidez, alterando o paladar de muitos alimentos para você. De repente, até mesmo aquela comida que você detestava passa a ter um sabor delicioso. Esse efeito vascular se evidencia em tudo durante sua gravidez, desde as gengivas, que sangram facilmente ao se escovar os dentes, até o aparecimento de manchas que se desenvolvem por causa do maior suprimento. O aumento de estrógeno na gravidez é um excelente estimulante do desenvolvimento de vasos sangüíneos que nutrem todos os seus tecidos, seja a mucosa nasal, as papilas gustativas seja até mesmo câncer.

Os desejos fazem parte da gravidez, além de um conjunto complexo de fatores que contribuem para a necessidade de saciar o desejo do dia. O metabolismo de açúcar é alterado, fazendo com que a insulina, que é produzida pelo pâncreas, seja menos eficaz. A gordura é armazenada a uma taxa diferente; a proteína é metabolizada de modo diferente. A necessidade de vitaminas aumenta, influenciando seu desejo de consumir determinada comida. Um instinto natural de se alimentar a leva a preferir porções maiores de alguns itens do que você estava acostumada. O metabolismo de sal muda, causando sede. Sem dúvida, deve haver inúmeros outros fatores que contribuem para os "desejos" da mulher durante a gravidez e que ainda não foram descobertos. E, evidentemente, há as papilas gustativas mais vascularizadas.

Em minha prática, tendo a perdoar flutuações moderadas de dieta. O quadro nutricional geral deve ser balanceado, evidentemente, e os itens necessários devem ser satisfeitos, mas, na maior parte, os malefícios do ganho de peso são exagerados. De fato, relatórios recentes têm indicado que a recomendação tradicional de ganhar entre 12 e 15 quilos pode limitar indevidamente a mulher, que pode ganhar dois ou três quilos a mais. Na verdade, cada unidade materno–fetal é singular; não há uma única fórmula que seja adequada para todos. Sabemos que é preciso haver uma dieta adequada em calorias, proteína, ácidos graxos essenciais, minerais e vitaminas, mas também temos de tolerar os desejos ocasionais que, cumulativamente, podem acrescentar apenas alguns quilos.

Talvez alguma necessidade humoral, endócrina, metabólica a esteja dirigindo para obter um nutriente, mesmo que seja na forma de batata chips. (Certa vez, li uma recomendação para evitar comida mexicana, o que me fez pensar o que as gestantes mexicanas deveriam comer...)

Qualquer coisa que não seja feita com moderação, no entanto, pode ter efeitos negativos. Se aqueles desejos ocasionais virarem rotina e passarem a fazer parte de sua dieta, o moderno pré-natal terá de interferir.

E, agora, a lista que todo o mundo estava esperando:

Os Dez Desejos Mais Populares Durante a Gravidez em Minha Prática Obstétrica

1. Picles no balcão da rotisserie
2. Cachorro quente do parque (tem de ser picante)
3. Qualquer coisa da sua sorveteria preferida (exceto algo sem gordura)
4. Uma cesta de café da manhã
5. Espaguete com almôndegas
6. Pipoca
7. Qualquer coisa deixada no prato de alguém da família (é provável que você servirá comida a mais para cada membro da família)
8. Mylanta
9. Mais pipoca

E agora é hora de falar do lado do desejo que não é divertido.

Aumento de Peso

Como a fome na gravidez não é uma fome normal (é mais parecida à fome de um monstro espacial alienígena), há sempre uma preocupação com o aumento de peso. Felizmente, na moderna obstetrícia, isso não gera grande preocupação. O aumento de peso passa a ser uma questão mais séria nos trimestres posteriores, mas não é o grande vilão que era antes, prometendo uma complicação atrás da outra. No passado, uma em cada 200 pacientes morria na cesárea; por isso, o maior interesse das pacientes e dos médicos era vigiar o peso, um co-fator de risco para essa forma de parto. Agora, com a geração mais nova de antibióticos e técnicas cirúrgicas aprimoradas, as mulheres raramente apresentam complicações, até mesmo moderadas, em cesáreas. Com a diminuição desses temores, vieram atitudes menos rigorosas quanto ao aumento de peso, desde que não esteja associado a diabetes. Algumas pessoas têm sorte e conseguem tudo de graça, mas talvez você possa ter de pagar agora ou mais tarde, porque essas atitudes menos rigorosas com o aumento de peso também podem ser um fator importante para o aumento do número de cesáreas. Não importa quanto a cesariana se torne um procedimento seguro; continua sendo uma operação. Se você acha isso importante, terá de encarar o aumento de peso com responsabilidade, por mais difícil que lhe pareça.

DICA RÁPIDA

Com algumas variações ligeiras, o aumento de peso devido à sua gravidez será de 10 a 13 quilos. O restante quem ganha é você — pode ser retenção anormal de líquido por causa de complicações na gravidez ou — será que ouso dizer? — indiscrições calóricas. Mas isto é um pouco injusto porque deveria haver realmente um aumento esperado em sua gordura por causa da gravidez, que faz parte da energia adicional usada em sua fisiologia alterada durante esse período.

Como eu disse, é uma fome alienígena. Um alienígena se apossou de seu corpo e acoplou um botão que liga e desliga naquela parte de seu cérebro que implora: Comida! Eu quero, eu preciso, eu tenho de comer isso agora!". Essa fome é como o Exterminador: você não pode raciocinar com ela, não pode discutir com ela, não pode implorar piedade. Tudo o que você pode fazer é entrar no carro e correr... para a doceria. Na verdade, há um limite acima do qual o aumento de peso se torna uma preocupação médica grave, mas é bem mais alto do que costumava ser.

REGRAS DA GRAVIDEZ PARA MARIDOS

Regra nº 2: Nenhuma roupa — short, saia, calça —, de jeito nenhum, faz o traseiro da mulher parecer maior. Nunca.

Há o ganho de peso que é apenas resultado da gravidez. O restante é você.

O aumento repentino de peso pode ser sinal de retenção de líquido — um aviso de hipertensão induzida pela gravidez (pré-eclâmpsia), uma condição tóxica da qual falaremos a respeito no Capítulo 7.

REGRAS DA GRAVIDEZ PARA MARIDOS

Regra nº 3: Não mostre a menor hesitação em afirmar a Regra nº 2 quando lhe perguntarem. Hesitar é o mesmo que dizer *Sim*.

Enjôo Matinal: Náusea e Vômito

De todas as coisas que podem fazê-la suspeitar de gravidez — sensibilidade da mama, por causa da estimulação do tecido da mama pelo estrógeno; mudança corporal, mesmo antes do aumento de peso que também é um efeito hormonal; constipação, em razão da lentidão do trato intestinal causada pela progesterona; alterações de humor, também hormonais — não há nada mais terrível no início da gravidez que a forte náusea que você pode sentir. Essa chamada náusea matinal, na verdade, pode acontecer a qualquer hora e pode durar quase o dia todo (e a noite também). Muitos consideram que o aumento do hormônio da gravidez, o hCG, uma parte do qual se parece ao hormônio da tireóide visto ao microscópio, causa náusea de uma forma muito parecida com aquela que o hipertireoidismo pode causar. Outros pensam que é o estrógeno que aumenta o fluxo sangüíneo das papilas gustativas e afeta o sabor e os desejos negativa e positivamente. Visto que o paladar é quase idêntico ao cheiro, isso explicaria a razão para alguns cheiros desencadearem uma onda de náusea.

DICA RÁPIDA

A náusea acontece. Por outro lado, se você não sente náusea, não suponha que sua gravidez seja problemática ou você poderá vomitar de preocupação.

O Nervo Cranial Um, o nervo olfativo, o primeiro nervo importante a sair de nossos cérebros, vai para a frente de nossas cabeças como o primeiro ponto de contato com o mundo, não respeitando a ordem hierárquica até de nossos olhos, que usam o Segundo Nervo Cranial. É um "desrespeito" absoluto aos órgãos do sentido que consideramos mais importantes, mas talvez essa sensibilidade aos cheiros tenha tido certo valor de sobrevivência para uma gestante da idade da pedra, permitindo-lhe evitar coisas ruins pelo mau cheiro, muito antes de serem vistas. Em tempos modernos, a pior coisa que você pode cheirar, que poderia lhe ser perigosa, é comida estragada na geladeira.

Na verdade, muitas gestantes são abençoadas por não terem náusea nenhuma, mas muitas sofrem bastante, a ponto de precisarem ser hospitalizadas para serem reidratadas com soluções por via intravenosa. Quando a náusea chega a esse ponto, nos referimos a ela como hiperemese gravídica, que é um ciclo vicioso: a náusea causa desidratação, a desidratação piora a náusea, e mais náusea causa mais desidratação. Essa seqüência pode ser interrompida reidratando-se a gestante com uma simples aplicação intravenosa por uma noite, o que freqüentemente basta para uma mulher estabilizar-se o suficiente e voltar a comer.

Em geral, quando a quantidade de aumento de hCG se estabiliza (cerca de dez semanas), a náusea desaparece. Há exceções, com persistência no segundo trimestre, mas, dessa vez, a náusea é muito mais tolerável.

DICA RÁPIDA

Supor que uma gravidez esteja indo muito bem pela freqüência de náusea não compensa a horrível sensação que ela traz, e isso não é uma compensação aceitável, pela deficiência nutricional e pela desidratação que ela pode causar.

Poucas são as sensações tão ruins de impotência como a náusea, e, até certo ponto, isso tranqüiliza a nós, obstetras, porque significa que os hormônios estão disparando e a gravidez provavelmente seja sadia. Mas a queda nutricional nunca é normal. A desidratação nunca é normal. Trata-se de uma bênção mista, sem dúvida, mas eu preferiria não ter esse tipo de confirmação, porque é um sofrimento para a gestante. E esse mal-estar nem sempre pode ser aliviado, apesar de nossos esforços.

A palavra *teleológica* refere-se a algo que tem um objetivo ou projeto específico, como na natureza. É uma noção romântica supor que a náusea e o vômito na gravidez sejam uma condição teleológica, juntamente com os desejos. Ou seja, há algo singular em determinada gravidez que tornaria certos alimentos prejudiciais para aquele feto específico e outros alimentos especialmente benéficos. Infelizmente, as teorias teleológicas sempre estão fortemente repletas de ignorância e até de superstição porque você não pode estudá-las cientificamente. Isso é o suficiente para fazer você vomitar!

A hiperemese gravídica significa uma quantidade excessiva de náusea e vômito, interferindo na nutrição e na hidratação. Qualquer náusea seguida de vômito que cause perda de peso ou que faça com que uma mulher não possa manter nenhuma de suas refeições sem vomitar — ou seja, qualquer náusea forte o suficiente para comprometer a nutrição — é considerada excessiva.

Bendectin era um tratamento eficaz para náusea. Uma combinação de vitamina B6 (pirodoxina) e um anti-histamínico, a doxilamina, ainda é comercializada no Canadá como Diclectin. Em 1983, foi removida voluntariamente do mercado norte-americano por seu fabricante, que se cansou de defendê-la. Sua má reputação devia-se muito mais a uma indignação populista alimentada por acusações, em tablóides, sobre bebês com deformações causadas pelo uso desse medicamento; cientificamente, nunca poderia ser provado que ele causasse mais defeitos de desenvolvimento que aqueles presentes na população em geral (defeitos cuja porcentagem não eram maiores entre as usuárias de Bendectin que entre as não usuárias). Mas prevaleceram a caça às bruxas e o frenesi da multidão, e o Bendectin não é mais comercializado nos Estados Unidos, exceto por uma alquimia pouco criativa (veja mais adiante). Pessoalmente, sinto falta do remédio. E o receitei antes de 1983, e ele realmente ajudou muitas pacientes minhas. Outros anti-histamínicos têm sido usados também para náusea, acalmando a tontura.

Então, o que nos restou? Um remédio não prescrito e um punhado de drogas prescritas.

Prescrição de Medicamentos para Tratar a Náusea

O Fenergan (prometazina) é droga considerada fenotiazina, o que significa que age centralmente no cérebro para aliviar a náusea.

Uma reação alérgica a fenotiazinas não é como uma reação a outras drogas. Com outras drogas pode-se desenvolver urticárias. Mas as reações à fenotiazina podem incluir movimentos anormais do globo ocular, protuberância da língua, uma sensação de espessamento da língua, juntamente com dificuldade para falar. Você pensará que está tendo um derrame. Chamados de sintomas *oculogíricos*, eles preocuparão muito uma paciente (entende-se o porquê!) até ela chegar a um pronto-socorro para tomar uma injeção de Benadryl — o mesmo que para urticária —, que geralmente resolverá o problema.

Deixei o melhor para o final. Zofran (ondansetron) é um poderoso antiemético que parece seguro. De fato, apesar de ter sido lançado recentemente, é um medicamento da Categoria B. Não tem níveis tóxicos reais e não parece interagir mal com outros medicamentos. É usado com excelente eficácia para aliviar a náusea após uma cirurgia, mas é extremamente caro. (Você paga pelo que você recebe!) Serviços de assistência domiciliar, nos EUA, têm usado esse medicamento em um sistema de inalação com excelente efeito, economizando muito tempo do hospital. Também está disponível em comprimido. As HMOs (Health Mantainance Organization), organizações que controlam os custos dos serviços fornecidos, nos EUA, sempre preocupadas com o atual trimestre fiscal e não com o longo prazo, geralmente bloqueiam o pagamento de uma inalação de Zofran em casa. O capitalismo — na verdade, o capitalismo do trimestre fiscal — prevalece. (Pense no principal executivo de uma HMO em seu iate toda vez que você vomita, como uma metáfora intuitiva, exata, da vida.) O Zofran representa um salto importante no controle da náusea, e eu digo isso com base em minha própria experiência clínica com o uso dele — é espantoso.

Espere um minuto! Estou grávida! Não quero usar medicamentos!

Classificação de Risco de Drogas pela FDA

A ação de risco de drogas ao feto, que vai da Categoria "A" (a mais segura) à categoria "X" (o perigo comprovado — não use!):

Categoria A: Estudos controlados em mulheres não demonstram haver risco para o feto no primeiro trimestre (e não há evidência de risco nos últimos trimestres), e a possibilidade de danos fetais parece ser remota.

Categoria B: Os estudos de reprodução animal não demonstraram risco fetal, mas não há estudos controlados em mulheres grávidas, ou os estudos de reprodução animal mostraram qualquer efeito adverso (além de uma redução na fertilidade) que não foi confirmado nos estudos controlados em mulheres no primeiro trimestre (e não há evidência de risco nos últimos trimestres).

Categoria C: Nenhum dos estudos em animais revelou efeitos adversos no feto (teratogênico ou letal ou outro) e não há estudos controlados em mulheres, ou estudos realizados em mulheres e animais. As drogas devem ser administradas somente se o benefício potencial justificar o risco potencial ao feto.

Categoria D: Há evidências positivas de risco fetal humano, mas os benefícios do uso em gestantes podem ser aceitáveis, apesar do risco (por exemplo, se a droga for necessária em uma situação de risco de vida ou em uma doença grave para a qual drogas mais seguras não podem ser usadas ou são ineficazes).

Categoria X: Estudos em animais ou em seres humanos têm demonstrado anormalidades fetais, ou há evidência de risco fetal baseada na experiência humana ou ambos e, sem dúvida, o risco do uso da droga em mulheres grávidas é maior que qualquer benefício possível. A droga é contra-indicada em mulheres que estão grávidas ou que podem engravidar.

Riscos de Drogas na Prática

Ao ler essas designações, sem ter a experiência de um médico, é provável que você pense que evitar qualquer categoria acima da "B" seria um princípio fundamental em que você basearia todas as suas decisões acerca de quais remédios deve tomar. Mas eu tenho a prática médica, e seu médico também. Em geral, nós usaremos as Categorias A e B sem hesitar. A Categoria C, no mundo real, não representa o risco que parece ter. Seu médico usará a Categoria C sem preocupação, mesmo para doenças que não signifiquem risco de vida.

Quando a FDA cita essas definições, está dizendo a verdade absoluta. É o que você poderia considerar a posição mais cautelosa. Mas seu médico usará essas categorias como orientações e, então, acrescentará o raciocínio, sua experiência na administração do medicamento e casos relatados de colegas para tirar uma conclusão sobre a droga, no que se aplica a você.

As asmáticas precisam respirar; então, uma droga da Categoria C que funciona melhor que uma da Categoria B é uma opção melhor. Caso contrário, uma paciente pode acabar no hospital, precisando de medicação da Categoria D. Seu médico vai ponderar o risco e o benefício de qualquer medicamento e decidirá o que administrar especialmente para você. Ele não quer problema. Ele não quer um bebê não saudável. Certamente, ele não quer ser processado. Ele exerce a medicina pelo amor ao que a obstetrícia representa e nunca faria algo propositalmente que prejudicasse seu bebê. Se ele faz a opção por uma droga da Categoria C, apesar da definição ameaçadora que ela tenha, é porque a considera a melhor para você e para sua gestação. Resultado: seu médico usa remédios da Categoria C o tempo todo e sem preocupação. As más notícias correm depressa. Se houver uma droga que não faz bem ao bebê, ele saberá disso e agirá com responsabilidade, evitando-a. Não posso dizer quantas vezes usei medicamentos das categorias de A a C durante meus vinte anos de prática médica, sem problema nenhum.

Os medicamentos da Categoria D podem ser bastante prejudiciais, e são usados para doenças com risco de vida — por exemplo, epilepsia. Mesmo assim, os bebês são resistentes. Dependendo do momento em sua gravidez que você toma remédio ou da quantidade de medicamento e por quanto tempo, a maioria não trará problemas, apesar de uma minoria causar efeitos terríveis. A mãe deve viver ou tudo estará perdido. Admito que será mais perigoso para seu bebê se você não usar um cinto de segurança do que se você usar um medicamento da Categoria D, com supervisão adequada de seu médico. E se você fumar, então, nem quero começar a falar sobre isso.

Outras Causas de Náusea

Antes de dar fim naqueles remédios, no entanto, você precisa saber que a hiperemese, embora seja comum, é anormal. Seu médico precisa descartar outras causas de náusea e vômito excessivos na gravidez, como:

- Hipertireoidismo
- Doença da vesícula biliar
- Apendicite
- Outros problemas gastrintestinais, como doença do colo irritável (doença de Crohn ou colite ulcerativa), úlceras, hepatite, pancreatite, obstrução do trato intestinal causada por aderência etc.

Seu médico pode desejar tentar outras maneiras de tratar da hiperemese antes de passar às prescrições:

- Mudar para uma dieta com baixos níveis de gordura e açúcar, com muitos vegetais e frutas. Muitos clínicos homeopatas acham que o fígado está sobrecarregado com a gravidez, causando náusea; por isso considera-se que uma dieta que não estresse o fígado contribuirá para a diminuição da náusea.
- Eliminar a cafeína e, evidentemente, a nicotina.
- Ressuscitar o Bendectin! Embora o Bendectin não esteja mais disponível comercialmente, muitos obstetras e gastroenterologistas consultados por eles preparam seu próprio medicamento. É simplesmente uma combinação de piridoxina (Vitamina B6) + metade de um tablete de Unisom (doxilamina). Ou você pode ir até o Canadá e conseguir um pouco de Diclectin.
- Recomendar a acupuntura — pressão do Ponto de Pressão NeiGuan (P6). Esse local está cerca de 5 centímetros abaixo da prega do pulso que divide o lado inferior do pulso de sua mão, entre os dois tendões. Visto

que a medicina tradicional geralmente não estuda abordagens holísticas até que se perceba que alguém, em algum lugar, está ganhando bilhões com isso, você não encontrará muita literatura séria sobre esse e outros métodos similares. Mas, até aqui, os estudos discordam quanto aos benefícios da acupuntura para aliviar a hiperemese. Provavelmente funcione para algumas mulheres. As pacientes que experimentam a acupuntura e não melhoram provavelmente suspeitam que seja vudu, e ficarão muito aborrecidas quando souberem que seu seguro de saúde não cobre essa prática. A verdade é que não é vudu. Há realmente algo verdadeiro nos pontos de pressão. Infelizmente, muitos que defendem determinado procedimento promovem-no como um fim em si mesmo; expectativas elevadas, quando não satisfeitas, provocam ironia por parte da medicina tradicional e de pacientes.

- Recomendar hipnoterapia — o problema com essa técnica é que é uma terapia longa demais para ser efetiva durante o período de gravidez; até fazer efeito, a náusea já desapareceu sozinha.
- Prescrever remédios à base de ervas — o gengibre tem sido usado há séculos para náusea. Evite doses altas. Uma xícara de chá de gengibre não é uma dose alta.

Controle da Náusea (por Ordem Cronológica)

1. Solicitar testes da função tireoideana para descartar o hipertireoidismo; determinação do hCG para descartar condições como a mola hidatidiforme; ultra-sonografia da vesícula biliar para descartar problemas na vesícula ou cálculo nos rins; outros estudos para descartar doença hepática e pancreatite.
2. Orientar para que sejam evitados alimentos que pioram a situação, como laticínios ou alimentos gordurosos.
3. Prescrever Emetrol, Bendectin preparado em casa [piridoxina + Unisom (doxilamina)], chá de gengibre.
4. Prescrever Compazine, Fenergan, Tigan ou Reglan.
5. Prescrever Zofran.
6. Prescrever hidratação parenteral. *Parenteral* é uma palavra usada para significar via intravenosa — por uma infusão intravenosa. A desidratação causada por náusea e vômito pode piorar a náusea — um ciclo vicioso que se agrava — e o líquido por via intravenosa pode interromper

essa cadeia. Em geral, uma noite no hospital com um litro ou dois de solução fisiológica por via intravenosa pode curar um episódio grave de hiperemese.

7. Usar uma infusão de Zofran para fazer uma administração contínua dele, gerenciado por uma empresa de atendimento domiciliar, como a Mátria. Isso é caro, e algumas empresas de assistência médico-hospitalar não pagam por isso.
8. Solicitar uma avaliação psiquiátrica. Sim, algumas pacientes podem ter uma psicose ou neurose, mas é interessante notar que essa causa é considerada muito improvável, comparada a uma geração atrás, quando chegou a ser uma das principais causas.

A náusea não é algo bom, embora seja a brincadeira mais comum associada à gravidez, que, se não fosse isso, seria uma condição adorável. Vomitar é uma reação física que você não consegue impedir. Eu sei. Fui a muitas festas do pessoal da faculdade — já "chamei o Hugo" no grande vaso de louça. Mas, seja teleológica ou meramente uma luta química desastrosa entre duas pessoas que estão ocupando o mesmo corpo, ela pode ter sérias conseqüências se não regredir. Todos os nossos tratamentos são meros Band-Aids, quando muito. Mas o que apresentei aqui é o que temos. Pelo menos, até agora.

Desenvolvimento Fetal no Primeiro Trimestre

No final do primeiro trimestre, seu bebê tem cerca de 22 polegadas de comprimento, com início de cabelo, unhas e ossos. A genitália está começando a mostrar determinado gênero. O período da sexta à nona semana é particularmente sensível para evitar a exposição a substâncias que são conhecidas por causar anormalidades, porque esse é um período chamado de organogênese, quando todos os órgãos são formados e sua arquitetura é completada. Seu bebê é chamado de feto após oito semanas, o que é importante para livros médicos e discussões contra e a favor da questão do aborto, mas para você e para seu marido este é o seu bebê, seu filho. O desenvolvimento do embrião em feto é a anatomia, mas seu filho é a pessoa que você carrega. Podemos falar de sintomas e sinais, sofrimento e efeitos, mas tudo gira em torno de você e seu marido que terão um filho. Espera-se que este livro ajude a suprir a necessidade de informações clínicas, mas em cada página — às vezes nas entrelinhas, às vezes abertamente — há uma mensagem, isso é tão certo quanto o fato de que você tem um filho em seu ventre.

E a coisa melhora. Com o segundo trimestre, o teleológico dá lugar ao existencial.

P&R — O Primeiro Trimestre

A Hora de Consultar o Obstetra

Pergunta: Acabo de engravidar e a primeira consulta que consegui com minha médica será daqui a um mês. Quanto tempo posso esperar sem nenhuma avaliação médica?

Resposta: Supondo que você já seja paciente dela e fez consultas regulares até agora, sua médica parece estar segura em marcar sua consulta para daqui a um mês. Afinal, ela é sua médica; ela sabe o que faz.

DICA RÁPIDA

Há certa liberdade para marcar a primeira consulta durante o primeiro trimestre porque, geralmente, problemas relacionados a esse período, como aborto, são inalteráveis. Condições preexistentes, como doença cardíaca, diabetes ou condições relacionadas à gravidez, como forte náusea pela manhã, devem fazê-la procurar rapidamente seu médico.

Se você está procurando a médica pela primeira vez e tem alguma condição que pode prejudicar sua gravidez (como doença cardíaca ou diabetes), uma boa recepcionista será capaz de colher detalhes que lhe permitam driblar a burocracia e marcar uma consulta mais cedo. Se você tiver qualquer problema desses, diga a ela; caso contrário, ela vai supor que você não tem nenhuma necessidade especial de ser vista mais cedo do que permitiria a programação normal.

Com exceção de necessidades de nutrição e de suplementação vitamínica, se você está em dia com as consultas, não há muito no primeiro trimestre que uma consulta médica possa alterar antes da transição para o segundo trimestre.

Corrida, Exercícios e Progesterona Baixa

Pergunta: Estou grávida de sete semanas e sou uma corredora ávida. Minha médica me aconselhou a não correr por causa da progesterona baixa. Ela me prescreveu Prometrium. Por que não posso correr?

Resposta: Sua médica acredita na amenorréia relacionada ao exercício ou, em seu caso, na hipoprogesteronemia relacionada ao exercício (um nome pomposo que significa baixa progesterona). A progesterona ovariana forma-se na segunda metade do ciclo menstrual e prepara o útero para a implantação do óvulo. Quando a gravidez ocorre, essa segunda metade do ciclo continua até o termo, quando o nível de progesterona finalmente cai. Mas há uma transição perto do final do primeiro trimestre; nesse ponto, a placenta assume a função do ovário de produzir a progesterona. Se a sua placenta demora a produzi-la depois que o ovário parou sua produção, o revestimento uterino pode não estar na melhor condição. Isso impõe um risco para a implantação, e o aborto é um risco... teoricamente. É por isso que os médicos usam progesterona para suplementar, quando há níveis inadequados desse hormônio. Ela também quer que você pare um pouco de correr. Se você desrespeitar as recomendações dela, isso a fará abortar? Provavelmente não, se você estiver tomando Progesterona. Mas posso estar enganado. E se você abortar só porque sua gravidez caiu entre os 20% de gestações diagnosticadas que acabam em aborto de qualquer forma? Você não gostaria de saber que fez tudo para evitar o aborto?

Tudo isso é muito controvertido, porque muitas pessoas acham que mesmo com baixa progesterona uma boa gravidez pode ir em frente e que mesmo com progesterona adequada pode haver aborto. O bom é que a progesterona não faz mal ao bebê, mesmo que tenda a deixá-la sonolenta e constipada.

DICA RÁPIDA

O excesso de exercício pode não ser prejudicial, mas, na gravidez de alto risco, não lhe fará mal reduzir os exercícios. Comprimidos de progesterona também não lhe farão mal, visto que níveis baixos desse hormônio têm sido associados ao excesso de exercícios e ao aborto.

Segurança da Ultra-sonografia

Pergunta: Minha médica está preocupada com ameaça de aborto. Além de todos os exames de sangue, ela pediu muitas ultra-sonografias. Estou preocupada com a radiação. Um bebê pode ser exposto a várias ultra-sonografias?

Resposta: A ultra-sonografia tem sido usada em obstetrícia há mais de 30 anos. Vivemos em um admirável mundo novo em que deveríamos nos maravilhar com tudo o que pode ser feito por nós. Mas o ritmo acelerado da tecnologia significa que há coisas demais a investigar para chegarmos a uma sólida conclusão sobre determinada coisa. Os alarmistas têm tentado culpar o ultra-som por tudo, desde leucemias na infância até a Síndrome da Morte Súbita Infantil (SIDS), sem conclusões significativas.

DICA RÁPIDA

A ultra-sonografia é segura na gravidez e seu valor é inestimável (informações para seu médico e tranqüilidade para você) quando usada para acompanhar uma condição preocupante. Você deveria gostar de um médico que lhe pede ultra-sonografia.

Se você está preocupada com a radiação, então precisa ter cautela. A companhia telefônica tem emitido microondas desde os primeiros satélites. Os telefones celulares, fornos microondas, VCRs e até o seu próprio corpo emitem radiação. O rádio, a televisão e até a luz são irradiações. E a maior exposição vem de lugares que você nem espera: o solo, como radônio, que é uma divisão do urânio natural; o espaço, na forma de raios cósmicos que passam pelo seu corpo o tempo todo a grandes velocidades; e aquela bomba nuclear, a 150 milhões de quilômetros de distância, que nós chamamos de Sol. Temos de admitir os fatos; somos uma espécie irradiada. E temos sorte de não ter tido uma supernova próxima do ano-luz em que vivemos, ou todos nós morreríamos com a explosão radiativa. Então, andamos, falamos, concebemos e temos filhos com a irradiação. A irradiação em si não é preocupante. É o tipo de irradiação, quanto tempo, a quantidade e a idade gestacional. Pelos registros, a ultra-sonografia não me preocupa. É tão inconseqüente quanto o Sol, a não ser que você faça bronzeamento artificial, e você sabe o que acho disso na gravidez. Além da radiação tóxica do tecido usada na terapia do câncer, os raios X são a única radiação médica que é fonte de preocupação, e mesmo eles não são prejudiciais na gravidez, se forem tomadas as precauções certas.

Se sua médica quer acompanhar uma condição importante com a ultra-sonografia, deixe-a. É um benefício a mais que lhe permitirá ver seu bebê; por isso, aproveite o exame e fique tranqüila.

Histórias de Horror Que os Parentes Contam

Pergunta: Agora que finalmente estou grávida, todos os meus parentes e amigos me dão vários tipos de conselhos e descrevem os detalhes horríveis de todas as suas complicações. Eu deveria perguntar essas coisas a meu médico? O que eu deveria dizer a essas pessoas?

Resposta: Diga a eles, educadamente, para cuidarem da própria vidas.

Uma vez que você diz que "finalmente" está grávida, isso me diz que você já teve problemas. A última coisa que você precisa é preocupar-se com coisas como o útero da Tia Zelda que caiu no shopping um dia depois do Natal ou como a peridural de sua amiga não funcionou, por isso ela teve de passar quatro dias em agonia infernal.

Isso aconteceu com elas — não tem nada a ver com você. Não ouça nada disso. São histórias, não são herdadas nem são transmitidas com a amizade e, geralmente, são melodramáticas; faz as pessoas se sentirem importantes.

Um pequeno truque que adotei no Charity Hospital foi dobrar a quantidade de bebida e de fumo que uma paciente disse consumir e dividir pela metade a quantidade de sangramento que elas disseram ter tido. Você pode tratar desses melodramas como sangramento — corte pela metade e provavelmente você terá uma medida mais exata. No entanto, os bons resultados você nunca ouve as pessoas comentarem, somente as complicações. Não é de admirar que elas vão dominar seus temores. Lembre-se de cortar pela metade todo desastre que você ouve e este representará uma mera complicação; então, suponha que haja cem resultados sem intercorrência para cada complicação. É assim que você pode encarar o útero da Tia Zelda se contraindo para o horror de todos os que estavam no *shopping*.

A Verdadeira História Que Aconteceu no Charity Hospital

Eu:	Você bebe?
Paciente:	Sim, acho que sim.
Eu:	Quanto?
Paciente:	Acho que bebo um pouco.
Eu:	Quanto é "um pouco"?
Paciente:	Eu chuto mesmo, agora você vai saber.
Eu:	Sim, mas quanto? Um copo por dia?
Paciente:	Um copo! Isso é o que eu dou para o santo, cara!

PARTE 2

Aborto e Outras Perdas na Gravidez

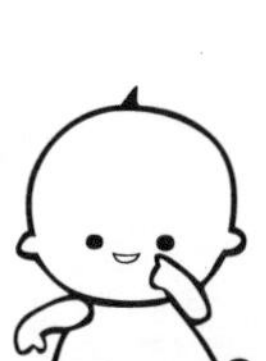

4

A Realidade do Aborto

Se você comprou este livro depois de seu primeiro trimestre, pode pular esta parte porque o aborto geralmente ocorre nas dez primeiras semanas de gravidez. Ou pode ler apenas para ter conhecimento, porque agora você alcançou o segundo trimestre. Você escapou do aborto. Certamente, há incidentes raros de falecimento fetal no meio da gravidez e até no final, mas são exceções e de modo algum atingem a proporção alcançada pelo aborto no primeiro trimestre. Mas seu primeiro trimestre é um exemplo dramático de como, nessas conchas — nossos corpos —, vivemos nossas vidas mortais à mercê das regras biológicas que governam a sobrevivência: às vezes, coisas ruins acontecem. Uma delas é o aborto.

Há aqueles que dizem que o aborto é uma coisa muito boa que reafirma a saúde de nossa espécie. Mas os casais não estão pensando na espécie quando querem ter um filho. Ninguém agradece a Darwin pelos abortos. Às vezes, Deus descarrega sua ira, mas ela é mal dirigida quando recai em uma criatura tão complexa quanto o ser humano, que é extremamente especial.

Cada pessoa é um indivíduo único que é o resultado de chances infinitesimais. Achamos isso normal porque olhamos à nossa volta e vemos pessoas. Mas cada pessoa que encontramos — todas aquelas pessoas no elevador conosco, naquelas cadeiras apertadas no *show* de rock, na fila do supermercado, no estádio fazendo a onda —, todas conseguiram passar por um processo muito mais desafiador que vencer todos os Grand Slams em um ano. Toda pessoa está no círculo dos vencedores, e é por isso que todos são vencedores e merecem grande respeito.

Mas, às vezes, há uma eliminação nas finais. Apesar da concepção vitoriosa contra todas as chances, o plano de se tornar um ser humano depois de 9 meses pode dar errado e, ainda assim, uma gravidez pode fracassar.

O Jeito da Natureza

O aborto é o jeito que a natureza tem de descartar uma gravidez que não seguiu de forma compatível com a vida. Embora possa ser uma mera eliminação, do ponto de vista evolucionário, para os futuros pais é uma verdadeira tragédia — esperanças e sonhos e certa visão romântica de seu futuro filho desfeitos diante de sua decepção. Mas isso acontece por uma razão.

Como médicos, nós obstetras temos duas obrigações. Devemos tratar o aspecto do aborto cientificamente, mas tratar da tragédia humana com compaixão e compreensão. Há até a possibilidade de que isso passe despercebido, porque o aborto ocorre muito cedo. Mesmo antes da implantação. Uma mulher pode nem perceber e a perda passa por menstruação. Quando se percebe quantas coisas devem ocorrer perfeitamente para se ter um bebê, é de admirar que isso aconteça.

Milagre nunca é uma palavra desgastada para se referir a um bebê. Em geral, aproximadamente depois da 12ª semana de gestação as chances de aborto despencam. De fato, a gravidez interrompida depois de 12 semanas quase sempre se deve a um evento catastrófico ou a um incidente genético mais raro, que demorou um pouco mais para dar problema.

A progesterona, um hormônio feminino necessário na gravidez, pode ser um fator para prevenir o aborto evitável. Uma gravidez normal pode correr risco porque o nível de progesterona da mãe está baixo. A progesterona tomada via oral pode corrigir isso, e o medicamento pode ser suspenso próximo ao final do primeiro trimestre, quando a própria placenta do bebê produz o suficiente para a gravidez. Isso não deve ser confundido com o oposto — um nível baixo de progesterona porque a gravidez está fadada ao aborto. Nesse caso, administrar o hormônio só retarda o inevitável, um aborto que ocorre após a retirada da progesterona quando a ultra-sonografia ou os níveis de hormônio de hCG revelam a verdade. Freqüentemente, é impossível dizer a diferença entre os dois casos, mas muitos médicos acham que seria preferível atrasar um aborto inevitável a descartar a hipótese de um bebê normal. Na literatura, o sucesso da administração de progesterona é controvertido, mas especialistas em infertilidade usam-na com freqüência para proteger suas gestações conseguidas a custo. É um procedimento seguro, e isso tranqüiliza a todos, depois do debate sobre DES ocorrido na última geração. (DES, um estrógeno, foi dado para evitar aborto na década de 50. Não funcionou e causou anormalidades nos bebês expostos.)

O aborto ocorre em cerca de um quinto de todas as gestações diagnosticadas clinicamente. Isso gera um grau de ansiedade espantoso, visto que a maioria dos casais nunca considera essa possibilidade quando decide ter um filho. Quase sempre se deve a um desencontro genético que não pode progredir. Mais uma vez, estamos à mercê das regras biológicas. Esse é o jeito que a natureza tem de garantir a continuidade de uma espécie saudável. O aborto pode ainda acontecer em razão de infecção; doenças maternas como lúpus, diabetes e problemas na tireóide, além de anormalidades anatômicas do trato reprodutivo da mulher. O triste é que isso acontece, e as pessoas estão cegas quanto a essa perda. Às vezes, acontece com o mesmo casal mais de uma vez, exigindo avaliação para determinar as causas. Mas é frustrante que, na maioria das vezes, a causa não seja conhecida, e o casal sente que está sendo mandado embora do consultório com um convite para voltar ao obstetra na próxima tentativa — como se finalmente no dia seguinte toda a tragédia estivesse superada.

Essa é a ilusão, principalmente aos olhos de um casal que sente que a perda é uma catástrofe que aconteceu só com eles, e não parecem partilhar isso com os outros, por mais que se esforcem. E eles não têm o conforto dos outros porque não há rituais para esse tipo de perda humana. Não há funerais nem velório. O silêncio dos amigos e parentes, que muitas vezes acham que, se mencionarem o aborto, só aborrecerão o casal, é interpretado como desatenção. O casal que está sofrendo só tem um ao outro, e isso pode não ser suficiente para os sentimentos de culpa e de auto-exame em retrospecto. E para extravasar de raiva.

DICA RÁPIDA

O aborto é uma perda séria, não reconhecida adequadamente por familiares e amigos não solidários.

Afinal, isso acontece só porque um tecido foi expelido, como um apêndice ou uma vesícula. Só que não é. Era seu filho ou filha. Muitos foram os sonhos de ver jogos de futebol, ajudar na lição de casa, ir a apresentações de balé, descer de um escorregador. E toda a noção do que poderia ter sido se perde em um mundo de procedimentos clínicos, exames de sangue e formulários do seguro de assistência médico-hospitalar.

Como obstetra, posso assegurar a qualquer casal que o aborto não é como uma ocorrência clínica qualquer. Tenho feito partos há tempo suficiente para ver alguns que fiz logo que me formei, e no início de minha carreira esperei ansioso até ver esse tipo de coisa acontecer. Em certo sentido, também sinto a dor com os pais, porque sei o que é um aborto. Lá estou eu no meio de tudo isso, fazendo colocações em um nível diferente dos protocolos que emprego para lidar com a perda.

A ciência da Fertilização in Vitro (FIV) trouxe avanços em nosso conhecimento da concepção e da sobrevivência do zigoto e do embrião subseqüente. Como foi mencionado antes, sabemos que há muitos abortos que passam sem ser diagnosticados, um óvulo fertilizado implantado sem sucesso ou incapaz de ser implantado por causa da fusão severamente distorcida de cromossomos. Esses abortos são completamente absorvidos ou são eliminados com o que é considerado um fluxo menstrual normal. Levando esse tipo de aborto em consideração, tenho tido o cuidado de dizer que o aborto acontece em 20% de todas as gestações *diagnosticadas*, mas o risco total de aborto provavelmente seja mais próximo de 60% a 80%, quando são considerados os abortos silenciosos.

Talvez seja sorte que a maioria dos abortos passe despercebida, pois seríamos uma espécie preguiçosa. Mesmo os 20% são excessivos — pergunte a alguém o que aconteceu. Quanto mais aprendemos sobre isso, mais temos de perceber como cada pessoa é especial. Um casal que passa por um aborto sabe realmente disso. Afinal, a expressão deles é clara, quando sentem que lhe puxaram o tapete.

Um casal costuma levar uns três meses para conseguir lidar efetivamente com essa perda. É como um réquiem, que só sublinha a importância do que foi perdido. Meu conselho para quem conhece casais que passaram por isso é perguntar a eles como estão. Eles realmente não querem estar sozinhos nisso tudo. Na hora certa, eles abandonam a tragédia para se preservarem e convivem com isso para o resto de suas vidas. Até então, deixe que eles dividam a dor deles com você.

Um matemático pode contar com seus dedos, mas isso não reflete de modo algum a beleza da matemática. Esse processador de texto pode digitar palavras, bastando pressionar as teclas certas, mas de modo algum se compara com a beleza do que é escrito. Sei lidar com a complicação do aborto, mas isso não reduz meus sentimentos do que poderia ter sido. Então, não me despeço meramente de um casal, convidando-os a voltar na próxima tentativa. Em vez disso, aplaudo-os por voltarem ao mundo e mais uma vez jogarem segundo as regras biológicas. Eles terão aquele bebê não para substituir aquele pequeno vazio permanente deixado no coração por um aborto, mas porque querem um bebê.

Os Bebês e as Novelas: Estresse, Exercício, Sexo e o Risco de Aborto

Os bebês das novelas geralmente não têm chance. Os abortos ocorrem de modo fácil e freqüente. Suponho que a razão seja que a perda de um bebê é um dos maiores infortúnios, e esses programas são todos sobre a condição humana em todo o seu esplendor trágico. *La Condition Humane* encontra *Les Miserables*. Ainda bem que a gravidez real não é como a gravidez nos dramas diários. Uma atriz cai e aborta. Um personagem descobre que seu marido está tendo um caso com a distribuidora de Tupperware de sua melhor amiga e o estresse a faz perder o bebê. O excesso de trabalho pode colocá-la no hospital para exames que levam semanas, no horário nobre. Não há convênio médico nas novelas.

Então, quanto seu bebê é resistente? Primeiro, devemos considerar que a raça humana sobreviveu a uma grande desvantagem na reprodução: só temos um por vez — em geral (deixaremos pendente a controvérsia de gêmeos, que virá neste capítulo). O restante da natureza garante a sobrevivência das espécies permitindo nascimentos múltiplos, de modo que o bebê, a mais vulnerável das vidas, seja substituído pelo próximo, que poderá sobreviver onde o primeiro não resistiu. Essa proteção é levada ao extremo com insetos, em que a produção envolve milhares de descendentes em um espaço de tempo muito curto, de modo que, mesmo que a maioria morresse durante esse período vulnerável, ainda haveria muitos sobreviventes para manter a espécie e arruinar o churrasco no quintal de minha casa. No entanto, não só sobrevivemos, mas prosperamos, apesar de termos apenas um por vez.

Ter polegares nunca machucou ninguém.

Deixando os polegares de lado, sua grande compensação é seu cérebro, que lhe permite ver a importância de proteger e criar seu filho. O cérebro humano também lhe deu o campo da pediatria e da medicina moderna. Você também tem noção e prevê o perigo; então, o bebê que está em seu ventre está bem protegido, uma vez que você mesma é suficientemente inteligente para evitar se machucar. Seu bebê também está seguro, a interação entre você e seu filho na gravidez provê um paraíso seguro. Tudo isso significa que é difícil machucar acidentalmente seu bebê. Certamente, os bebês não são invulneráveis. Se você tivesse de tentar, poderia. O álcool, o fumo, as outras drogas e os traumas podem afetar seu filho não nascido — mas não é aí que o cérebro entra? A atividade diária normal, no entanto, não é prejudicial; pelo contrário, freqüentemente ajuda na saúde de seu bebê.

DICA RÁPIDA ⇩

Exercício e sexo não representam perigo à gravidez normal.

As pacientes costumam me perguntar se o estresse está afetando o bebê. Só nas novelas. E deve-se lembrar que todos têm estresse. A vida é estressante. Faz parte de nossas vidas. É por isso que temos adrenalina.

Então, é realmente difícil machucar seu bebê sem querer. O exercício, em especial, é injustamente criticado, o que se deve, em parte, àquela mentalidade de novela de que as mulheres grávidas deveriam viver em um colchão de ar sem fazer muito esforço. Todos os estudos têm mostrado conclusivamente que não só o exercício é bom para você e para seu bebê, mas também diminui a probabilidade de uma cesárea. A única advertência é contra o superaquecimento e a desidratação. Deixando isso de lado, parece que todo exercício é aceitável. Exceto luta livre. Você deve ficar longe disso.

Muitas pacientes e maridos me perguntam sobre a segurança da relação sexual durante a gravidez. A única ocasião em que você não deve ter relação durante a gravidez é quando estiver na sala de parto. Por favor.

Evidentemente, esse é o conselho para as gestações normais. A gravidez de alto risco, complicada com sangramento, trabalho de parto prematuro ou infecção, segue um conjunto de critérios completamente diferentes. Em geral, em todas as gestações normais pode-se ter relação até o final. Mesmo o orgasmo, que pelo que se sabe, pode causar contrações do útero, parece inofensivo em gestações normais. Uma boa regra prática é que você deve evitar relações se estas se tornarem desconfortáveis; caso contrário, o sexo não é problema. Com o seu marido. Com os outros, *é* um problema.

Sei que até aqui estou falando de tudo o que você quer ouvir, mas você também precisa ouvir essas coisas. O sexo é importante no casamento. O exercício é importante para a mãe. Mas um bebê só é importante em uma novela, que passa diariamente na TV, se o roteiro for importante. As pessoas reais não têm roteiros — têm suas vidas. O fato de você estar grávida não significa que deva parar de viver. Os simples prazeres da vida não são somente seguros para o bebê, mas também são bons para o bem-estar maternal e conjugal, em vários níveis diferentes.

Visão Geral do Aborto

A palavra *aborto* refere-se a qualquer interrupção de gravidez. Na mídia de hoje, supõe-se que o aborto signifique o término eletivo, mas em termos médicos a palavra também se refere a todos os tipos de aborto espontâneo.

Sob o título de aborto, há várias designações que são clinicamente importantes:

- A ameaça de aborto: qualquer sangramento no primeiro trimestre até que outras causas inocentes sejam descartadas. Níveis séricos de hCG podem determinar o bem-estar ou o perigo. A ultra-sonografia também é importante para acompanhar essa condição.
- Aborto retido ou frustrado: uma gravidez que deixa de ser viável, mas não foi eliminada do corpo ou não causou ainda nenhum sangramento.
- O aborto incompleto: um aborto incompleto que ainda não se sucedeu completamente. Essa situação pode levar a forte sangramento e a séria infecção, se algum tecido permanecer no útero. Uma dilatação e curetagem (D&C) é justificada.
- O aborto inevitável: quando a cérvice começa a dilatar, o que é um sinal seguro de expulsão iminente de produtos de concepção do útero, mas antes de a expulsão ter se iniciado.
- O aborto completo: aborto em que todo o saco gestacional, o tecido placentário e o feto são expelidos. Não é necessário tratamento.
- Aborto séptico: qualquer tipo de aborto associado a uma infecção do tecido remanescente da gravidez ou do útero em si.
- Gravidez ectópica: uma gravidez implantada em qualquer lugar, menos no lugar certo (o lugar certo é o útero). A maioria das gestações ectópicas ocorre nas trompas de falópio, mas também podem ser vistas na pelve,

no ovário e até no abdômen alto. Como esse tipo de gravidez, em quase todos os casos, acontece na trompa, isso facilita o diagnóstico porque a gestação tem capacidade limitada para um processo de crescimento e logo esticará o suficiente para causar dor. A gravidez ectópica muito rara, por exemplo, na pelve, pode ir bem adiante até que os sintomas insinuem o problema, agravando a perda de sangue com o tratamento cirúrgico. Os tratamentos não cirúrgicos também são disponíveis para alguns casos (veja mais adiante).

- Gravidez molar: tipos de concepções que vão desde casos em que não se parecem com gravidez até casos que parecem ser uma gravidez normal (molar incompleta). Na verdade é um tumor do tecido gravídico, mas em geral é benigno.

Ameaça de Aborto: Sangramento no Início da Gravidez

A maioria dos casais espera engravidar em algum momento e, quando isso ocorre pela primeira vez, de repente, percebem quanto a gravidez é um jogo. Uma das coisas mais amedrontadoras é sentir sangramento na primeira parte da gravidez. Chamado de "sangramento no primeiro trimestre", é qualquer sangramento notado durante as 12 primeiras semanas e é um dos sintomas mais comuns para que uma mulher consulte um obstetra. E, com razão, até ser identificada uma causa não ameaçadora, todo sangramento no primeiro trimestre é rotulado de "ameaça de aborto".

Vamos examinar as possíveis causas de sangramento no primeiro trimestre, não relacionadas ao aborto.

Cervicite

Nenhum sangramento no início da gravidez deve ser considerado normal — isso é a má notícia. Mas a boa notícia é que, na maioria das vezes, ele é causado por algo bastante inofensivo. A cervicite é uma condição em que as células delicadas na entrada do útero (cérvice) podem sangrar em razão da ação mecânica do intercurso ou do papanicolau, da alteração da acidez na vagina (pH) ou de infecções nessas células.

- **Ectopia.** Com as mudanças hormonais na gravidez, as células internas frágeis passam para a parte externa da cérvice, que é um ambiente mais inóspito. Normalmente, recolhidas em local mais distante da atividade sexual e da acidez vaginal, agora podem ser atacadas tanto química quanto mecanicamente. São facilmente danificadas, causando sangramento. É claro que não estamos falando de muitos sangramentos aqui — apenas do que é percebido como *spotting* (mancha). Deve-se notar também que essas células geralmente não sangram com a atividade sexual — normalmente há uma condição que as predispõe a isso , como a cervicite. Quando essas células internas da cérvice são trazidas para uma posição mais externa, isso é chamado ectopia. A lesão provocada é reversível e inofensiva.

- **Infecção.** Freqüentemente, a cervicite é uma inflamação causada pela infecção. A candidíase pode ser a culpada, e uma simples prescrição ou mesmo um creme vendido sem receita pode acabar com essa preocupação rapidamente. A vaginose bacteriana, *Gardnerella*, agora considerada a forma mais comum de vaginite, também pode causar uma cervicite coexistente, por isso uma avaliação microscópica é a melhor conduta, em vez de simplesmente pressupor que seja candidíase. Outras infecções são mais preocupantes. Doenças sexualmente transmissíveis (DSTs), como gonorréia, clamídia e tricomoníase, também podem causar sangramento. Algumas infecções de DST podem não se manifestar durante anos — pode ter havido infecção muito antes de um casal se conhecer. Saber disso pode descartar qualquer questão de infidelidade. Obter culturas para DSTs tem sido um procedimento padrão em todas as gestações.
- **Papanicolau.** Como suas células da cérvice podem estar sensíveis por causa da ectopia ou da cervicite, um papanicolau pode provocar uma irritação mecânica e causar certo sangramento. Isso é inofensivo, sendo o sangramento vermelho vivo no dia da coleta para o exame e talvez amarronzado durante os dias seguintes.

Pólipos na Cérvice

Pólipos pequenos, inofensivos, podem causar sangramento. Eles são desenvolvimento do tecido benigno, provavelmente em razão da produção de estrógeno.

Hemorragia Subcoriônica

Esta parece desastrosa, mas em geral acaba bem. Pode haver uma pequena quantidade de sangramento entre as membranas próximas à placenta e a parede de seu útero. Qualquer sangramento é uma hemorragia, até mesmo uma pequena quantia. Em geral, essa hemorragia se limita a tecidos da gravidez, alguns sangramentos pela vagina ou, em menor extensão, manchas (*spotting*). Ultra-sonografias em série revelarão um coágulo que não aumenta em tamanho, mas, ao contrário, diminui ao longo das semanas do primeiro trimestre.

Perda do Tecido Decidual

Às vezes, uma pequena parte do revestimento uterino se solta e se desintegra por uma causa desconhecida, provocando *spotting* ou perda do tecido. Geralmente é uma coleção estimulada por hormônios, de um tecido parecido ao menstrual, que pode ser confundido com aborto. Não se sabe por que ocorre esse fenômeno, mas é inofensivo. É a passagem do tecido, certamente, mas preocupará bastante até que o relatório patológico possa tranqüilizar a todos, documentando que o espécime não era fetal. A estabilização do revestimento do útero depende do estrógeno e da progesterona. Em minha prática, essa perda de tecido decidual não tem impacto quanto à probabilidade de aborto. O tecido é chamado decidualizado por causa do efeito semelhante à gravidez que o estrógeno causa nele.

Sangramento na Implantação

No passado, achava-se que um óvulo que se desfizesse no revestimento uterino seria eliminado na hora, causando sangramento. Na verdade, não se sabe se há algum sangramento quando isso acontece e, nesse caso, provavelmente seja uma quantidade pequena demais para ser notada. A idéia de que a implantação cause sangramento persiste porque há episódios de sangramento para os quais não há causa identificada e, apesar deles, a gravidez vai em frente com sucesso até o termo. Esses mistério que se inicia ameaçadoramente, mas termina bem, merece uma explicação que deve incluir um processo natural. A implantação faz sentido de acordo com esses critérios, mas não pode ser provada. Isso pode ser um mito.

"Menstruações" Durante a Gravidez

Muitas mulheres me perguntam sobre menstruações regulares durante a gravidez. Elas ficam preocupadas porque a avó ou uma prima tiveram menstruação todos os meses, durante a gravidez — e isso pode acontecer? — até a última menstruação (seja lá o que for) no dia do parto. Elas juram com a mão sobre a Bíblia que essas menstruações durante a gravidez são verdade — que isso realmente aconteceu. É falso, por mais que possam jurar. A perda de uma camada do tecido menstrual não é compatível com a vida. O que temos mais próximo disso é a perda de tecido decidual. Quando a avó jura que isso aconteceu, certamente o mais educado seria ouvir com a mente aberta — mas não se esqueça de fechá-la em seguida, pensando no que realmente acontece na gravidez. O ciclo de hormônios pára porque uma gravidez faz os níveis hormonais permanecerem altos. Isso é necessário para que a gravidez continue. Não há quedas nos hormônios, que é o que causa a menstruação, exceto logo antes do trabalho de parto. O mais provável é que a vovó tenha tido uma hemorragia subcoriônica, sangrando intermitentemente, mal interpretada como cíclica. Isso explicaria suas "regras" no primeiro trimestre.

DICA RÁPIDA

Há muitas razões para sangrar no primeiro trimestre, a maioria delas inofensivas; por isso, não entre em pânico. Na verdade, o aborto causa sangramento, mas este pode ser descartado ou confirmado com um simples exame de sangue ou ultra-sonografia. As outras causas de sangramento no primeiro trimestre freqüentemente se resolvem ou ocorrem em gestações totalmente normais.

Embora nos exemplos anteriores as causas de sangramento não estejam relacionadas ao aborto, este ainda deve ser descartado se você tiver qualquer sangramento. E, quando se considera que o sintoma de uma ameaça de aborto sejam exatamente dores crescentes de um útero normal, confundindo a todos, por sorte há outros recursos que podem tranqüilizá-la.

Os exames de sangue podem provar que o hormônio da gravidez está aumentando conforme o esperado, o que confirma uma gravidez saudável; a ultra-sonografia pode demonstrar o bem-estar físico de um bebê em crescimento, mostrando um batimento cardíaco saudável ou descartando uma gravidez ectópica (tubária).

Sabemos que o aborto é um fato da vida e que, geralmente, começa com sangramento no primeiro trimestre, mas este nem sempre é indicativo de aborto. Os médicos sempre investigam o sangramento do primeiro trimestre, até que uma causa seja determinada e, geralmente, os resultados são bons. Logo, embora o sangramento no primeiro trimestre possa lhe causar muita ansiedade e preocupação, seu médico muitas vezes pode encontrar outra causa — tratável — e colocará a culpa nessa.

Mas e Se For Realmente Aborto?

Infelizmente, o aborto pode consumir muito tempo, e a maioria dos casais deseja se livrar dele quando sabem que sem dúvida a gravidez não terá sucesso. Mas seu médico desejará ter absoluta certeza disso, porque ele não desejaria intervir em uma gravidez normal. Se houver realmente preocupação com aborto, seu médico já estará tomando uma conduta. Enquanto procura todas as outras razões inocentes para explicar o sangramento, o exame de sangue e a ultra-sonografia são feitos ao mesmo tempo, para que sejam encontradas as respostas o mais cedo possível.

Ultra-sonografia

Se é preciso ver para crer, então a ultra-sonografia pode ser uma epifania. Não há nada como ver uma impressão fetal normal com um bom movimento cardíaco para tranqüilizá-la, mesmo quando há os sintomas mais preocupantes. E, além de documentar a saúde do feto, as ultra-sonografias podem pôr outra preocupação de lado: a gravidez ectópica. Ver a gravidez dentro do útero descartará uma gravidez em uma trompa ou em qualquer outro lugar, exceto na rara ocorrência de gêmeos — um no útero e outro na tuba.

FATOR A

Eu gostaria de dizer que não há casos de gêmeos em que um está no útero e o outro na trompa, Em minha prática, porém, isso já ocorreu — apenas uma vez

A ultra-sonografia também é uma excelente ferramenta para acompanhar qualquer problema que esteja ocorrendo, como uma hemorragia subcoriônica. Ultra-sonografias semanais podem ver um coágulo sangüíneo diminuir até desaparecer e, com isso, pôr fim às preocupações.

Se você nunca fez isso antes, uma ultra-sonografia transvaginal será como uma surpresa estranha, visto que usa uma sonda cujo formato, destinado a se encaixar em sua vagina, não é mistério. E, ainda por cima, é recoberto com uma camisinha, que provavelmente você achava que não tinha outras utilizações. Não é doloroso, mas você pode querer escapar da sala ao achar que essa coisa toda é muito estranha, em um momento em que você não precisa que nada mais a incomode. Fique avisada. No início da gravidez, no entanto, não há nada como ver muito bem sua pelve. As outras sondas abdominais que deslizam por seu abdômen vêem toda a sua parede abdominal antes de chegar na pelve. A parte posterior de sua vagina tem menos de um centímetro de espessura, portanto, ela não impõe barreira a uma visão clara até mesmo das gestações mais precoces — é como uma janela. O que a ultra-sonografia vaginal vê está semanas à frente do que o ultra-som abdominal pode lhe mostrar. E isso é realmente necessário, se há preocupação com gravidez ectópica ou aborto.

DICA RÁPIDA

Uma ultra-sonografia transvaginal, embora seja esquisita, é a melhor forma de avaliar uma preocupação com aborto ou com gravidez ectópica. Suas revelações estão semanas à frente do que uma técnica de ultra-sonografia abdominal pode mostrar.

Exame de Sangue

O hormônio hCG, produzido pela placenta, aumenta e se acumula, estabilizando-se em torno do final do primeiro trimestre. Nesse período, seus níveis podem atingir possivelmente centenas de milhares, mas no início da gravidez os números são muito menores. Isso torna possível medir a quantidade de hCG que deveria dobrar a cada dois dias, aproximadamente. Por exemplo, um hCG de 1.800 deve subir para cerca de 3.500-4.000 em 48 horas. Se não acontecer, mas estiver perto, então repita o exame dois dias depois, pois isso será útil. Se de fato dobrar, então essa é uma boa indicação de que tudo está bem. Se exceder a tendência de dobrar, os gêmeos ou a gravidez molar (Capítulo 5) podem estar fermentando, o que será pego facilmente pela ultra-sonografia.

DICA RÁPIDA

O tipo sangüíneo e o Rh são necessários caso você seja Rh-negativo, de modo que seu médico pode evitar qualquer imunização contra o sangue de seu bebê, que pode permanecer para atacar futuras gestações. O hormônio hCG da gravidez subirá de uma maneira previsível e poderá indicar aborto, gravidez normal ou ectópica. Os níveis de progesterona são úteis; os níveis baixos levantam suspeita e os altos são tranqüilizadores.

Níveis altos de progesterona são mantidos durante a gravidez. Embora uma gravidez possa apresentar problemas com um nível baixo de progesterona, na maior parte do tempo o inverso é verdadeiro: a progesterona é que é baixa em razão de uma gravidez não saudável. Há valores absolutos que tranqüilizam os obstetras (15-20ng/ml). Se a quantidade de progesterona baixar, isso pode indicar um problema mesmo que o hCG não seja preocupante (em geral, o hCG não tranqüilizará ninguém, se a progesterona estiver abaixo do normal). Níveis-limite de baixa progesterona podem justificar uma suplementação de progesterona, mas valores realmente baixos podem indicar probabilidade de aborto.

Seu tipo de Rh é um fator necessário de informação, mas isso provavelmente foi obtido com seu exame de sangue inicial (veja o Capítulo 2). Se você for Rh-negativo, precisará de uma injeção de RhoGam (imunoglobulina anti-RH) a qualquer episódio de sangramento para evitar que seu sangue forme anticorpos ao sangue do bebê. Isso supõe que qualquer sangramento envolva a mistura dos dois em certa medida.

DICA RÁPIDA

Não existe um aborto incompleto que se arrasta até o final da gravidez, produzindo um bebê anormal. Isso simplesmente não acontece.

Estudos do sistema imunológico, de anticorpo antinuclear, de antifosfolipídeo, de lúpus e outros geralmente são reservados para mulheres que tiveram abortos recorrentes.

Tempo

Em geral, uma ameaça de aborto ocorrerá dias após o início do sangramento. Alguns se prolongam, mas a verdade ficará evidente. Ou a cérvice se abrirá, tornando o AB inevitável; o tecido passará, convertendo-o em AB incompleto; ou todo o saco gestacional passará, sendo um AB completo. Ou a intercorrência passará, dando lugar a uma gravidez normal.

DICA RÁPIDA

O aborto é um problema de tudo ou nada. Ou a gravidez será interrompida ou continuará e terá sucesso. Qualquer ameaça de aborto que dê lugar a uma gravidez normal provavelmente nunca constituiu risco de aborto.

A ultra-sonografia, o exame de sangue, para verificar níveis de hCG e a progesterona, e o tempo são três exames diagnósticos importantes para determinar se o sangramento no primeiro trimestre é causado por uma gravidez anormal fadada ao aborto.

Não existe um aborto incompleto que chegue a termo. Às vezes, as pacientes temem que, se superarem uma ameaça de aborto, o que sobrar será resultado de um bebê com anormalidades. Isso simplesmente não acontece. O aborto é um evento tudo ou nada. Ou é um aborto ou é uma gravidez normal. Você deve se lembrar do que causa um aborto em primeiro lugar. Uma concepção genética anormal será ameaçada de aborto porque é incompatível com a vida, mais cedo ou mais tarde. Mas, mais tarde, geralmente é antes do final do primeiro trimestre.

Anormalidades como a síndrome de Down e a Trissomia 18 ocorrem, mas obviamente essas são anormalidades aberrantes e geralmente não se apresentam como ameaça de aborto no primeiro trimestre. Em geral, um aborto se apresentará como tal e acabará ocorrendo.

Portanto, uma ameaça de aborto que cede, permitindo que a gravidez avance, não havendo aborto, nunca foi ameaça real. Mas, visto que seu médico não tem aquela pitada de sal usada pelo Dr. McCoy em *Jornada nas Estrelas*, todo sangramento deve ser tratado como uma ameaça de aborto até que se prove o contrário. E, para muitas, mesmo para aquelas gestantes em que não se pode provar o contrário, o tempo dirá.

Quando o Veredicto É Dado: Tratamento para Aborto

Na ocorrência de um aborto, será melhor que ele se configure bem rapidamente, permitindo que seu médico efetue os procedimentos sem demora. Ou você poderá ser atormentada com exames de sangue equivocados e ultra-sonografias cedo demais para identificar um pólo fetal que possa ser acompanhado. Como foi mencionado antes, uma ameaça de aborto acabará se concretizando. A gravidez pode ser interrompida, mas o tecido não será necessariamente eliminado.

Se isso ocorrer (AB retido) ou se for eliminado de modo incompleto (AB incompleto), há perigo de sangramento e de infecção. O único tipo de aborto intra-uterino que vai escapar de uma D&C (dilatação e curetagem) é o aborto completo. Os abortos retido e incompleto exigirão ajuda na forma de raspagem cirúrgica para remover o resto dos produtos da concepção. A D&C envolve a dilatação da cérvice para o acesso, se já não estiver aberta (AB inevitável), e a raspagem dentro do útero para retirar qualquer tecido gravídico remanescente. É preciso dar anestesia. Uma peridural ou raquianestesia pode durar horas a mais do que o procedimento, o que exigirá que a paciente fique internada por um dia; por isso, a anestesia geral é preferível, por ser reversível mais rapidamente. Alguns médicos usam apenas a sedação profunda. O procedimento é feito com técnica estéril e a infecção é rara, a não ser que já tenha se iniciado (AB séptico).

Os ABs sépticos são uma matéria particularmente perigosa. São raros, ocorrendo com uma técnica pobre (abortos "clandestinos") ou quando as bactérias tiveram tempo para colonizar o tecido, como em casos em que uma paciente queria esperar até que um AB completo ou inevitável ocorresse espontaneamente. Também é possível que o AB séptico não seja resultado do aborto infectado, mas de uma gravidez normal infectada, causando o aborto. Em outras palavras, um AB séptico pode não ser complicação do aborto, mas, sim, complicação de uma infecção. O tratamento é o mesmo. Antibióticos via intravenosa em combinação com uma D&C controlarão, com sucesso, essa complicação, que nas gerações passadas causaria doença grave ou até mataria uma mulher. Isso pode ser perigoso ainda hoje, porque uma D&C pode desencadear infecção, possivelmente semeando a bactéria por toda a corrente sangüínea. Eu sempre fico um pouco nervoso na noite de uma D&C para um AB séptico, esperando até que a temperatura alta, da sepsia temporária que eu criei com a manipulação do tecido, ceda. Mas a D&C é necessária e a sepsia geralmente responde bem a todo o curso de antibióticos. Logo, uma D&C para um AB séptico não seria um procedimento feito sem internação, visto que vários dias de antibiótico via *intravenosa* são necessários para erradicar totalmente a infecção.

Em uma D&C direta por aborto que não está infectado, uma paciente pode ter atividade normal no dia seguinte, embora possa sentir um pouco o efeito do anestésico.

Equipamentos modernos consistem em um tubo macio, plástico, de sucção, que repara o tecido, reduzindo significativamente a quantidade de trauma ao revestimento uterino. Esse revestimento é resistente até mesmo à raspagem mais agressiva, usando-se raspadores de metal mais antigos; a raspagem interna da cavidade uterina é rara. (Chamadas sinéquias, essas bandas de cicatriz podem retirar partes da cavidade, interferindo na concepção ou no crescimento fetal; elas serão discutidas mais tarde, neste capítulo.)

Ao contrário da crença popular, a D&C nem sempre é necessária para concluir um aborto. Existe o aborto completo (AB completo), e uma obstetra-ginecologista atenderia bem à sua paciente tentando evitar a cirurgia, se possível. Infelizmente, uma D&C muitas vezes é necessária, porém, põe um fim definitivo a um capítulo triste na vida da paciente e permite que ela planeje a próxima gravidez.

Complicações de D&C (Dilatação e Curetagem)

Infecção

Visto que uma D&C é um procedimento invasivo, há sempre o risco de infecção. Isso, no entanto, é raro. De fato, a complicação mais provável não é causada pelo procedimento em si: uma infecção da bexiga poderia ocorrer em conseqüência do uso habitual de um cateter urinário para esvaziar a bexiga antes do procedimento. Isso passa a incomodar a paciente uma semana depois, quando ela começa a se queixar de pressão ou dor associada quando urina. Antibióticos em comprimido tratarão essa complicação comum.

FATOR A

Complicações de D&C são raras. Se houver infecção, é mais do que provável que tenha aparecido antes da D&C.

Sinéquias

Que bom que as complicações mais sérias são infreqüentes. A infecção do útero já mencionada pode causar cicatriz dentro da câmara uterina (cavidade intra-uterina), a qual atravessa da parede uterina interna para a parede uterina externa. Essas sinéquias podem interferir na fertilidade se forem severas, ou podem ameaçar o aborto se forem moderadas.

FATOR A

O benefício de uma D&C necessária compensa o risco de sinéquia em anos-luz. A maioria dos obstetras nunca viu sinéquia em decorrência de uma D&C.

Perfuração

Se o seu médico está adequadamente treinado, ele deve saber como usar o curete para descamar gentilmente o seu útero, sem empurrá-lo contra a parede. Mas as surpresas podem acontecer se o seu útero estiver afinado, como no final do primeiro trimestre. Também, caso já haja infecção, o tecido pode estar muito flácido e não terá a consistência que normalmente é sentida — a resistência habitual que um médico conhece. Mas, se houver perfuração, a paciente talvez tenha de ficar internada para observação e administração de antibióticos. Será observada a ocorrência de sangramento e isso será óbvio rapidamente; uma contagem sangüínea estável na manhã seguinte será suficiente para garantir a alta da paciente, que continuará tomando antibióticos. Uma perfuração lateral do útero pode lesar a área do suprimento sangüíneo ao útero, mas isso seria reconhecido imediatamente com o forte sangramento durante a D&C.

FATOR A

As perfurações provavelmente são raras. É provável que haja algumas perfurações "silenciosas" nunca notadas por um médico, permanecendo desconhecidas em virtude da ausência de qualquer efeito notado. Qualquer perfuração pequena fechará. Só vi perfurações desastrosas que atravessaram o suprimento sangüíneo do útero quando herdei pacientes com abortos feitos por pessoas sem treinamento.

DICA RÁPIDA

As complicações de uma D&C para tratar de aborto são muito raras. A perfuração improvável geralmente fechará, sem haver lesão subseqüente. As infecções provavelmente serão preexistentes. A remoção incompleta de produtos da concepção causará sangramento, mas geralmente cessará sozinha com a eliminação espontânea. A sinéquia é rara.

Os benefícios de uma D&C, quando indicada, compensam de longe os riscos de complicações vistas raramente.

Complicações Psicológicas

Se os aspectos clínicos de um aborto a arrancam rudemente de seu conto de fadas da gravidez e do restante de sua futura vida com o bebê, a perda é a mais cruel das realidades por causa da agressão de um procedimento cirúrgico. Na verdade, a melhor coisa é terminar o aborto, mas uma D&C enfatizando o que aconteceu é mais do que um simples encerramento do caso — é um "desmoronamento". É algo que você tem de fazer — você não pode cuidar de si e abortar; tem de ir a lugares e fazer coisas com outras pessoas. É ainda melhor passar por toda a dor com as pessoas, mas uma D&C, embora seja rápida, não é uma decepção fácil de superar. Então, novamente, nada seria fácil. Como mencionei antes, são necessários três meses para superar psicologicamente essa perda, não importa como o aborto seja tratado.

A Remoção Incompleta dos Produtos da Concepção

"Produtos da concepção" é expressão médica estranha que toca covardemente no que está realmente acontecendo em um aborto — a perda de um bebê. No entanto, é exata. Já que uma D&C é um procedimento guiado principalmente por uma noção tátil em vez de uma abordagem visual, é possível que alguns produtos da concepção sejam deixados. Se isso ocorrer, você pode ter sangramento por mais tempo que os poucos dias esperados após uma D&C. Mas o transtorno da D&C geralmente é suficiente para permitir que qualquer coisa deixada na cavidade uterina seja eliminada espontaneamente, resolvendo, assim, o problema.

FATOR A

É raro haver necessidade de uma segunda D&C para terminar a limpeza do útero. Isso só seria feito se uma ultra-sonografia indicasse muito tecido remanescente em associação a sangramento continuado.

Aborto Recorrente

Se você sofrer mais de dois abortos, é hora de tentar investigar o porquê. Três abortos é a norma para suspeita de anormalidade, porque é realmente possível ter dois abortos em seguida por mera coincidência — embora seja uma coincidência infeliz. Mas, quando acontece uma terceira vez, fica óbvio que a causa deve ser investigada. Infelizmente, mesmo quando é feita toda a investigação, a razão só é encontrada em metade dos casos. Esse é um dado estatístico muito frustrante tanto para você quanto para o seu médico.

As causas do aborto recorrente incluem:

- Causas genéticas, sejam hereditárias sejam associadas especificamente entre marido e mulher.
- Anormalidades anatômicas, inclusive anormalidades de desenvolvimento do útero e das trompas.
- Problemas hormonais, como defeitos na fase lútea em que a progesterona produzida não é suficiente para estabilizar a gravidez ainda no início.
- Doenças crônicas, como diabetes, lúpus etc., que aumentam as chances de aborto para cada gravidez, aumentando assim o número total de abortos, vistos como recorrentes.
- Distúrbios auto-imunes, como a síndrome antifosfolipídica (SAF), que são identificados como a causa de aborto recorrente entre 5% e 10% dos pacientes que procuram uma causa. A SAF é investigada quando se determina que você tem anticorpos anticardiolipina e anticoagulante de lúpus em seu sangue. Mesmo em gestações bem-sucedidas, as mulheres com SAF têm uma chance maior de complicações na gravidez, como a hipertensão induzida pela gravidez (pré-eclâmpsia).

A infecção uterina crônica, embora seja causa de aborto, não tem sido mostrada como causa de abortos recorrentes.

Se você e seu marido sofreram de abortos recorrentes, é mais provável que sejam encaminhados a um geneticista, a um perinatologista (especialista em medicina materno–fetal) e/ou a um especialista de infertilidade (que poderia também ser um endocrinologista reprodutivo). Estudos de cromossomos sobre um feto abortado também podem ser úteis.

Por que esperar três abortos antes de uma investigação ser indicada? E se você tiver pressa, dinheiro não for objeção e dois abortos a deixaram arrasada? Suponho que não haja mal nenhum em começar a investigação mais cedo, mas isso só seria justificável se houvesse uma história familiar significativa de aborto ou de problemas genéticos. Caso contrário, seria bom que dinheiro não fosse objeção, porque isso vai ser bem caro e com pouco retorno: as chances de encontrar um problema após dois abortos são menores que as chances de ter dois abortos "aleatórios" seguidos.

5

Outros Tipos de Perda na Gravidez

A perda de um bebê, por qualquer razão, antes do termo é um aborto. Os médicos legistas afirmam que, após o primeiro trimestre, o que ocorre não é um aborto, mas, sim, a morte fetal. Essas denominações são úteis como referência clínica e eu as uso, mas, do ponto de vista dos pais, continua sendo um aborto — uma destruição de seus sonhos. A morte intra-uterina, seja aborto seja falecimento fetal, é uma perda, não importa o que tenha ocorrido. E a gravidez ectópica, a gestação molar e gêmeos absorvidos roubarão um pouco de seu futuro, de modo tão terrível quanto o aborto convencional.

Gravidez Ectópica: O Lugar Errado na Hora Errada

Você tem toda a anatomia necessária para abrigar uma gravidez normal até o final. A implantação de um óvulo fertilizado no útero, entretanto, depende da passagem livre pelo trompa de Falópio (onde a fertilização ocorreu). Se há cicatriz na trompa, decorrente de uma infecção anterior (clamídia, gonorréia e até tuberculose da pelve), de endometriose ou mesmo da protuberância onde a antiga ligação tubária foi religada, o óvulo fertilizado pode ficar retido, deixando de migrar no útero. Esse tipo de interferência no transporte normal pode acontecer por razões desconhecidas. Mas não é bom.

DICA RÁPIDA ⇩

Principais sintomas da gravidez ectópica:

- Sangramento vaginal
- Dor na pelve

A gravidez ectópica ocorre quando o óvulo se aloja em uma trompa ou em outro local fora da cavidade uterina. Geralmente é interrompida, causando sangramento como sintoma, muitas vezes acompanhado por forte dor na pelve. A verificação dos níveis de hCG e a ultra-sonografia vaginal são essenciais para o diagnóstico precoce. O tratamento em, geral, é a cirurgia convencional, e a cirurgia agressiva quando há hemorragia, ou quimioterapia para dissolver o embrião ectópico.

Uma gravidez ectópica ocorre quando um óvulo fertilizado se instala fora da cavidade uterina. Locais como suas trompas, ou até seu abdômen, que é mais improvável, não podem acomodar uma gravidez como o seu útero faz. Este é o órgão específico que tem a capacidade de manter a gravidez como um fenômeno autocontido, até a maturidade de seu bebê. Sua trompa não pode esticar demais e, quando isso acontece, provoca dor ou até o próprio rompimento, causando uma emergência hemorrágica. Normalmente, essa gravidez é interrompida na trompa. O tratamento cirúrgico pode ser acompanhado com um laparoscópio, expulsando o embrião ectópico para fora da trompa (de preferência) ou removendo essa parte da trompa onde o embrião está inserido (o que é preferível somente se esse for um segundo caso de gravidez ectópica na mesma trompa). O embrião ectópico pode ser removido pela abertura no final da trompa ou fazendo-se uma pequena incisão nela. Infelizmente, quando há um sangramento intenso, o método conservador pode ser desaconselhável, e pode ser necessária uma incisão para resolver o problema.

Em alguns casos, um procedimento não cirúrgico é adequado, usando o agente quimioterápico metotrexato (MTX). Essa substância é citotóxica, levando à reabsorção.

Como acontece com todas as gestações e com todos os tipos de aborto, o tratamento para mães com Rh-negativo (veja o Capítulo 4) deve incluir RhoGam, para evitar o ataque imunológico nos bebês subseqüentes. Esse tratamento consiste em uma quantidade de anticorpos que fará o sistema imunológico de seu corpo "pensar" que já reagiu ao sangue do bebê — visto como estranho —, evitando, assim, que você produza anticorpos que possam afetar uma futura gravidez. O risco existe apenas caso o seu bebê seja Rh positivo (o oposto do seu, se você for Rh-negativo). Mas, em casos de aborto ou de gravidez ectópica, geralmente há tão pouco tecido fetal que o tipo sangüíneo do feto não é determinado. Visto que o RhoGam é inofensivo quando administrado desnecessariamente, ele será indicado se você for Rh-negativo. Em outras palavras, na dúvida, o médico deve indicar RhoGam. Por outro lado, há um exame de sangue — o teste Kleinhauer-Betke — que pode identificar a presença de células fetais em seu sangue. A quantidade encontrada é, então, usada para formular a quantidade de RhoGam dada, se necessário.

FATOR A

Com o aumento nacional de DSTs, as gestações ectópicas são comuns (uma em cada cem). Mas, com a obstetrícia moderna, complicações severas são muito raras. Na maior parte das vezes, podem ser resolvidas com uma cirurgia laparoscópica. Infelizmente, há uma chance aumentada de outra gravidez ectópica por causa da cicatriz cirúrgica da trompa, formada após o tratamento da primeira gravidez ectópica, ou devido a condições que causaram a primeira gestação *ectópica*.

Alerta! Um dos maiores riscos para a gravidez ectópica é a clamídia DTS. Essa infecção, muitas vezes, não se manifesta, vindo a atormentar uma mulher mais tarde, com infertilidade ou gravidez ectópica. Qualquer mulher que não tenha relações monogâmicas deve fazer cultura para clamídia junto com o papanicolau de rotina. Destaque esta página e dê para alguém que você conheça.

Hoje, com medidas precoces de hCG (hormônio da gravidez) e a ultrasonografia transvaginal, está ficando comum descobrir e tratar os embriões ectópicos pelo método conservador. Os sintomas que podem alertar um obstetra incluem sangramento vaginal que resulta da não-produção do hormônio quando o embrião morre. Visto que o sangramento no início da gravidez geralmente desperta suspeita de ameaça de aborto, a ultra-sonografia e dosagens do nível de hCG podem explorar também a suspeita de gravidez ectópica.

Os sintomas clássicos mais freqüentes são dor pélvica em um lado (mais comum no lado onde o embrião está) e sangramento vaginal no início da gravidez. Mas a paciente pode apresentar um quadro enganoso. Levei pacientes sem dor para a cirurgia com o ventre cheio de sangue, e já vi muitos casos em que a dor era localizada no lado oposto do embrião ectópico.

Uma estrutura esticada até seus limites na gravidez acabará se rompendo, causando a ruptura de vasos sangüíneos que a suprem — os vasos sangüíneos que já estão dilatados em razão da gravidez. Se o embrião se rompe, isso pode resultar em hemorragia grave, causando desmaios repentinos na gestante. A intensificação da dor durante várias horas pode indicar uma gravidez tubária em sangramento. Se a situação clínica for confusa e a paciente estiver estabilizada, o exame de sangue geralmente pode constatar níveis que ajudam a estabelecer o diagnóstico. Caso haja qualquer dúvida, uma laparoscopia diagnóstica pode ser feita para se ter um diagnóstico mais exato. Esse é um recurso prático, pois pode descartar uma gravidez ectópica, sem risco, caso se confirme uma gravidez normal.

Muitas vezes, o sangramento interno é suficiente para causar um acúmulo considerável de sangue no abdômen (hemoperitôneo). Pela laparoscopia ou por uma incisão regular, o sangue é evacuado, e o local do sangramento é limpo, fazendo-se a retirada do embrião ectópico por sucção ou raspagem. Às vezes, o embrião morre em um estágio tão inicial que nem é necessário tratamento.

Uma gravidez ectópica é tão trágica quanto um aborto, exceto que o sofrimento dura menos — gera preocupação por causa do perigo que um embrião ectópico impõe à fertilidade das mulheres e à vida delas. Sendo uma condição potencialmente perigosa, a gravidez ectópica não é nada mais que uma gravidez que não se implantou no útero, como deveria.

Se uma mulher teve uma gravidez ectópica, ela não terá outra automaticamente, embora a condição que provocou a primeira gravidez ectópica ainda esteja presente. Mas o risco dela é aumentado em relação às mulheres que não têm uma história prévia de gravidez ectópica. Uma gravidez ectópica na mesma trompa pode justificar a remoção dessa trompa. O bom senso prevalece.

Gravidez Molar: A Fertilização Anormal

Neoplasma significa "novo crescimento", e é uma palavra médica usada para descrever tumores. As palavras neoplasma e tumor são usadas para descrever qualquer tecido extra que esteja crescendo, seja uma pinta ou um tumor cerebral. Por isso, esses termos são vagos. Qualquer tecido no corpo humano, quando perde sua capacidade de ser especializado no tipo de tecido que é realmente, pode se tornar neoplásico.

O único crescimento desviado que não é considerado um neoplasma é uma gravidez. Mas a gravidez não é imune ao desenvolvimento de seu próprio neoplasma. Se qualquer tecido pode sofrer transformação neoplásica ou deterioração, isso inclui o tecido da concepção.

Doença trofoblástica gestacional (DTG) é o termo médico usado para mola hidatiforme, uma gravidez molar. Um feto canceroso? Não exatamente. Estamos falando de produtos de concepção que se tornam neoplásicos. Uma gravidez molar é o resultado de uma má ocorrência genética em razão de uma fertilização defeituosa. O tecido da gravidez molar não é de origem materna e, portanto, anatômica e psicologicamente, esses tumores provavelmente são os mais estranhos que podem se formar no corpo de uma mulher (ou de qualquer um!). São gestações reais, mas há uma fertilização anormal, geralmente associações cromossômicas XX (mulher) ou XY (homem) que são — e essa é a parte estranha — derivadas do pai. Muito estranho.

DICA RÁPIDA

Nos Estados Unidos e na Europa, as chances de ocorrer uma gravidez molar são de uma em duas mil. Os países asiáticos têm probabilidades mais altas. Os norte-americanos e os europeus de origem asiática supõem que o risco esteja associado às áreas em que vivem, indicando possivelmente uma ligação ambiental ou alimentar.

A situação fica ainda mais esquisita. Uma mola hidatiforme é um tumor. Isso significa que tem potencial maligno. Mesmo no estado benigno, pode haver metástase no pulmão e em outros órgãos, como o fígado e o cérebro. Uma D&C é usada para evacuar esse tecido anormal do útero. O tóxico quimioterápico ao tecido gestacional é usado para tratar a doença. Geralmente não há feto, apenas partes inchadas da placenta — uma massa que lembra um cacho de uva por ocasião do aborto, ou parecida com um favo de mel esbranquiçado, embaçado na ultra-sonografia.

A incidência de gravidez molar é diferente em diversas partes do mundo, o que possivelmente acrescente uma preferência alimentar ou o fator ambiental ao conjunto de fatores. Nos Estados Unidos e na Europa, ocorre uma em cada duas mil gestações.

O diagnóstico de uma gravidez molar é feito por ultra-sonografia, mas a suspeita surge com os seguintes sintomas:

- Sangramento vaginal.
- Sintomas exagerados na gravidez comum, como enjôo pela manhã, passando à hiperemese.
- Quantidades excessivas de hCG em testes sangüíneos. Deve-se lembrar que o tecido gestacional é o tecido que produz hCG, sendo este a base

para todos os nossos testes de gravidez, e o tecido gestacional fora de controle produzirá toneladas de matéria.

- Dificuldades na gravidez que geralmente são associadas ao terceiro trimestre, como a hipertensão induzida pela gravidez.
- Cistos ovarianos grandes, chamados cistos teca-luteínicos, resultam da superestimulação hormonal de tal "hiper gravidez".
- Em molas completas (molas em que não há feto vivo), o tamanho do útero freqüentemente é diferente do que justificaria a gestação — menor ou maior.

DICA RÁPIDA

As gestações molares, os tumores mais estranhos de todos, são acidentes cromossômicos raros. Quase sempre resultam em aborto do tecido anormal, podendo persistir e até ser maligno. Se forem detectadas cedo — outro argumento poderoso para se iniciar o pré-natal quanto antes —, podem ser tratadas e a mulher pode tentar outras gestações normais posteriormente.

O tratamento de uma gravidez molar depende da gravidade da doença. Pode variar da simples evacuação (com uma D&C) até a quimioterapia com agentes tóxicos, aplicada ao tecido gestacional.

E a futura gravidez? Visto que o hCG sobe com a gravidez e com a falta de tratamento de DTG, é aconselhável esperar até que a dosagem de hCG seja zero durante algum tempo, para se tentar outra gravidez. Caso contrário, haverá uma enorme confusão quanto ao que está realmente acontecendo — se é a persistência da doença ou uma nova gravidez normal.

Uma gravidez molar é, de fato, um tipo de aborto. É tão trágica e triste quanto o aborto. Mas, como este, é mais do que provavelmente um acontecimento aleatório, com expectativas de gravidez normal para o futuro.

P&R — Aborto e Outros Tipos de Perda na Gravidez

Valores de hCG

Pergunta: Minha médica está fazendo dosagens de níveis de hCG em meu sangue, por causa de sangramento. Esses exames podem indicar com quanto tempo de gestação estou? Ela estaria procurando por algo que não seja aborto? Até agora, a ultra-sonografia não ajudou em nada.

Resposta: Qualquer perda na gravidez é um aborto, mesmo que seja uma gravidez ectópica ou molar. Sua médica está usando valores de hCG porque ela não viu nada ainda na ultra-sonografia que lhe indique uma direção a seguir. Ela está procurando detectar, em primeiro lugar, uma gravidez normal em que os valores de hCG devem dobrar a cada dois dias. Também, o saco gestacional deve ter aparência normal quando os valores de hCG estão entre 1.000 e 2.000 IU/l (Unidades Internacionais por litro). Um pólo fetal deveria ser visto após 2.500. Se o batimento cardíaco não é detectado quanto o hCG atinge 5.000, este é compatível com um AB retido. Na gravidez ectópica, esses níveis não chegam a dobrar, como acontece a cada intervalo de 36 a 48 horas. O aborto também não dobra, apesar de aumentar, mantendo a gravidez ectópica como possibilidade. Um nível decrescente de hCG não é normal antes de dez semanas, embora uma ligeira queda possa ser vista quando o hCG se estabiliza, no final do primeiro trimestre.

DICA RÁPIDA

Gravidez normal: uma ultra-sonografia deve mostrar um saco gestacional quando os valores de hCG são 1.000 –2.000, um pólo fetal entre 2.500 e 5.000 e um batimento cardíaco fetal acima de 110 batidas por minuto a 5.000.

Gravidez anormal: os valores de hCG não chegarão a dobrar a cada intervalo de 36 a 48 horas, ou podem cair.

Valores de hCG: só são significativos até dez semanas, quando podem cair normalmente. Mas, então, a ultra-sonografia deve mostrar um feto.

A progressão de achados na ultra-sonografia é acompanhada por valores crescentes de hCG e, mais cedo ou mais tarde, ambos os métodos diagnósticos concordarão quanto a uma conclusão. Até então, cada um pode apontar para uma direção.

Sofrimento Exagerado no Aborto

Pergunta: Evitei bebês para seguir minha carreira e até apelei para o aborto uma vez. Agora que estou pronta para ter filhos, aos 37 anos, tive aborto um ano atrás e não consigo superar a depressão. A cada mês que não estou grávida, afundo ainda mais. Culpo-me por ter esperado para ter filhos e gostaria de saber se serei capaz de tê-los.

Resposta: Além de todas as falsas acusações sobre o que você poderia ter feito de errado e o sofrimento normal durante três meses, após um aborto, você tem os fatores de risco adicionais para sofrimento prolongado, relacionados a aborto:

- A primeira tentativa de engravidar foi contra o seu relógio biológico. Você se culpa por ter esperado demais e pelo longo intervalo de tempo entre seu aborto e a tentativa de engravidar novamente. Passou-se um ano e você está ainda com mais pressa que nunca e sente remorso pelo aborto anterior.
- Você menciona seu aborto e sua carreira e como eles se relacionam entre si — provavelmente você se questione se foi sensato interromper uma gravidez em favor de um emprego, quando agora você não sabe se conseguirá ter filhos.

DICA RÁPIDA

O sofrimento normal após o aborto é de cerca de três meses. Isso pode se prolongar se você está sob a mira da arma de seu relógio biológico, se as suas próximas tentativas de engravidar não derem certo ou se você teve aborto antes. Ninguém pode voltar o relógio, mas um médico da infertilidade pode tomar as providências para você tentar a gravidez e até controlar sua depressão. Condições de tireóide podem agravar a depressão, interferir na concepção e aumentar as chances de aborto.

É verdade que, quanto mais velha você for, menos fértil será. O tempo se torna um fator de estresse incrível que interfere significativamente em sua capacidade de lidar com o sofrimento de seu aborto de uma forma adequada. Os meses que se passam sem gravidez subseqüente a torturam, e ainda por cima você tem medo de que outra gravidez possa terminar em aborto. Você agora pode negar o aborto e, de acordo com a sua situação atual, ele causa arrependimento. Mas a situação atual não é a situação de antes, e você tomou suas decisões com base no que estava acontecendo em sua vida naquela época. Então, o aborto não é realmente relevante ao que você quer agora. Infelizmente, um aborto anterior se torna muito mais perturbador, do ponto de vista psicodinâmico, em uma mulher que quer desesperadamente ter um filho, e isso aumentará significativamente qualquer depressão.

Se você demorar mais de seis meses sem engravidar, você será a ganhadora de uma viagem ao médico da infertilidade que vai ajudá-la a tomar as providências; afinal, você não vai ganhar nada se ficar esperando a gravidez acontecer. No meio tempo, uma vez que você está sendo injustamente atacada por essas outras influências extraordinárias, você poderia querer perguntar ao seu médico da infertilidade que antidepressivo poderia tomar temporariamente que não interferirá em sua tentativa de engravidar. Eu gostaria de fazer um aparte e recomendar que você faça estudos da função da tireóide, porque um terço de todas as pessoas com depressão têm problemas de tireóide, o que pode interferir na concepção e aumentar o risco de aborto.

Gêmeos Absorvidos

Pergunta: Na primeira ultra-sonografia eu tinha dois sacos gestacionais e minha médica me disse que eu teria gêmeos. Agora há somente um saco gestacional e um bebê. Ela se enganou?

Resposta: Ela pode ter se enganado. Às vezes, o saco vitelínico pode ser mal interpretado como um segundo saco gestacional por ultra-sonografistas inexperientes. Esse é um saco que se tornará parte do cordão umbilical e do abdômen quando for absorvido por seu bebê. Ele produz as células sangüíneas fetais. Outro erro de inexperiência é ver a cabeça fetal e o restante do feto e interpretá-los como duas estruturas diferentes menores, em vez de uma única estrutura maior que é o feto todo.

DICA RÁPIDA

Agora que usamos a ultra-sonografia como rotina e desde cedo, estamos vendo coisas das quais nunca tivemos idéia antes — como gêmeos absorvidos. Nessa situação incomum, o gêmeo sobrevivente, mais do que provavelmente, passará por uma gravidez normal.

Mas, mais do que provavelmente, ela sabia o que estava fazendo. Com a parte da ultra-sonografia da obstetrícia, estamos começando a perceber que a gravidez de gêmeos acontece mais do que pensávamos. Ninguém sabe quais serão os números, comparados à taxa oficial de gêmeos atual, mas um número cada vez maior de investigadores relata um fenômeno chamado de síndrome dos gêmeos absorvidos, em que um dos gêmeos parece se dissolver — um AB retido óbvio do tipo que, então, é reabsorvido. Isso pode causar sangramento no primeiro trimestre. Na maior parte, se o gêmeo remanescente parece maior na ultra-sonografia, você deve esperar uma gravidez normal daí em diante.

Só agora estamos avaliando o significado de gêmeos absorvidos. Quantos passaram sem diagnóstico em todas as gerações anteriores à ultra-sonografia? A muitas outras coisas, como hemorragia subcoriônica, não era dado o devido valor quando não tínhamos pistas sobre elas antes do aparecimento da ultra-sonografia.

Segurança do Intercurso com Sangramento no Primeiro Trimestre

Pergunta: Meu médico diagnosticou a causa de meu sangramento no primeiro trimestre como cervicite, que ele diz ser inofensiva. Ele recomendou que eu evitasse relação sexual. Por que não ter sexo se a cervicite não prejudica em nada?

Resposta: Só para evitar confusão. A cervicite pode desaparecer por si ou com o uso de cremes vaginais, se for infecciosa. Na verdade, as células delicadas que sangram não têm nada a ver com seu bebê e não afetarão a gravidez, mas seu médico quer evitar exames desnecessários no primeiro trimestre, para investigar o sangramento, em razão de escoriações, se você tiver outro episódio de sangramento relacionado a cervicite. Lembre-se, embora uma recorrência provavelmente seja apenas outro episódio de cervicite, seu médico não pode concluir isso. Ele deve supor o pior a cada vez, solicitando exames desnecessários, gastos e tempo. Facilite a sua vida e a dele, evitando uma fonte de alarmes falsos que exigiriam outra investigação extensa.

Quando Tentar Conceber Novamente Após um Aborto

Pergunta: Quanto tempo eu deveria esperar para tentar engravidar depois de ter sofrido um aborto?

Resposta: Não há acordo universal sobre o tempo que se deveria esperar: se devem ser três meses, seis meses, ou se não é preciso esperar. Normalmente, recomendo três meses — ou seja, depois de três ciclos menstruais normais, espontâneos. Este poderia ser um período um pouco mais curto que o aconselhado por outros médicos, mas acho que o aspecto psicológico de sua perda precisa ser tratado também. Quanto mais cedo você engravidar novamente, mais cedo você dará sua perda como um caso encerrado. Recomendo usar camisinha durante o período de espera e evitar usar pílulas anticoncepcionais, o que poluiria seu organismo com hormônios e atrasaria o retorno ao ciclo normal. Também recomendo a ingestão de vitaminas dadas no pré-natal (com ácido fólico) durante os três meses, caso você engravide acidentalmente antes. E então? Bem, este é um *bom* problema, certo?

Aborto e Gravidez entre Duas Irmãs

Pergunta: Minha irmã e eu ficamos grávidas ao mesmo tempo. Ela teve um aborto, e, agora que minha barriga está começando a aparecer, ela está realmente distante. Eu sei por quê, mas isso não vai acabar nunca? Éramos muito próximas antes.

DICA RÁPIDA

Amigas ou parentes com gravidez simultânea terão uma prova peculiar de sua proximidade, se uma delas tiver aborto. Mas, se elas forem realmente ligadas uma à outra, aquela que sentir a perda — se não for impedida de expressar seus sentimentos — aceitará aquela que não teve a perda.

Resposta: Não importa se vocês são gêmeas, primas ou apenas boas amigas. Não importa qual seja o seu relacionamento, ele vai ficar abalado porque vocês são muito próximas. Ela não será capaz de olhar para você e encarar sua gravidez sem pensar em como estaria ela; mas ela perdeu o bebê. Como vocês duas estavam grávidas, isso faz da perda dela um sofrimento ainda maior. Ela não só fantasiou sobre todas as coisas normais de mãe e filho, mas também imaginou vocês duas no parque com seus bebês, dando banho nos bebês etc. Você simboliza tudo o que está errado com o que ela sofreu. Mas, mais cedo ou mais tarde, ela vai se aproximar de você. Se ela for mesmo muito próxima de você, ela não só ficará contente por você não ter passado por tudo o que ela passou, como também vai comemorar sua gravidez e o bebê. Na verdade, ela será sempre lembrada do que aconteceu, mas não há nada que você possa fazer sobre isso. O erro que você não deve cometer é supor que ela ficará magoada se você incluí-la em sua gravidez. Faça-a participar. Ela se recusará educadamente até estar pronta, e a partir daí ela a amará mais ainda, por deixá-la partilhar o que restou entre as duas gestações — a sua.

PARTE 3

O Segundo Trimestre

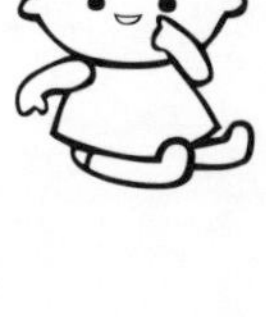

6

A Pausa Que Refresca

Se você tivesse de mapear nove meses no calendário, veria que somariam aproximadamente 40 semanas. Esse período é contado por seu obstetra como tempo de gravidez. Uma vez que a gravidez e o desenvolvimento fetal representam um contínuo para o resultado final — seu bebê —, há muitas mudanças que ocorrem nessa viagem longa e estranha.

A cada estágio de sua gravidez, seu bebê em desenvolvimento não é o mesmo que era semanas antes. Considerações e preocupações diferentes marcam as diferentes partes de toda a gravidez e, historicamente, a gestação tem sido dividida em três seções principais — o primeiro, o segundo e o terceiro trimestres. Enquanto o seu primeiro trimestre foi crucial para se estabelecer a base para os órgãos em desenvolvimento e um período de preocupações com a possibilidade de aborto, e o seu terceiro trimestre será centrado na maturidade que seu bebê vai atingindo e no processo do parto em si, o segundo trimestre é uma espécie de trégua, durante a qual você quase pode curtir sua gravidez. Quase.

É um trimestre muito generoso; você muito provavelmente se sentirá ótima. É um período em que você tem a chance e a paz de espírito para realmente aprender a ter o seu bebê. Os arrotos e a náusea do primeiro trimestre passaram e você pode aproveitar um tempo até que o terceiro trimestre comece uma nova série de ansiedades. (Pois, afinal, este é o *Guia Médico da Gravidez*, certo?) Esse é o trimestre em que você começará a sentir os movimentos de seu bebê, o que a tranqüilizará diariamente. Durante esse período, você vai se acostumar aos desafios de sua fisiologia; as suas queixas físicas, em geral, diminuem e suas consultas ao médico são principalmente para se certificar de que você ainda está feliz, cheia de vida e grávida. É claro que estamos simplificando demais as coisas.

Seu obstetra está trabalhando bastante durante essas consultas. Os batimentos do coração do feto são avaliados. O tamanho de seu bebê é estimado e comparado aos tamanhos registrados nas consultas anteriores, para assegurar que o crescimento nesse intervalo esteja adequado. A ultra-sonografia é utilizada para diagnosticar se há apenas um único bebê ou se são gêmeos (ou mais!). Suas pequenas queixas são tratadas, seu médico está sendo extremamente sensível ao que poderia ser um problema importante e que está se apresentando como um sintoma simples. Os exames laboratoriais são analisados para se observar anemia, infecções no trato urinário ou advertências de doenças relacionadas à gravidez, como a hipertensão induzida pela gravidez (pré-eclâmpsia) e diabetes gestacional.

Em suma, o segundo trimestre é um tipo de reagrupamento e uma mola para o final da gravidez — o terceiro trimestre. É o momento em que o seu corpo finalmente promete uma gravidez a termo, afastando-se dos sustos de aborto de suas 12 primeiras semanas. Sua gravidez, de um ponto de vista obstétrico, finalmente está comprometida com um parto.

Mas isso não será tão rápido, porque ainda não se fez muita coisa; ainda há as notas de rodapé a serem lidas nesse contrato.

Assistência no Segundo Trimestre

A altura uterina (a medida de seu osso pubiano até o alto de seu útero, tirada externamente) e os batimentos cardíacos fetais serão registrados a cada consulta, e os intervalos entre as consultas vão variar entre duas a quatro semanas, dependendo de seu médico. O acompanhamento de sua pressão sangüínea, do peso e da urina continua. As generalidades da saúde do feto e da mãe e o crescimento fetal adequado são observados. Há muitos livros de auto-ajuda sobre gravidez, mas cada consulta lhe oferece a chance de ter uma visão mais clara do que você está lendo. É uma boa hora para fazer perguntas sobre todas aquelas coisas que são importantes para você, como futura mãe, e as habilidades de comunicação daquele que cuida de você determinarão a qualidade das informações que você terá sobre sua gravidez.

O Registro Pré-natal

O registro pré-natal é uma sinopse de toda a sua gravidez. É um registro dos campos em uma tabela que vai retratar seqüencialmente as progressões das alturas uterinas, pressões sangüíneas, pesos, exames de urina e o batimento cardíaco fetal (BCF). Há também áreas em que são feitas anotações a cada consulta e qualquer queixa de inchaço (edema).

UMA LINHA DO TEMPO TÍPICA PARA A ASSISTÊNCIA PRÉ-NATAL

Segundo Trimestre — 12 a 24 Semanas

- Consultas a cada três ou quatro semanas, como as consultas de rotina do primeiro trimestre; porém é feita a escuta dos batimentos cardíacos fetais.
- Entre a 15ª e a 20ª semana é feita a triagem de alfafetoproteína (triagem tripla) e a determinação do crescimento fetal por medidas da altura uterina e inicia-se o curso de pré-natal no hospital ou em entidade privada.
- A melhor época para a cerclagem cervical é com 14 semanas, se houver ameaça de incompetência istmo cervical. O segundo trimestre é o melhor período para se realizar qualquer cirurgia necessária (vesícula biliar, por exemplo).

Essa tabela deve ser preenchida de modo que seu médico possa visualizar qualquer tendência importante. Com esse tipo de anotação, é fácil ver uma alta contínua nas pressões sangüíneas ou um salto repentino no peso. Há outras partes do registro que devem ser detalhadas, principalmente se a documentação necessária justificar isso, mas com essa tabela seu médico terá uma visão geral de sua gravidez a cada consulta. Mesmo os registros médicos eletrônicos mais novos procuram dar a visão desta tabela.

Amostra de Registro Pré-natal

Data	Idade Gest.	Urina Proteína/Glicose	Peso (em gramas)	Pressão Sangüínea	Altura Uterina	Edema	BCF	Queixas
4/7	15 semanas	1+/Neg.	142	110/68	17 cm	0	168	Fadiga
4/28	18	Neg./Neg.	144	112/60	19 cm	0	164	Sem queixa
5/19	21	trace/Neg.	148	108/72	22 cm	0	166	Fadiga
etc.	etc.	etc./etc.	etc.	etc.	etc.	etc.	etc.	etc.

Idade Gestacional

A idade gestacional é registrada à medida que a gravidez progride. Assim como o exame de cada coluna da tabela permite ao médico ver qualquer tendência durante a gravidez, um exame horizontal dará a ele uma visão global da gestante em cada consulta.

Exames de Urina Dipstick

A proteína e o açúcar (glicose) que vão para a urina são os indicadores mais claros de duas das complicações mais famosas da gravidez: hipertensão induzida pela gravidez (pré-eclâmpsia) e diabetes gestacional (DG). Estas geralmente são classificadas em uma escala de 1+ a 4+ ou negativas. Não é difícil ter um exame positivo para glicose na sua urina se você for teimosa e comer dois pães doces no café da manhã. Mas, se o teste de urina acusar alteração e você não cometeu nenhum delito recente de ingestão de alta caloria, então você está com problemas. Uma dosagem alta de açúcar em qualquer momento durante o segundo trimestre pode exigir que se faça um exame mais cedo, além do exame tradicional de glicose com 26 semanas.

Peso — O Impacto do Segundo Trimestre

O peso é um assunto interessante que foi discutido no Capítulo 2; por isso, não vou repetir as generalidades. Mas um aumento repentino no peso, além daquele que pode ser explicado apenas pela dieta, geralmente é resultado de uma retenção de líquido repentina. Durante a gravidez, é normal haver retenção de líquido, mas, quando é acompanhada por aumento da pressão sangüínea e da proteína na urina, pode ser sinal de hipertensão induzida pela gravidez. (Veja *Complicações Específicas da Gravidez*, Capítulo 20.)

No segundo trimestre haverá um aumento de peso repentino em torno da 20ª semana. O parto do bebê envolve sangramento; por isso seu corpo produzirá sangue extra (células sangüíneas e plasma) durante a gravidez, para tentar equilibrar a perda. A reposição não será exata, mas a quantidade adicional de sangue afastará o perigo de anemia no período pós-parto. A produção de células sangüíneas é aumentada durante essa fase da gravidez; por isso, um aumento de 3 a 4 quilos entre as consultas, nesse período, não é incomum. Mas cuidado. Você não quer ficar em pânico ao ganhar 4 quilos a cada três semanas e acabar com 30 quilos a mais até o bebê nascer. É claro que você só pode apelar para essa explicação de produção extra de sangue uma vez; então, se você ganha 3 quilos a cada consulta...

Pressão Sangüínea

A pressão sangüínea cai um pouco durante esse período porque há um útero em expansão. À medida que o útero aumenta em tamanho, diminui a capacidade de sua sustentação pelos ligamentos. Estes acabam não resistindo quando o útero é grande demais para se encaixar na pelve. Então, ele se ergue ocupando o abdômen, como se fosse um órgão abdominal, no início do segundo trimestre. O fluxo sangüíneo das pernas funde-se em um vaso sangüíneo maior — a veia cava inferior, a principal veia que drena todo o corpo abaixo de seu coração. Essa é a mesma situação que ocorre com o sangue do coração para a aorta, dividindo-se em artérias menores para cada perna. Mas as artérias e a aorta, que é a maior delas, têm uma força pulsátil própria, podendo suportar bem o peso do útero sobre sua parede. O fluxo continua. As veias têm as paredes mais fracas — não têm o mesmo revestimento muscular duro que as artérias e não pulsam para bombear sua carga adiante. O fluxo sangüíneo que passa por elas é mais um sistema de fluxo-pressão-negativo, sugado por um processo semelhante a um aspirador, criado pelo bombeamento do coração.

Por causa da diferença na maneira como as artérias e veias são formadas, as veias são colapsantes — você pode demonstrar isso com as veias sob a sua pele. A veia cava está ancorada no fundo do abdômen, impossibilitada de se mover. Quando o útero alargado a pressiona no fundo abdominal, isso diminui o fluxo de volta para o coração, levando a uma redução da quantidade de sangue bombeado para fora do coração por meio da aorta, o que pode provocar uma queda da pressão sangüínea. Então você pode vomitar. Adorável.

Estamos falando de um peso considerável. Isto não é problema no início do segundo trimestre, mas com cerca de 22 até 24 semanas você começará a notar esse efeito. É por isso que seu médico lhe dirá para não dormir de barriga para cima. Ele teme que, embora a hipotensão possa passar despercebida durante o sono, a diminuição do fluxo sangüíneo até o útero sob menos pressão diminuirá a nutrição e a oxigenação do seu bebê. Isso provavelmente não é o desastre que parece ser, caso contrário, haveria muitos desastres. Mas o mecanismo fisiológico é sólido como uma rocha e faz sentido. Então, faça um grande favor a todos, inclusive ao seu bebê, e não durma nessa posição.

Dependendo da forma do corpo, esse efeito particular pode não se manifestar até o final do terceiro trimestre. À medida que o bebê cresce, esse efeito se intensifica. Quando você se deita de barriga para cima para fazer uma ultra-sonografia no final da gravidez, muitas vezes o exame é interrompido, porque você sente náusea. Basta você se virar de lado para melhorar.

Altura Uterina

A altura uterina indica exatamente isto — a altura do fundo. A medida será maior à medida que seu útero crescer. Seu médico medirá do alto de seu osso pubiano até a curva do alto do útero. Geralmente, a medida é em centímetros e é um recurso diagnóstico grosseiro feito antes do aparecimento da ultra-sonografia, mas ainda é útil em grandes clínicas onde a paciente pode não ser consultada pelo mesmo médico duas vezes em seguida, durante o pré-natal. Nesses ambientes, essa medida fornece uma referência para a continuidade da documentação durante toda a gravidez.

Para que se possa confiar que a medida da altura uterina garantirá o crescimento fetal adequado, é preciso levar em consideração qualquer discrepância justificável. Por exemplo, um bebê no terceiro trimestre que desceu entre a última consulta e a atual pode mostrar uma altura uterina menor que a última! Se um bebê se vira de lado, como pode acontecer no segundo trimestre, a altura uterina pode ficar menor do que o esperado, visto que a maior dimensão reside na horizontal. Um bebê sentado em seu útero terá uma altura uterina maior. Essas são as circunstâncias que podem gerar alturas uterinas enganosas; por isso, a data do parto nunca é revisada com base na altura uterina.

Geralmente, sua gravidez está a meio caminho (cerca de 20 semanas) quando a altura uterina coincide com seu umbigo. Para cada largura do dedo acima de seu umbigo que a altura uterina atinge, você pode acrescentar uma semana. Da mesma forma, abaixo de seu umbigo você pode subtrair uma semana. Mas, essa relação funciona bem somente entre a 15ª e a 25ª semana. Antes e depois desse intervalo, essa relação deixa de ser válida. Isto não é um cálculo.

Edema (Inchaço)

Uma vez que todas as mulheres grávidas apresentam inchaço, você também apresentará. Se você vivesse na Lua ou em Marte, isso não seria problema porque muito do inchaço se deve à gravidade. Evidentemente, de qualquer modo, com a falta de ar para respirar, você não poderia optar por morar lá.

De volta à gravidade, nosso planeta puxa tudo para baixo, para que não voemos pelo espaço. Isso se aplica a fluidos dentro de contêineres, e um desses contêineres é você. Mas a gravidez funciona de acordo com outro efeito porque o peso de seu útero pode pressionar sua veia cava e obstruir o fluxo sangüíneo (drenagem), dificultando sua volta até o coração. Essa obstrução provoca um represamento. Quando há um desequilíbrio entre os fluidos de seus membros inferiores em relação aos fluidos da parte superior do corpo, a parte de baixo fica hidratada demais — inundada. Seus tornozelos ficam inchados. O inchaço também pode ser nos membros superiores, envolvendo seus pulsos, dando-lhe uma falsa síndrome do túnel do carpo, o que provoca formigamento nos dedos.

O edema é normal, mas também pode acompanhar a hipertensão induzida pela gravidez. Na ausência de hipertensão, eliminação de proteína ou reflexos exacerbados, o inchaço é apenas um aborrecimento que você terá no meio da gravidez. E poderá continuar e piorar no terceiro trimestre.

BCF (Batimento Cardíaco Fetal)

Muitos acham que a circulação sangüínea de um bebê está diretamente ligada à circulação sangüínea da mãe. Isso é um mito. Muitos acham que você pode dizer o sexo de seu bebê pela contagem do batimento cardíaco fetal por minuto. Outro mito. E há aqueles que pensam que Elvis ainda está vivo. Pelo menos os dois primeiros eu sei que são mitos.

DICA RÁPIDA

Cuidados de rotina no segundo trimestre:

- As consultas são a cada 3 a 4 semanas, como as consultas de rotina do primeiro trimestre, exceto que os batimentos cardíacos fetais são ouvidos.
- Entre a 15ª e a 20ª semana, é dada uma dosagem de alfafetoproteína do soro materno (MSAFP), o crescimento fetal é determinado por medidas da altura uterina, a gestante começa cursos do pré-natal no hospital ou por entidade particular.

A melhor época para a cerclagem cervical é na 14ª semana, se houver ameaça de incompetência istmo cervical. O segundo trimestre é o melhor período para se fazer qualquer cirurgia necessária — da vesícula biliar etc. Também é um bom momento para fazer um papanicolau.

O próprio fato de seu batimento cardíaco e o batimento do seu bebê serem diferentes é prova de que não há ligação entre eles. Se houvesse, essas forças pulsáteis opostas criariam um ponto médio de turbulência, talvez criando hemorróidas tão grandes que teriam de ser carregadas com um carrinho de mão. Deus, em sua infinita sabedoria, decidiu-se contra isso. Se todos nós soubéssemos quanto somos abençoados, estaríamos na igreja toda semana, e não apenas no último trimestre.

A base da placenta, pressionada contra a parede interna de seu útero, é uma barreira, filtrando seletivamente o oxigênio e a nutrição. Esses e outros itens são, então, distribuídos dentro da circulação fetal totalmente separada. O corpo de seu bebê é uma subsidiária sua, de sua propriedade. O coração dele bate independentemente, dependendo de fatores exclusivos dele. No registro médico, esses batimentos são registrados. Ao final da gestação, o batimento cardíaco fetal vai variar entre 120 a 160. Estas são variações muito confusas e o batimento no mesmo bebê pode variar bastante; é por isso que você não pode dizer o sexo do bebê pelo batimento. (Caso contrário, seu médico teria de explicar por que sua filha desenvolveu pênis desde a última consulta, depois de tê-lo perdido na consulta anterior. E por aí vai. Os pênis não desaparecem e reaparecem. Os homens vão expor rapidamente sua opinião descarada de que os pênis são coisas surpreendentes, mas um pênis não pode fazer isso.)

O batimento cardíaco fetal durante o segundo trimestre, principalmente antes da 21ª semana, pode ser irregular. Assim como sua filha precisa amadurecer para evitar icterícia e os pulmões dela precisam amadurecer para que ela respire, a via elétrica de seu coraçãozinho passa pela maturação para que ela tenha pulsações que dirigirão os dois bilhões e meio de batimentos que ela terá após o nascimento. É uma peculiaridade da maturação normal, mas às vezes a visão do coração pela ultra-sonografia ou pela ecodopplercardiografia revelará uma arritmia cardíaca fetal absolutamente aterrorizante. Isso aconteceu comigo. Certa vez, vi o coração de um bebê de 20 semanas parar por um momento, e depois recomeçou, e o bebê pulou como se nada tivesse acontecido. Esses bebês que dão sustos como esse no segundo trimestre nunca desenvolvem problemas. Por outro lado, tive de fazer um longo intervalo para o almoço, depois de ver o que vi naquele dia.

Se algo assim acontecer, não se preocupe. Seu bebê em desenvolvimento não tem doença cardíaca; a ecocardiografia fetal pode documentar isso para tranqüilizá-la.

Reflexos e Outros Registros Diversos

O registro do pré-natal é uma documentação muito personalizada, dependendo de seu médico. É mais do que provável que ele tenha feito o seu próprio registro, reservando campos para coisas como reflexos (a hiperatividade é um dos sinais de hipertensão ou pré-eclâmpsia induzida pela gravidez), náusea (principalmente no primeiro trimestre), contrações (para observar padrões de trabalho de parto prematuro) e movimentação fetal.

A movimentação fetal é redundante pelos registros do batimento cardíaco, mas relatos de uma mudança na quantidade de movimento se qualificariam para uma observação especial porque seu médico está sempre alerta à movimentação fetal diminuída, que pode ser um sinal de sofrimento fetal. Isso é diferente de uma mudança no *tipo* de movimento, porque quando seu bebê cresce, você deve esperar que os chutes e viradas bruscas dêem lugar a rotações e torções mais moderadas — há menos espaço para acrobacias.

Testes Especiais para o Segundo Trimestre

Alfafetoproteína

A alfafetoproteína é uma proteína produzida pelo fígado do bebê que entra em sua circulação em pequenas quantidades. É uma proteína tão diferente para o tecido gravídico que pode até ser utilizada como teste de gravidez. Como ela passa para a sua circulação, a quantidade em seu corpo aumentará constantemente desde a concepção até a 20ª semana, quando os níveis se estabilizam, até cair após o parto. Se o seu bebê tivesse problemas relacionados a partes do corpo não cobertas pela pele, como em spina bífida ou em anormalidade cujo cérebro fica exposto, muito da alfafetoproteína poderia vazar para o seu sistema, acusando quantidades mais altas em seu exame de sangue. Detectar esses tipos de deformidades foi a intenção original desse teste.

FATOR A

Uma alfafetoproteína sérica materna (MSAFP) normal é tranqüilizante, mas uma anormal não é confiável. A idade gestacional inexata e variações normais de seu bebê e da placenta podem dar um falso positivo. Quando for anormal, uma ultra-sonografia Nível 3 e/ou uma amniocentese pode ser acrescentada para se investigar a verdade.

Uma alfafetoproteína alta pode ser devida a idade gestacional incorreta, gestação múltipla, anormalidades do cérebro ou da coluna espinhal, defeitos da parede abdominal, defeitos nos rins ou intestino e pode ser uma variação normal.

Uma alfafetoproteína baixa pode ser devida a idade gestacional incorreta, síndrome de Down e pode ser uma variação normal.

A MSAFP de hoje, um simples exame de sangue, pode ser feita como a triagem tripla. Em vez de medir apenas a alfafetoproteína, mede duas coisas adicionais, o estriol e o hCG. Os componentes adicionais acrescentam precisão e permitem a seleção para síndrome de Down e outros problemas genéticos. Estes também são comparados com sua idade materna para determinar se caem nos lados errados da curva de Gauss. O centro da curva de Gauss, a mediana, corresponde à maior parte de resultados normais. À medida que se distanciam da mediana, seus resultados, relatados em múltiplos da mediana (MoMs), vão determinar a quantidade adicional de risco que você pode ter.

A MSAFP é uma triagem excelente, mas é um exame terrível. Quero dizer que, embora descarte da população geral aqueles bebês que precisam ser examinados de perto, não aponta anormalidades com muita exatidão. Seu melhor significado é quando o resultado é normal. Embora isso não seja garantia, é uma tranqüilidade. Quando é anormal, porém, seus resultados precisam ser descartados e melhorados, mais testes preditivos precisam ser feitos: a amniocentese e a ultra-sonografia.

Uma vez que os níveis de alfafetoproteína são estabilizados, após aproximadamente 20 semanas, essa dosagem é feita entre a 15ª e a 20ª semana de gestação. A idade gestacional precisa ser exata, pois valores normais, aplicados ao que é esperado em uma idade gestacional, parecerão bastante anormais quando avaliados em uma outra idade gestacional imprecisa. De fato, a maioria das alfafetoproteínas anormais é resultado de datação inadequada da gravidez. Outras coisas que podem dar um resultado anormal para uma gravidez normal (falso positivo) são variações na quantidade de alfafetoproteína produzida por seu bebê, variações na taxa de transferência da circulação do bebê para a sua, e efeitos dilucionais de seu volume sangüíneo. Lembre-se de que há um aumento desproporcional no plasma quando você se aproxima da vigésima semana. Gestações múltiplas aumentarão as quantidades em seu próprio sangue. O trabalho de parto prematuro, a hipertensão induzida pela gravidez, a ameaça de aborto e o atraso no crescimento também podem acusar falsamente altos níveis de alfafetoproteína.

Ultra-sonografia

O ponto se torna discutível quando a ultra-sonografia, como o próximo passo, indica qualquer cálculo errado. Se for feita uma correção para a data do parto, seu médico pode acabar com um resultado corrigido de alfafetoproteína, ponderada; se a ultra-sonografia encontrar gêmeos ou outras razões para explicar um resultado inadequado, a amniocentese (veja a seguir) pode não ser justificada.

Uma ultra-sonografia feita para verificar uma alfafetoproteína anormal, em geral, é uma ultra-sonografia Nível 3, realizada por um especialista em medicina materno-fetal (perinatologista). Seu obstetra regular geralmente faz ultra-sonografias Nível 1, que são escâneres gerais para verificar partes do corpo, proporções normais entre elas, crescimento normal no intervalo e outros sinais de bem-estar. O Nível 3 é o mais avançado, no qual aspectos muito sutis de seu bebê podem ser verificados. Embora a ultra-sonografia não seja o mesmo que examinar realmente os cromossomos de uma amniocentese, ainda assim, dois entre três bebês com síndrome de Down podem ser identificados dessa forma.

Os resultados da dosagem de alfafetoproteína, aplicados às semanas de gestação, dão um risco de Down comparado ao risco que normalmente você teria tendo uma certa idade. Outras medidas não são relacionadas com a idade, mas são aplicadas ao risco direto, com base apenas nos números de triagem tripla.

Amniocentese

Quando a ultra-sonografia é preocupante, ou se esta não foi suficiente para tranqüilizar a todos, seu médico pode lhe recomendar ou você pode desejar fazer uma amniocentese. Não há nada de mágico nesse procedimento. É simplesmente a inserção de uma agulha através de sua pele para dentro do útero, para retirar o líquido amniótico, feito com uma técnica estéril e com a orientação da ultra-sonografia. Os exames podem ser realizados no líquido, e esfregaço celular pode fornecer tecido para a análise cromossômica. A ultra-sonografia tornou esse teste seguro, como você pode imaginar.

A jóia da coroa da investigação pela amniocentese é a capacidade de fazer cultura de células fetais das quais os cromossomos podem ser analisados. Esse mapeamento, o *cariótipo*, deve ser 46XX ou 46XY, dependendo de você ter uma menina ou menino, respectivamente. (A determinação do sexo é 100% exata com a amniocentese.

Dependendo do perinatologista, a taxa de complicação está entre 0,5% a 2%, ou de 1 em cada 200 casos para 1 em 50. Isso impõe um dilema para a mulher que teve dificuldade extrema para engravidar, com tratamento para infertilidade. Ninguém quer aceitar o risco de machucar um bebê normal por meio de infecção, trabalho de parto prematuro, lesão ou a morte, causada por uma amniocentese. Há certas coisas que não preocupam em obstetrícia, mas essa não é uma delas. A decisão de fazer uma amniocentese depende de se ponderar os riscos quantitativos com resultados qualitativos, comparando laranjas com maçãs. Mais do que provavelmente você estará sujeitando seu filho a um risco que é maior que os riscos sugeridos pelo exame da MSAFP e pela ultra-sonografia. Além disso, a chance de lesão do âmnio pode ser numericamente mais alta que a chance de ter uma criança com síndrome de Down. Ainda assim, as pacientes costumam optar pela realização do exame porque ele lhes dá certo conhecimento de que a criança é ou não portadora do cariótipo da síndrome de Down.

FATOR A

Apenas 5% dos testes de MSAFP têm resultado anormal. Desses, apenas de 3% a 5% serão problemas reais. Isso dá as chances de três em mil bebês. Não entre em pânico com um teste de MSAFP anormal.

Esse tipo de discussão toca profundamente. As posições a favor e contra a manutenção de um bebê com problemas complicam ainda mais essas questões. Bebês com sérias anormalidades podem ser evitados graças ao avanço tecnológico, e isso sugere *eugenia*, mas é um direito dos futuros pais que recebem a má notícia de um diagnóstico desses. Dizer que os pais desses bebês se arrependem para o resto da vida é impreciso, pois há alegrias em crianças especiais que os outros pais nunca terão. (veja *Tendo Filhos Especiais,* no Capítulo 22.)

O Preço Psicológico Que Você Paga pelo Falso Positivo

Um casal pode ficar admirado com um primeiro trimestre sem intercorrências, para depois ficar arrasado com uma triagem tripla anormal.

Sabe-se que você vai ficar irritada e sofrerá com um exame anormal que indica uma verdadeira anormalidade, mas o que dizer daquelas vítimas do falso positivo? Elas são levadas para o pior cenário até o fim, quando o teste final simplesmente diz: “Não ligue”. E isso supondo que elas optem pelos testes. Todos eles — triagem tripla, ultra-sonografia e amniocentese — são opcionais.

Um casal que não deseja o risco muito pequeno da amniocentese ou que é a favor da vida não saberá o resultado final até o teste final — na sala do parto. Eles sofreram a metade da gravidez com o desconhecido.

7

Alto Risco no Segundo Trimestre

No segundo trimestre, alguns problemas podem tornar sua gravidez de alto risco; outras preocupações, além de todas aquelas do primeiro trimestre, são acrescentadas.

DICA RÁPIDA

As coisas que farão seu médico considerar uma gravidez como sendo de alto risco no segundo trimestre são:

- Incompetência do istmo cervical, aumentando o risco de parto prematuro
- Sangramento (devido à ruptura da placenta ou placenta prévia)*
- RCIU (Retardo de Crescimento Intra-uterino — um bebê pequeno para a idade gestacional correspondente)
- Diabetes gestacional
- Hipertensão induzida pela gravidez
- Assistência pré-natal esporádica ou não condizente
- Trabalho de parto prematuro*
- Infecção renal
- Ruptura prematura das membranas (ou perda do líquido da bolsa)*
- Sensibilidade abdominal do útero (possível infecção da gravidez)*

*Chame seu médico nesses casos!

Incompetência do Istmo Cervical

Nem todos os partos prematuros são resultado de trabalho de parto prematuro. Se a sua cérvice for fraca, seu bebê pode escorregar pela vagina, seguindo-se o parto. Esse, em geral, é um problema que ocorre no segundo trimestre, e nesse período os bebês não têm maturidade suficiente dos órgãos para sobreviver.

Há dois fatores de risco que alertarão seu médico quanto a essa possibilidade: história anterior de aborto pré-termo ou de dilatação prematura de sua cérvice, iniciada na ausência de trabalho de parto; ou um exame que demonstra o afinamento, encurtamento ou dilatação prematura de sua cérvice.

A cérvice tem um papel importante de sustentação na gravidez e, então, na dilatação progressiva até o final, cedendo ao esforço do trabalho de parto. Se há fraqueza dos tecidos circulares que fornecem a força tênsil da cérvice, ela pode ceder prematuramente, causando o temor de um bebê prematuro. A cérvice pode estar enfraquecida em decorrência de parto traumático anterior, rápido trabalho de parto anterior, cirurgia destrutiva anterior por lesões pré-cancerígenas, ou em razão da hereditariedade.

O tecido estrutural da cérvice não se repara bem; por isso, se há uma história de um aborto prematuro anterior, o diagnóstico de incompetência do istmo cervical é feito. O tratamento para isso não muda há gerações. O repouso e a técnica não sofisticada de tentar fechar a cérvice ainda são uma maneira efetiva de lidar com essa complicação.

Chamada de cerclagem, a técnica cirúrgica envolve colocar um pedaço de fita não absorvível em volta da cérvice, a partir da vagina. Há variações no modo de se fazer isso, mas essencialmente o resultado é o mesmo — impedir a dilatação da cérvice. Esse é um procedimento externo com alto índice de sucesso e poucas complicações.

Fazer a cerclagem no momento certo é importante. O segundo trimestre é a época da gravidez que mais tolera cirurgias. No primeiro trimestre, uma cirurgia pode levar ao risco de aborto ou pode ser inútil, se o aborto se confirma. No terceiro trimestre, com uma intervenção cirúrgica, corre-se o risco de estimular o trabalho de parto prematuro. Seja uma vesícula biliar, um túnel do carpo ou uma hérnia que não pode esperar, ou mesmo uma esplenectomia, o segundo trimestre é o período mais seguro para cirurgia, caso não se possa esperar até depois do parto. A cerclagem não é exceção. A maioria das cerclagens é feita na 14ª ou 15ª semana da gravidez. Seria tolice fazer uma paciente passar por isso antes de ter superado o risco de aborto, e é prudente fazer isso antes de começarem as contrações.

Sangramento

Todas as causas alarmantes de sangramento, descritas em *A Realidade do Aborto* (Capítulo 4), também se aplicam ao segundo trimestre (mas o aborto no segundo trimestre, chamado de falecimento fetal, é muito raro). A grande preocupação com sangramento no segundo trimestre é com algo chamado placenta prévia.

A *placenta prévia* pode ser um problema no segundo e no terceiro trimestres. Foi incluída aqui porque esse diagnóstico geralmente é feito no segundo trimestre.

DICA RÁPIDA

O sangramento no segundo trimestre pode ser devido à placenta prévia (inserção baixa da placenta), que está em risco de descolar-se (separar-se, com sangramento resultante). Muitos casos podem ser controlados de modo conservador, mas para placentas prévias totais, que incluem a cérvice, é indicada a cesárea.

A placenta é a parte vascular da gravidez que adere à parte interna de seu útero, permitindo a passagem de nutrientes e de oxigênio do lado materno, por meio das artérias umbilicais, até o seu bebê. Não só é importante que essa estrutura permaneça ligada com o objetivo de nutrir seu bebê, mas é igualmente importante que ela não se separe antes do parto; tal ruptura (chamada de *descolamento* da placenta) poderia romper a rede vascular e causar a perda de sangue de seu bebê, além de criar um incidente hemorrágico para você.

A placenta *prévia* é o posicionamento da placenta de uma maneira que bloqueia a cérvice (por onde o bebê sai). Qualquer afinamento da cérvice — resultando no afrouxamento da base de ligação da placenta inserção baixa — pode levar ao descolamento e, com isso, ao sangramento.

Esse é um problema que se inicia no segundo trimestre porque a cérvice é tão espessa no primeiro trimestre que uma placenta prévia em geral não se manifesta. Quando a placenta cobre toda a cérvice, é chamada de prévia total. Quando só bloqueia parcialmente a área, é chamada de placenta prévia parcial. Ainda bem que os casos de placenta prévia total são raros, e a maioria das placentas prévias só invade a borda da abertura cervical.

No início da gravidez as placentas prévias parciais são comuns porque não há área suficiente no interior do útero, então, qualquer estrutura que ocupe espaço pode ser posicionada como placenta prévia parcial ou, mais provavelmente, como placenta de inserção baixa. À medida que o útero cresce, sua parte superior alarga-se mais rapidamente que o segmento uterino inferior; por isso, uma placenta posicionada sobre ambas as áreas tenderá a crescer distante do orifício cervical. Chamamos a isso de migração placentária, mas não é uma denominação adequada. A placenta não se move, na realidade; o tecido sobre o qual ela é inserida expande-se de forma desigual e ela parece mover-se para cima e distanciar-se da cérvice. O resultado é uma placenta posicionada mais seguramente, não importa o que pareça. Quando uma placenta com implantação baixa é vista no início ou no meio da gravidez, há chances de que essa condição desapareça no terceiro trimestre, deixando de ser problema. Mesmo que uma placenta tenha inserção baixa, situando-se até mesmo na borda da cérvice, você pode ter parto normal, e a cabeça de seu bebê pressionará contra qualquer parte de sua placenta, podendo causar sangramento. (Você pode imaginar a alta vigilância necessária em um parto desses.) Quando a prévia é total, a cesárea será obrigatória. A ultra-sonografia já salvou muitas vidas ao detectar casos de placenta prévia; a ultra-sonografia de acompanhamento tem ajudado a separar aquelas mulheres que continuam em perigo daquelas cujo risco é atenuado com o tempo.

Quando sua placenta está baixa em seu útero, há dois problemas. Primeiro, se ela cobre totalmente o caminho para o bebê (prévia total), esse bloqueio pode causar um desastre, se o trabalho de parto e o parto prosseguirem. Segundo, a ligação baixa é no tecido mais fino do útero, e não no mais espesso, na camada muscular superior. Visto que a ligação é bastante vascular, depois do parto, quando ela se separa, o revestimento uterino inferior não tem músculo suficiente para se contrair e fechar as aberturas em sangramento que são deixadas na mãe. Isso pode levar ao aumento da perda sangüínea no parto, mas, graças à ultra-sonografia, o aviso é dado bem antes.

FATOR A

Uma placenta com implantação baixa no primeiro trimestre ou no início do segundo trimestre provavelmente vai migrar para cima e distanciar-se da cérvice, deixando de ser problema. Uma placenta com implantação baixa mesmo no final do segundo trimestre ainda pode ter tempo para migrar, permitindo um parto vaginal. Uma prévia no terceiro trimestre (aquelas que persistem são uma minoria ínfima) causa preocupação, por causa da iminência de cesárea e da possibilidade de sangramento grave, o que poderia afetar sua gravidez.

O maior risco com uma placenta prévia é o descolamento (separação da placenta antes do parto). Solavancos do bebê e o afinamento do segmento inferior do útero causa essa complicação. (O descolamento pode acontecer sem estar relacionado com a placenta prévia, como no caso de uso de cocaína ou de cigarro, diabetes, gestação múltipla, hipertensão, história anterior de descolamento, se a paciente já teve vários filhos e traumas como acidentes de carro.)

RCIU (Retardo de Crescimento Intra-uterino)

Quase todos os bebês crescem aproximadamente na mesma taxa antes de 12 semanas, mas, depois disso, as variações devido à genética começam a alterar essa curva universal.

Quando há problemas como crescimento inadequado, todos os olhos se voltam para esse torniquete da nutrição, a placenta. Placentas saudáveis desenvolvem bebês saudáveis, mas placentas preguiçosas podem atrasar seriamente ou até interromper o crescimento fetal. Doenças da mãe podem influir na placenta, fazendo-a envelhecer prematuramente ou lesando-a diretamente, ambas as ocorrências que limitam sua capacidade de "entregar o produto". A hipertensão, a hipertensão induzida pela gravidez e o diabetes são vilões famosos. Certamente, qualquer mulher com qualquer uma dessas condições deve fazer ultra-sonografias freqüentes para acompanhar as curvas de crescimento fetal e examinar a placenta.

Se o médico suspeitar que seu bebê é menor do que deveria ser, a primeira coisa que acontece é uma nova ultra-sonografia em uma ou duas semanas. Dez ultra-sonógrafos diferentes darão dez conjuntos diferentes de medidas do mesmo bebê; por isso, nenhum caso de RCIU será confirmado apenas com uma ultra-sonografia. Mas dois conjuntos suspeitos de medidas, principalmente se o crescimento no intervalo for menor que o esperado ou até mesmo ausente, serão suficientes para indicar uma tendência.

DICA RÁPIDA

Todos os bebês crescem aproximadamente na mesma taxa até 20 semanas. Depois disso, as características familiares (genética) alteram as curvas de crescimento normal em zonas mais amplas de variação normal. Fala-se em Retardo de Crescimento Intra-uterino quando a condição não se enquadra nem mesmo nessas zonas alargadas de aceitabilidade e se deve à má genética do bebê; má nutrição ao bebê por uma placenta doente, envelhecida ou defeituosa; ou a fatores maternos como doença, abuso de substâncias ou exposição tóxica.

A ultra-sonografia Nível 3 pode examinar o fluxo de sangue dentro da placenta e do cordão umbilical. Se há uma causa explicável, como a hipertensão, então o tratamento depende realmente do tratamento de sua hipertensão. Se não há causa explicável ou se, apesar do tratamento adequado da causa, não há aprimoramento no crescimento, o repouso do lado esquerdo (mantendo o peso do útero fora da veia cava), talvez até a hospitalização, e ultra-sonografias freqüentes, além do exame do batimento cardíaco fetal, são recomendados. Se o ambiente interno — seu útero — provar ser mais hostil que o ambiente externo, então o parto é indicado. Na largada final do terceiro trimestre, um bebê pode ser resgatado, se a amniocentese demonstrar maturidade do pulmão. No segundo trimestre, o médico está de mãos atadas, nada podendo fazer quanto à imaturidade severa dos pulmões de seu bebê. A grande competição é a corrida para a maturidade antes que uma incubadora defeituosa (outra vez o seu útero) afete um bebê que está lutando para viver.

FATOR A

Você não pode fazer um diagnóstico de RCIU a partir de uma ultra-sonografia. É preciso haver uma tendência. Além disso, a idade gestacional deve estar certa. Mas, mesmo que as datas estejam erradas, o crescimento durante um intervalo deve coincidir com o intervalo real entre as ultra-sonografias.

Diabetes Gestacional

Quase 10% das gestantes têm uma forma sorrateira de diabetes relacionada à gravidez, chamada diabetes gestacional. Sua gravidez causa uma certa quantidade de resistência aos efeitos benéficos da insulina e leva mais tempo para atingir seu objetivo de processar o açúcar. Em geral, isso não é problema, mas, se a sua resistência à insulina atingir um certo limiar que ultrapassa a sua capacidade particular de processar o açúcar, você pode ser aquela mulher, entre dez, com diabetes gestacional.

DICA RÁPIDA

Não entre em pânico se sua triagem para diabetes (o teste de Sullivan) der positivo — isso significa apenas que você ainda não está livre e deve fazer um exame de verdade — o teste de tolerância à glicose (TTG) de três horas. Apenas 10% das gestantes terão diabetes gestacional durante a gravidez, diagnosticada com um TTG anormal.

Infelizmente, nem a insulina extra nem um nível mais alto de açúcar são generosos com o tecido, e a placenta pode ser lesada o suficiente para afetar seu bebê. Além da macrossomia (um bebê grande), a doença fetal e até o natimorto são possibilidades com qualquer diabetes mal controlado. O pré-natal impede esses desastres com uma gravidez diabética gestacional monitorada adequadamente.

O diabetes gestacional é tão real quanto o diabetes, no que diz respeito ao seu bebê? Sim, mas é uma versão atenuada. Uma vez que se deve à resistência da insulina e não tanto à deficiência da insulina, fazer uma dieta que não exija muita insulina em geral funciona maravilhosamente. Uma dieta de 2.200 calorias, recomendada pela ADA (American Diabetic Association) é o meu padrão. Evidentemente, ouço meus gurus de *New Orleans Sugar Buster* rirem de satisfação porque estou falando de dieta com baixo carboidrato (açúcar). A dieta não é tanto uma diminuição em calorias, mas uma mudança nos tipos de coisas que você come. De fato, a maioria das pacientes que a segue corretamente acha difícil comer tudo o que ela contém diariamente. Esse é um bom problema.

FATOR A

O diabetes gestacional quase sempre pode ser controlado com uma dieta com pouco açúcar, que é uma quantidade bem razoável de alimento.

Mesmo quando a dieta ADA foi seguida, ocasionalmente tive de administrar insulina a algumas delas. Os requisitos de insulina eram baixos e se tornaram desnecessários após o parto. Essas pacientes ocasionais provavelmente eram diabéticas limítrofes — isso é que é verdade — para começo de conversa, e simplesmente a gravidez as fez ficar em cima do muro naquele período.

O teste de Sullivan (prova de triagem para diabetes) é o exame que seu obstetra provavelmente usará como parte de seus cuidados de rotina. Visto que uma incidência de uma para dez mulheres de diabetes gestacional significa um número grande de mulheres, é um teste que faz sentido para toda gravidez no planeta. Embora provavelmente você tenha certeza de que algumas pessoas não são deste planeta, você é; então, seu médico provavelmente solicitará esse teste entre a 24ª e a 26ª semana. Você tomará um líquido delicioso (tradução: doce de enjoar) que contém 50 gramas de glicose. Seu pâncreas pensará que você está louca, mas aumentará na ocasião, produzindo insulina adequada para manter o açúcar de seu sangue em um ponto em que dará positivo ou negativo, em uma hora. Esse teste é muito parecido ao teste de alfafetoproteína, no sentido de que, se estiver normal, é muito provável que você não seja diabética, mas, se estiver anormal, os resultados são descartados em favor de um teste real — nesse caso, o teste de tolerância a glicose de três horas. O diabetes gestacional será tratado mais detalhadamente no Capítulo 20.

Hipertensão Induzida pela Gravidez

Evidentemente, uma rosa é uma rosa, mas *toxemia* é uma palavra obsoleta, um retrocesso aos dias em que as doenças eram resultado de maus humores no corpo. O termo *pré-eclâmpsia* caiu em desuso por causa de suas implicações pessimistas. Eclâmpsia é a pressão que acompanha o inchaço do cérebro como reação auto-imune severa (rejeição?) à gravidez; logo, *pré-eclâmpsia* era uma palavra que queria dizer: "Você ainda não teve um ataque?"

Hipertensão induzida pela gravidez é o nome utilizado atualmente. Mas mesmo esse termo é inexato porque é possível tê-la sem realmente estar demonstrando qualquer hipertensão.

Os quatro sintomas clássicos da hipertensão induzida pela gravidez, dos quais qualquer elemento ou qualquer combinação pode representar doença, são:

1. Hipertensão (pressão sangüínea elevada)
2. Proteinúria (eliminação de proteína na urina)
3. Edema (inchaço)
4. Hiperreflexia (reflexos ativos, por exemplo, do joelho)

Academicamente, agora estamos perseguindo a ligação auto-imune para a hipertensão induzida pela gravidez, juntamente com o organismo materno que ainda está rejeitando o corpo fetal estranho, em alguma extensão, apesar da reação imune diminuída na gravidez. Mas as reações imunes podem ser tão variadas quanto as pessoas que estão reagindo; por isso, há muitas variações da hipertensão induzida pela gravidez, e seu médico será sensível a qualquer sinal de perigo.

A apresentação no início do segundo trimestre é um sinal de que a hipertensão induzida pela gravidez se tornará severa, e um acompanhamento rigoroso é obrigatório. Em geral, é um fenômeno que ocorre no terceiro trimestre, como se o seu corpo estivesse dizendo: "Isso é o máximo que consigo suportar — não dá para agüentar mais!" Nem espinafre vai ajudar — a cura para isso é o parto. O maior suspense em obstetrícia é a corrida para a maturidade do bebê antes de a hipertensão se tornar perigosa demais para a mãe. Embora ela raramente comece no segundo trimestre, pode ocorrer quando há "excesso de gravidez", não relacionado ao tempo — gêmeos. A hipertensão induzida pela gravidez e sua irmã gêmea muito mais maligna, a síndrome HELLP, serão tratadas mais detalhadamente no Capítulo 20.

Trabalho de Parto Prematuro

O trabalho de parto prematuro é um problema que acontece principalmente no terceiro trimestre. O útero de toda mulher tem o próprio limiar de tolerância para o tamanho e o peso que sustenta e, eventualmente, entrará em trabalho de parto. Essa explicação é um pouco simplificada porque o trabalho de parto também resulta da atividade complexa de hormônios, da bioquímica da cérvice e da atividade e reatividade muscular uterina. Mas é verdade que pode haver alguns indícios de trabalho de parto prematuro, com a desagradável "carga", pelo final do segundo trimestre. Mais freqüentemente esse é um falso padrão de trabalho de parto, mas qualquer atividade rítmica deve ser comunicada a seu médico.

As contrações Braxton-Hicks, aquelas vibrações irregulares que são fortes o suficiente para serem notadas, não seguem nem mesmo o padrão do falso trabalho de parto e podem começar desde cedo, com 20 semanas. São inofensivas e foram introduzidas no sistema, ao que parece, só para chatear você.

Infecção Renal e na Bexiga

Essas também são mais prováveis no final, mas podem ocorrer a qualquer momento na gravidez. Como foi descrito anteriormente, o peso de seu útero, além de pressionar sua veia cava, também pode comprimir os canais (ureteres) por onde a urina passa de seus rins até a bexiga. É como pisar em uma mangueira de jardim: os canais acima da compressão podem ser distendidos, causando o que é chamado de hidro ureteres fisiológicos da gravidez. Mas seu corpo odeia qualquer líquido parado, seja nos ouvidos ou em seus ureteres. É um lugar fértil para bactérias se ajuntarem e proliferarem. Uma infecção renal é diferente de uma infecção na bexiga no sentido de que sua bexiga é apenas um recipiente muscular que deve ser esvaziado, mas seu rim é um órgão complexo, ativo, que tem várias funções além de filtrar dejetos de seu sangue. Os antibióticos têm dificuldade para atingi-lo (está localizado no final da estrada bioquímica), e aqueles que conseguem alcançá-lo com concentração suficiente estão sendo constantemente expelidos junto com os dejetos. Uma infecção renal a colocará no hospital para tratamento com antibiótico intravenoso.

Todas as infecções renais começam com infecções da bexiga que sobem para os rins? Não. É possível ter apenas uma infecção na bexiga, assim como uma infecção renal, e até mesmo infecções separadas do rim e da bexiga com bactérias diferentes.

O sintoma clássico de uma infecção renal é dor no lado esquerdo ou direito da parte média das costas e sensibilidade ao toque. O diagnóstico é feito constatando-se aglomerados de células brancas, células vermelhas ou bactéria em uma amostra da urina. Uma amostra é menos sujeita a erros, evitando as bactérias normais da pele que poderiam ser inseridas na amostra, com a micção. Antibióticos não prejudiciais à gravidez são administrados até o exame de cultura ficar pronto. A cultura é a bactéria real desenvolvida da amostra de urina e então testada contra um conjunto de antibióticos. Se lhe for prescrito um antibiótico ao qual a bactéria é resistente, a cultura indicará isso em tempo suficiente para que seja substituído.

A infecção renal (chamada pielonefrite) pode ser bastante severa. Febres altas de 40° C são possíveis, e essas temperaturas podem "fritar" suas células vermelhas, causando uma anemia que progride rapidamente. Em geral, você pode parar de tomar os antibióticos via intravenosa depois que a febre desapareceu e, nesse ponto, pode passar a tomar comprimidos e sair do hospital.

Infecções simples (simples?) da bexiga podem ser tratadas com antibióticos por via oral. As infecções da bexiga são comuns na gravidez, quando o inchaço pode provocar pregas no meato uretral (abertura para urinar), expondo-o ao mundo externo e seus males. Também há irritações mecânicas do bebê contra sua bexiga, que, além de fazê-la correr para o banheiro freqüentemente, podem desencadear uma irritação e ardência próprios de uma infecção, caso haja oportunidade. Já é ruim para sua bexiga ser golpeada por um pênis regularmente. Seu bebê provoca essa irritação nas duas frentes. Você pode ter a cistite da lua-de-mel indo e vindo! E você fica pensando por que foi dotada com tantas coisas importantes amontoadas em uma única área.

Por algumas razões, as mulheres com infecção urinária são mais propensas a trabalho de parto prematuro. Se você aparecer em uma unidade obstétrica com queixa de contrações, um exame de urina será feito para verificar uma infecção do trato urinário.

Ruptura Prematura (ou Vazamento) das Membranas

Este tópico será tratado extensamente em *Trabalho de Parto Pré-termo*, no Capítulo 20. As membranas mantêm o líquido amniótico e o bebê dentro e as infecções fora. Se elas se rompem no terceiro trimestre, o problema será verificar quanto você está perto do termo. Muitas vezes, o trabalho de parto e o parto não vão impor perigo a um bebê maduro. Mas, quando as membranas se rompem e o feto ainda não atingiu a maturidade, esse é um dilema de proporções astronômicas. Quanto mais longe da maturidade isso acontecer, maior será o dilema.

Dilema. Di-le-ma (subst.). Uma escolha difícil entre duas alternativas igualmente insatisfatórias.

Não há um exemplo melhor de um dilema que a *Ruptura Prematura de Membranas*, muito antes do termo, ou seja, o dilema entre fazer o parto precoce de um bebê prematuro *versus* protelar o parto, com risco de infecção para o bebê e para a mãe. Eu incluo isso aqui no sentido de que qualquer perda vaginal de líquido deve ser comunicada a seu médico. Provavelmente será urina ou uma descarga vaginal normal de gravidez que se acumulou e se liquefez um pouco, mas pode ser impossível diferenciar isso de ruptura das membranas.

Sensibilidade Abdominal do Útero

Há dores crescentes que podem ser sentidas na pele (marcas de estrias sentidas antes de serem vistas), no útero (com contrações irregulares) e no abdômen (a pressão de outros órgãos). Mas a sensibilidade intensa não é normal e é um sintoma de infecção do útero ou da gravidez (amniotite). Esse dificilmente é um sintoma que merece seu espaço exclusivo porque uma infecção apresentará contrações irregulares, possivelmente ruptura prematura da membrana, febre, contagem elevada das células brancas e outros sinais preocupantes.

As Provações no Meio da Gravidez: Outras Considerações sobre o Segundo Trimestre

Só porque eu disse que o segundo trimestre é o mais generoso dos três, isso não significa que ele não passe sem seus pequenos aborrecimentos. No início da 12ª semana, seu útero está ficando grande demais para se assentar na sua pelve. Em algum momento, e geralmente na transição entre os dois primeiros trimestres, ele passa a assumir status de órgão abdominal. De fato, ele finalmente é capaz de ser sentido por seu médico, logo acima do seu osso pubiano. Os tons do coração fetal agora podem ser ouvidos com facilidade com um Doppler, e eles geralmente terão uma freqüência entre 140 e 180. Em geral, o batimento desacelera à medida que a gravidez progride, o que é uma função da física. (Os batimentos do coração de um elefante ocorrem cerca de 12 vezes por minuto; os batimentos do coração de um rato ocorrem mais de 200 vezes por minuto.) Também, visto que seu útero agora é um órgão palpável (capaz de ser sentido), pode ser medido para o registro da altura uterina.

DICA RÁPIDA ⇩

As provações do meio da gravidez:

- Espasmo da bexiga, freqüência urinária (quase sempre)
- Retenção urinária (rara)
- Dor no ligamento
  ligamento redondo (quase sempre)
  uterossacro (raro)
  coccidínia (raro, a menos que haja lesão recente em seu cóccix)
- Ciática (freqüentemente)
- Inchaço
  edema (sempre)
  veia varicosa (freqüentemente)
  hemorróida (mais provável com maus hábitos)
- Estrias (freqüentemente)
- Dor umbilical (rara)
- Dor de aderência (temporária — e somente com aderências)

Problemas Urinários — Demais ou de Menos

Com todo esse progresso vem a primeira briga entre você e seu bebê. É territorial, é feia e é em cima de sua bexiga. Seu bebê nunca mostrará remorso com esses problemas, nem mesmo quando ele quiser pedir o carro emprestado, assim que completar 18 anos.

Espasmo da Bexiga

Sua bexiga não é bem-dotada; de fato, é um órgão particularmente limitado. Isso não é nenhuma ofensa a você, mas sua bexiga não lhe diz se a pressão contra a qual ela quer contrair está vindo de dentro ou de fora. Quando seu útero empurra a bexiga do lado de fora, durante a disputa territorial, isso fará sua bexiga querer contrair — ela pensa que está cheia. Os médicos chamam a isso de *bexiga espástica*, mas você dirá que isso é uma loucura, quando começar a correr para o banheiro a cada 10 minutos. E, quando você for, elimina apenas um ou dois pingos, e não entende por que todo aquele alvoroço. Até 10 minutos mais tarde, quando tem de sair correndo outra vez. Pela 15ª semana, seu útero estará situado acima de sua bexiga e você terá uma trégua, para depois voltar tudo de novo no terceiro trimestre, quando a cabeça de seu bebê está suficientemente grande para empurrar sua bexiga novamente.

FATOR A

É muito provável que você tenha freqüência urinária aumentada, mas a retenção é muito rara.

Retenção Urinária

Esse é o problema oposto. Em vez de suar frio sem saber se chegará ao banheiro a tempo, você é incapaz de urinar. Isso porque, à medida que o útero faz a transição para se tornar um órgão abdominal, ele pode prender-se ao suporte sob o seu esfíncter, aumentando a pressão necessária para abri-lo e dar passagem à urina. Além desse truque mecânico sujo estão as armadilhas psicológicas de se esforçar demais para tentar urinar. (Se você já esteve no banheiro de um estádio, quando chega sua vez e você sabe que há uma fila de pessoas esperando você fazer o que precisa fazer — bem, todos nós já passamos por isso, sofrendo com o bloqueio do esfíncter, dada a "pressão" social.) A frustração com o problema mecânico aumenta a hesitação psicológica, e a combinação desses efeitos pode piorar.

Em geral, sentar-se em uma banheira de água quente ajudará psicologicamente. Mas, às vezes, não há força suficiente para superar a pressão necessária e abrir seu esfíncter, e você precisará ir ao Pronto-Socorro para colocar uma sonda e resolver o problema. Verdade, ninguém quer isso, mas, quando você drena um litro de urina naquelas bolsas, não liga para os olhos arregalados das enfermeiras do Pronto-Socorro.

Episódios de freqüência urinária aumentada superam em número os episódios de retenção urinária de cem vezes para um. É muito raro uma retenção urinária que exige que se passe uma sonda. Isto aconteceu em minha prática duas vezes em 20 anos — cada uma delas era esposa de médico, é claro. Por sorte, a retenção urinária é muito passageira, a causa mecânica dela se autocorrige em uma semana.

Dor no Ligamento

As dores crescentes que se parecem à cólica menstrual e ocorrem no primeiro trimestre são substituídas pelas dores de ligamento no segundo trimestre.

DICA RÁPIDA ⇩

A dor do ligamento redondo e a dor uterossacral são inofensivas, mas podem incomodar realmente. Mudar de posição é o melhor tratamento. Se for suficientemente severa, a terapia física pode ajudar bastante.

Dor no Ligamento Redondo

Esta é a dor mais famosa no meio da gravidez. Os ligamentos redondos são duas tiras musculares e fibrosas de cerca de um centímetro que ladeiam seu útero, através de seus anéis inguinais, e se inserem nas paredes laterais de sua vagina e na parte interna da coxa. Eles ajudam o seu útero a manter a posição anatômica correta, quando você não está grávida. Não são um suporte tão grande para seu útero, mesmo quando este está do tamanho de uma pêra; por isso, eles realmente são inúteis quando ele cresce com a gravidez. Mas, à medida que seu útero cresce, seus ligamentos redondos são estirados até a altura de seus anéis inguinais, causando desconforto em sua vagina e pernas.

Essa dor é absolutamente inofensiva, o que contrasta com a maneira como ela pode matá-la quando um ligamento redondo dá uma fisgada. Em geral, ele atinge um lado só, embora você tenha ligamentos esquerdo e direito. Isso acontece porque um deles fica mais esticado que o outro, dependendo da posição. O útero penderá para um lado, esticando um deles. Às vezes, você pode sentir dor no ligamento redondo quando está deitada, e bastará virar-se do outro lado para aliviá-la. Outras vezes, a dor pode aparecer quando você assume uma certa posição, e mudar de posição lhe dará alívio. (Queixa: "Doutor, me dói quando eu fico assim". Recomendação: "Bem, então não fique assim".) Além de uma sessão de fisioterapia, mudar de posição é o único tratamento.

Dor no Ligamento Uterossacral

Esses ligamentos vão de sua cérvice interna (pélvica) até o seu sacro (acima do cóccix). Como os ligamentos redondos, eles não são o principal suporte para o útero, mas, se forem esticados, isso lhe causará dor bem em cima de seu cóccix.

A maioria dos médicos não dá importância a queixas de dor no ligamento porque estas não têm um impacto importante na gravidez. Mas, se isso parece ser falta de compaixão, solicite a indicação de um fisioterapeuta que esteja familiarizado com os incômodos da gravidez. Cerca de 50% dessas indicações dão resultado, mas, mesmo essa probabilidade de ajudar a aliviar a dor vale a consulta, se a dor for bastante forte. Mesmo sem tratamento, a mudança na anatomia da gravidez permitirá que essa dor seja atenuada com o tempo.

FATOR A

Você, mais do que provavelmente, sentirá dor no ligamento redondo. A dor no ligamento uterossacral é menos freqüente — você pode não senti-la.

Outras Dores e Incômodos

Coccidínia

O cóccix é o último osso da coluna vertebral, nada mais do que uma junta articulada. Quase todos os maiores primatas (você sabe o que você é) quebram o cóccix em alguma extensão, em algum momento da vida. Na realidade, *quebrar* é a palavra errada. É mais como *estalar para trás e para frente* contra a articulação. Se você pensar de novo, se lembrará daquela vez que viu estrelas quando caiu de costas um dia, ou caiu do cavalo, com um andar mais parecido ao de um caubói do que quando começou aquela aventura. Para mim, foi testando o novo escorregador que eu tinha acabado de montar para meus filhos. Eu esqueci que estava 75 quilos mais pesado que da última vez em que escorreguei. Cem quilos provocam um estrago absurdo, posso lhe garantir.

O problema em quebrar o cóccix é que ele nunca fica 100% curado. A dor aparece durante alguns meses e depois desaparece, até que algum esforço a desencadeia outra vez. É como a gravidez.

Coccidinia é o termo médico para descrever dor no cóccix. Não há tratamentos efetivos para ela, e os antiinflamatórios estão na lista de medicamentos proibidos durante a gravidez. O paracetamol não é muito bom para isso, mas é melhor que nada. Mais uma vez, uma fisioterapia é o próximo passo quando a coccidínia está arruinando a sua vida.

Se você teve sorte de escapar de um cóccix quebrado na sua vida, o parto pode obrigá-la a quebrá-lo quando a cabeça de seu bebê apontar. Aí será cabeça versus cóccix, e a cabeça vencerá. Fiz o parto de muitos bebês quando não só senti o cóccix estalar, mas também ouvi o estalo. Felizmente, a coccidínia se perderá em meio ao reajuste do período pós-parto; por isso, em geral, não é uma dor muito grande.

DICA RÁPIDA

A coccidínia (dor no cóccix) resulta de um antigo traumatismo que se manifesta na gravidez. Esse traumatismo também pode ocorrer durante o parto. A dor é suportável e deve desaparecer posteriormente.

Ciática

Esta não é uma dor que envolve ligamentos, mas uma inflamação de um nervo, o ciático. Infelizmente, é um nervo grande, que vai da parte externa dos quadris até a parte posterior da coxa. Tanto o inchaço em volta dele quanto a pressão da cabeça de seu bebê contra esse nervo, que também passa pela pelve, lhe darão uma forte dor ao longo de seu curso. A fisioterapia é melhor para isso que para dor nos ligamentos. Como a dor nos ligamentos, a dor ciática não faz mal e é temporária.

Inchaço

O inchaço é uma condição normal da gravidez, começando no segundo trimestre e indo até o final. Alterações fisiológicas normais na administração do sal e de fluidos e a compressão mecânica de seu útero sobre sua veia cava causam retenção do líquido e a diminuição da eliminação do fluido, respectivamente. Se você come a metade de uma pizza grande e então deita-se de costas, você pode jurar que consegue se ver inchando. (Não faça isso.)

O inchaço pode ser também um sinal de alguma patologia, como na hipertensão induzida pela gravidez, mas essas tendências perturbadoras podem ser detectadas nas consultas regulares no pré-natal.

Veias Varicosas

O mesmo problema, a mesma causa. O sistema é todo sustentado. As veias que fazem essa sustentação se distenderão.

Hemorróidas

O mesmo problema, a mesma causa. Esforçar-se para conseguir um movimento intestinal as fará inchar ainda mais; por isso você deve evitar constipação, ingerindo muito líquido e fazendo uma dieta com fibras. Uma vez que o desenho de um assento sanitário é projetado de tal forma que tenha um buraco no meio (que bom!), a única parte de seu traseiro que não tem apoio é a área perianal, que fica pendurada e com o compromisso de executar a tarefa. A circulação no tecido circundante é dificultada pela pressão do assento circular. Esse é um golpe duplo para causar veias varicosas perianais — as hemorróidas — para evacuar. Quanto mais curto o tempo no assento sanitário, que se não fosse isso teria um *design* brilhante, melhor. Então, não leia aquela revista *Caras* inteira.

A melhor forma de tratar todos os resultados do inchaço — edema, veias varicosas e hemorróidas — é evitando as causas. Elevar suas pernas acima do nível de seu coração ajudará a drenar todo o líquido de volta para o sistema, mas é mais fácil dizer isso do que fazer isso, por duas razões. A primeira delas é que, se tudo for drenado de volta ao sistema, você fará xixi a noite toda. Em segundo lugar, elevar as pernas acima do nível do coração é algo que vale um contrato no Cirque du Soleil, porque você não deve se deitar de costas, lembra-se?

Dor Umbilical

Seu umbigo é uma hérnia. É o orifício deixado de seu cordão umbilical. Quando a massa que está dentro de seu abdômen expande-se contra seu abdômen, esse orifício normalmente pequeno pode alargar-se, tornando-se uma hérnia umbilical. O estresse contra sua borda fibrosa anelada pode machucar. Essa dor, em geral, será atenuada no terceiro trimestre e depois desaparecerá. Se a hérnia for realmente grande e você acabar fazendo uma cesárea por alguma razão, ela pode ser operada nessa ocasião. Se for pequena, mesmo que doa, é melhor esquecê-la — a hérnia encolherá depois do parto e a dor desaparecerá.

Dor Causada por Aderência

Aderências são cicatrizes internas, geralmente resultantes de cirurgia anterior ou de infecção. O corpo, em sua dedicação para separar áreas lesadas, deixará o intestino aderido a áreas que antes ficaram inflamadas com esses eventos. O maior problema com as aderências é a dor que você terá quando as fezes passam por uma dobra, esticando o intestino que está preso a algo (aderido) em vez de estar leve e solto, causando aquela velha e conhecida sensação de cólica. Pois, embora você possa movimentar seus intestinos para o mundo externo, a cada um ou dois dias, por dentro eles estão sempre em movimento. A dor provocada por aderências acontece até quando você não está fazendo nada.

A gravidez é um excelente tratamento para aderências pélvicas porque o fenômeno expansivo de um útero em crescimento esticará as aderências até que elas afrouxem. Você sentirá isso durante semanas, mas a dor não é forte — é mais como uma queimação que você sente de vez em quando. E então ela vai parar. Isso é uma boa coisa.

Estrias Abdominais

No segundo trimestre, começa a verdadeira expansão. As estrias começam, às vezes de maneira invisível. Muitas coisas afetam a tendência a estrias — a genética, a qualidade da pele e a exposição ao sol, entre outras. Mas é importante perceber apenas o que está acontecendo — você está aumentando tão rápido que sua pele não tem tempo suficiente para se tornar mais elástica e sobreviver a esse estiramento, por isso se rompe. O maior risco de estrias não depende da quantidade de peso que você ganha, mas da rapidez com que ganha esse peso. Uma mulher que ganha 20 quilos gradualmente, durante toda a gravidez, pode ter menos estrias que uma que ganha apenas 15 quilos, mas seis deles no oitavo mês. A hidratação adequada, além de melhorar a constipação, também pode ajudar na elasticidade da pele e diminuir os danos.

Ainda Não Chegou Lá. Mas Está Perto

As 28 primeiras semanas eram consideradas a "época da viabilidade", ou seja, aquele marco após o qual um bebê prematuro pode sobreviver. Com o advento de UTIs neonatais, entretanto, esse período tem sido reduzido gradativamente. Atualmente, bebês de 25 semanas são considerados capazes de sobreviver. Menos que isso colocaria um bebê no segundo trimestre, mas esse é um limite difícil de estabelecer quando se fala sobre a sobrevivência do bebê no mundo exterior.

O segundo trimestre dá um descanso à mulher grávida, pois o primeiro e o terceiro trimestres suscitam preocupações muito maiores. E, se as coisas correm normalmente, ela tem a oportunidade de "juntar-se mundo" durante um período breve.

P&R — O Segundo Trimestre

Voando na Gravidez

Pergunta: Um vôo de seis horas é perigoso na gravidez? Estou no segundo trimestre e não tenho problemas. Quando é o período mais seguro para voar?

Resposta: Agora. Vôos longos no primeiro trimestre arriscam o pior cenário de ter um aborto e sangrar fortemente muito antes da aterrissagem. E vôos longos no terceiro trimestre seriam perigosos tanto para você quanto para seu bebê, se houver trabalho de parto prematuro, que seria a pior ocorrência nesse período. Mas, com uma assistência pré-natal adequada, o segundo trimestre é o período mais estável da gravidez.

A maioria das mulheres preocupa-se com a pressão dos jatos quando voa durante a gravidez, mas, nas cabines a jato pressurizadas de hoje, isso não é problema. O que me preocuparia é o fato de você estar voando durante seis horas. A não ser que você esteja voando da Terra do Fogo para o continente norte-americano, suponho que estará voando sobre a água, provavelmente um oceano. O problema com isso é que o único cuidado médico em um vôo tão longo é o que está disponível no avião — quase nenhum.

Já voei com a maioria das grandes empresas aéreas, e um jato não é um hospital muito bom, nem deveria ser. Tenho socorrido quando perguntam ao microfone se há algum médico a bordo. Em alguns aviões, não há equipamento nenhum; é por isso que eu levo meu estetoscópio quando vôo. Já seria muito ruim fazer um vôo longo sobre a terra, onde uma cidade grande sucede a outra a cada hora e o avião poderia fazer um pouso de emergência para você ser socorrida por uma ambulância. Mas sobre o oceano é assustador.

DICA RÁPIDA

Quando você está grávida, não faça vôos que cruzem oceanos nem viagens onde você não possa chegar à civilização depressa.

A mesma coisa se pode dizer de viagens de acampamento onde o resgate exigiria uma longa caminhada ou a travessia de barco por um rio. Cruzeiros para conhecer ilhas a farão correr o risco de acabar em um hospital de uma ilha onde ninguém fala sua língua.

Nódulos no Seio Durante a Gravidez

Pergunta: Um pequeno nódulo no seio deve preocupar no quinto mês de gravidez ou isso faz parte do seio normal na gestante?

Resposta: A gravidez é o período pelo qual os seios sempre esperaram em suas vidas. A prolactina (o hormônio de liberação do leite) sobe e não é incomum iniciar-se a lactação antes do parto; isso é estranho, mas normal. Uma vez que os seios são glândulas que produzem leite, não é raro um ducto de leite ficar ingurgitado durante toda essa estimulação. Isso acontece freqüentemente.

É possível que uma lesão na mama, não sentida anteriormente, tenha sido levada a uma condição mais proeminente e notável, com o espessamento do tecido subjacente do seio. Uma vez que pode ser impossível estabelecer a diferença, os critérios que geram suspeitas de nódulos na mama se aplicam tanto na gravidez quanto como você não está grávida.

Os seguintes sinais lhe dirão se o que você tem é considerado fora de suspeita:

- Os nódulos movem-se livremente (os tumores tendem a invadir e, portanto, prendem-se ao tecido circundante).
- Nódulo doloroso, o que geralmente significa inflamação, e não tumor. É possível ter mastite antes de iniciar a amamentação.
- Oscilações de tamanho (os cistos relacionados à produção de leite mudarão de tamanho com as flutuações hormonais. Cistos malignos ficarão do mesmo tamanho ou crescerão).
- Nódulos muito redondos (os tumores malignos têm formatos irregulares).
- Nódulos pequenos (menos de um centímetro é pequeno).

DICA RÁPIDA

Nódulos no seio são comuns na gravidez, mas as preocupações devem se basear nos protocolos-padrão para nódulos de mama. A mamografia, se necessária, é segura, principalmente se for utilizada uma proteção abdominal.

Geralmente um obstetra, que seja também ginecologista, pode decidir se deve suspeitar de um nódulo palpável. Se ele não se sentir seguro quanto ao diagnóstico, geralmente uma segunda opinião de um cirurgião geral pode ajudar a concluí-lo. Colocar uma agulha em um cisto para drená-lo pode ser um procedimento diagnóstico e terapêutico — muitas suspeitas podem ser afastadas quando um líquido claro ou leitoso é aspirado.

As chances são de não ser nada. Mas, devemos respeitar os seios tanto pela vida que propiciarão para seu bebê quanto pela doença que eles podem representar quando se detectar câncer. Na dúvida, é melhor reagir mais do que menos. Uma mamografia geralmente envolve menos de 10 Mrads de exposição a raio X, 1/500 da dose considerada perigosa. E com uma proteção abdominal, o risco é ainda menor.

Lentes Novas

Pergunta: Minha visão está embaçada e a prescrição de meus óculos é bastante recente. Eu deveria fazer nova refração e novos óculos ou lentes de contato?

Resposta: Somente se você não se importar com óculos especiais para a gravidez. O inchaço normal na gravidez está em toda parte — e não apenas em seus tornozelos. Isso inclui a córnea. Visto que é uma lente fraca, o inchaço da córnea pode lhe dar um cálculo errado temporário para a prescrição de seus óculos. Seus olhos devem voltar ao estado anterior à gravidez após o parto.

PARTE 4

O Terceiro Trimestre

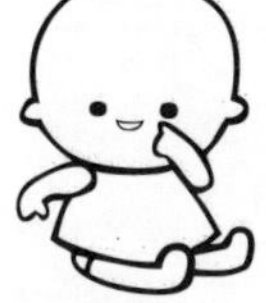

8

Atingindo a Massa Crítica

O terceiro trimestre tem, injustamente, um mês a mais que os dois trimestres anteriores. Iniciando com 24 semanas, essa última parte da gravidez continua até o parto. No último mês da gravidez, seu bebê ganha, pelo menos, 250 gramas por semana — e tudo vai para o seu bebê. Você também ganhará peso. Você não entenderá por que escolheu um período tão hostil para passar a última parte de sua gravidez, e quer saber em que ponto vai sofrer um colapso gravitacional e implodir.

Assistência Pré-natal no Terceiro Trimestre

Há dois exames de sangue principais e um exame para bactéria vaginal que devem ser feitos no terceiro trimestre. O teste de triagem para diabetes gestacional, o teste de Sullivan, é feito em torno de 26 semanas. Se você for Rh-negativo, um exame de anticorpos é feito entre essa e a 28ª semana, alguns médicos combinam os dois exames em torno da 27ª semana, para poupar uma picada em seu pobre braço. Com 36 semanas, uma cultura vaginal para estreptococo beta-hemolítico Grupo B é realizada. Todos os três exames são detalhados a seguir.

A tabela de registro por consulta continua até o termo, mas, no terceiro trimestre, itens como edema e reflexos assumem maior importância na observação para hipertensão induzida pela gravidez. Como descrevi no Capítulo 6, esses dois itens fazem parte do grupo de sinais que indicam essa doença. As medidas da altura uterina continuam, com atenção adicional à quantidade de líquido amniótico — um sinal de perigo, se for insuficiente ou se houver líquido em excesso.

Cada médico decide quanto ao intervalo entre as consultas no terceiro trimestre, mas geralmente você notará que suas visitas vão ser mais próximas, e podem ficar ainda mais freqüentes, se qualquer problema que você já tinha se agravar. Da 24ª semana à 30ª semana, suas consultas serão a cada duas ou três semanas; da 30ª até a 35ª semana, a cada duas semanas; e da 36ª em diante, pelo menos, toda semana. Ao termo, que é o momento particularmente sensível e famoso pela briga entre o bebê, que ainda está crescendo, e a placenta, que está começando a morrer, a vigilância extra é necessária para assegurar o bem-estar fetal até o seu parto.

DICA RÁPIDA

Os exames de laboratório no terceiro trimestre incluem a prova de triagem para diabetes, se não foi feita ainda, a cultura vaginal para estreptococo Grupo B, se você for Rh-negativo, e a repetição de seu exame de sangue.
As consultas continuam a controlar o peso, a pressão e o batimento cardíaco fetal e a altura uterina, além das verificações da cérvice e discussões sobre as preferências de parto, indução etc.

Com 32 semanas, seu bebê deve ter decidido quanto a uma posição para o parto, de preferência a cabeça primeiro. Os obstetras se referem a esta como *cefálica*, que é a apresentação normal. Qualquer coisa diferente é anormal, embora o parto vaginal não dependa absolutamente de uma posição cefálica. Alguns bebês que ficam sentados (os quadris primeiro) podem nascer de parto normal, desde que sejam atendidos certos critérios, mas, na maior parte das vezes, uma posição anormal levará seu médico a recomendar uma cesárea. Pode-se fazer a versão em alguns bebês com 36 semanas, de modo que fiquem na posição cefálica, mas essa é uma manobra extra e uma intervenção que exige o seu claro entendimento dos riscos *versus* benefícios.

Depois de 37 semanas, seu médico pode começar a verificar sua cérvice para detectar alterações que indiquem trabalho de parto iminente. Na ausência de qualquer problema sério, ele não fará isso antes, porque não há nada no exame que o faria desejar intervir na gestação normal de um bebê antes da maturidade do pulmão.

Com 42 semanas, duas semanas depois da data marcada para o parto, a espera vigilante pelo parto espontâneo se torna insensata, pois o índice de complicação se torna inaceitável. Essa é a hora em que a indução é necessária, em oposição à indução eletiva que pode ser oferecida depois de 39 semanas.

UMA LINHA DO TEMPO TÍPICA DA ASSISTÊNCIA PRÉ-NATAL

Terceiro Trimestre — Da 24ª semana até o parto

- De 24 a 30 semanas: consultas a cada duas ou três semanas.
- Em torno de 26 semanas: a prova de triagem para diabetes gestacional.
- Com 32 semanas: determinação da posição fetal. É nessa hora que um bebê geralmente se fixa em uma posição. Uma suspeita de bebê "sentado" nesse momento é uma preocupação e justifica uma ultra-sonografia.
- Em torno de 36 semanas: cultura vaginal para estreptococo Grupo B, atenção a sinais de trabalho de parto prematuro e monitoramento, se indicado.
- Com 36 semanas: começam as visitas semanais ou mesmo mais freqüentes se o risco for alto, pode-se efetuar a manobra (virar o bebê) de uma posição anormal (sentado) para a posição normal (cefálica — a cabeça para baixo).
- De 37 a 38 semanas: possivelmente começam as verificações cervicais semanais.
- Com 39 semanas: é oferecida a indução, se a cérvice estiver madura e os futuros pais desejarem isso.
- Com 40 semanas (termo): começa a vigilância após a data estipulada para o nascimento — visitas mais freqüentes, é oferecida indução, se a cérvice estiver madura.
- De 41 a 42 semanas: vigilância após a data estipulada.
- Com 42 semanas: indução provável. Embora a maioria dos médicos discorde um pouco quanto ao ponto que indica o parto obrigatório, 42 semanas parece ser uma linha divisória a partir da qual esperar mais gera riscos inaceitáveis.
- Geral: vigilância aumentada para doenças e complicações da gravidez.

Seu corpo está se preparando para o grande evento e, se essa for sua primeira vez, de repente você se verá em pânico por não ter idéia do que vai acontecer.

Para o seu obstetra, o terceiro trimestre é a passagem de um conjunto de preocupações para outro. Além de problemas que podem se prolongar do segundo trimestre, como placenta prévia, hipertensão ou achados suspeitos encontrados na ultra-sonografia, o terceiro trimestre pode abrir portas adicionais a novas possibilidades preocupantes. Mas você está nos estágios finais da gravidez, então o fato de seu bebê estar se aproximando do momento mágico, chamado viabilidade, acrescenta outra opção a qualquer problema que você possa estar tendo: o parto. Enquanto antes seu médico tinha de imaginar uma maneira de você e seu bebê coexistirem com um problema, agora você está se encaminhando para um momento em que ser posta em liberdade é viável, nas condições certas.

Prematuridade

Há uma linha difusa que marca o ponto em que um bebê é considerado capaz de nascer com um certo grau de conforto. Pelo grau de conforto I quero me referir a uma situação em que você tem toda razão de esperar que tudo corra bem com seu bebê — que ele vá para casa com você após o parto. Geralmente, isso acontece em torno da 37ª semana.

Os pulmões de seu bebê são importantes, sem dúvida, mas há outras considerações. O fígado dele precisa estar amadurecido, mas isso pode não acontecer nem mesmo ao final. Basta você passar pela enfermaria e ver se há luzes ultravioletas no berçário: elas indicarão que é o caso de seu bebê. Não é uma luz negra psicodélica onde está rolando namoro entre os casais. A luz ultravioleta está transformando a bilirrubina daqueles pequenos fígados que ainda não fazem isso tão bem sozinhos. Seu filho não enxerga bem imediatamente após o parto. A retina só amadurece plenamente bem depois do nascimento. O sistema imunológico ainda está se desenvolvendo, e é por isso que a amamentação materna, que oferece os seus próprios anticorpos como proteção, é uma idéia tão boa.

O sistema nervoso central de seu bebê ainda é muito primitivo. Os lobos frontais, sítio da autoconsciência e da personalidade, não estão totalmente desenvolvidos até cerca de 18 meses, o que significa que toda essa festa e "conversas" que fazemos com o bebê têm certo valor, estimulando as vias dos lobos frontais do cérebro dele. Ao nascer, os nervos ao longo do corpo de seu bebê não estão completamente revestidos por uma bainha que ajuda a transmitir impulsos com a velocidade adequada, agilizando a percepção da dor, e é por isso que alguns bebês realmente dormem durante uma circuncisão.

Mas os pulmões de seu bebê são o ponto crucial. Todo o resto pode ser contornado. Ventiladores? Sim, ventiladores, ou respiradores, são um salva-vidas, mas é como cortar diamantes com um martelo. Os ventiladores, e mesmo o milagroso respirador de ultrafreqüência, que fazem os pulmões dos bebês se movimentarem, representam um avanço, embora modesto.

DICA RÁPIDA

Seu bebê será viável com 25 semanas; há chances de ele sobreviver. De 36 a 37 semanas é marcada a maturidade, a probabilidade de que ele agirá como um bebê a termo. Entre 25 e 36 semanas é o período de prematuridade e complicações do parto, dependendo de quanto tempo antes de 36 semanas o parto aconteça.

Dizem que os bebês parecem saber quando devem nascer. Sejam 37 ou 42 semanas, há um conjunto de processos, maternais e fetais, que conspiram para iniciar o trabalho de parto. Quando há problemas que impõem um conflito de interesses entre você e seu bebê, esses processos podem ser ignorados por decisões humanas que, visando à sobrevivência de seu bebê, contornam a trajetória dos perigos conhecidos, mas o colocam na incerteza da prematuridade. A isso chamamos de obstetrícia e não estou enganando ninguém.

Viabilidade

Além da maturidade, que é um bom marco a atingir, há o conceito de viabilidade. A viabilidade é o tempo após o qual seu bebê pode sobreviver a um parto prematuro. Se o nível de conforto de maturidade se situa entre 36 e 37 semanas, quanto mais cedo um bebê nascer antes dessa data, maior o risco à sobrevivência. Esqueça ventiladores e luzes ultravioleta. Há um ponto no tempo antes do qual um bebê não pode sobreviver, e não sobreviverá, não importa os milagres da tecnologia que estejam disponíveis.

A viabilidade costumava ser considerada com 28 semanas, então, seria incorreto dizer que os milagres da tecnologia não tiveram nenhum impacto. Bebês com 24 semanas (16 antes do termo, de 12 a 13 semanas antes da maturidade do pulmão) têm sobrevivido ocasionalmente. Com apenas mais uma semana, aqueles com 25 semanas têm muito mais chance de sobreviver, e a cada semana que passa o índice de sucesso aumenta, com mais possibilidade de sobrevivência e menos complicações sérias.

Mas a viabilidade em qualquer circunstância não é necessariamente uma vitória. As complicações são realmente sérias, inclusive a paralisia cerebral, o retardo, a cegueira e o risco de morte eventual. O fato que permanece é que seu bebê deveria crescer dentro de você por, pelo menos, 36 semanas, e a assistência pré-natal durante o terceiro trimestre é voltada para levar você e seu bebê a esse ponto.

Maturidade

De 36 a 37 semanas existe uma linha divisória natural. As preocupações com o trabalho de parto prematuro deixam de ser importantes, não é mais indicado evitar o trabalho de parto e o parto não será mais deixado ao acaso, depois de você ter contornado uma condição pré-natal hostil ao seu bebê durante o período prematuro. Dizendo em termos simples, a parte prematura do terceiro trimestre é aquela em que você não quer ter o parto e, se você tiver de tê-lo, por causa de algum problema insuperável, você precisará ponderar o melhor momento entre os graus de imaturidade do pulmão e o perigo intra-uterino ao bebê. Se os pulmões de seu bebê não estão amadurecidos, o mundo cruel, externo, não vai ser mais perigoso ao seu bebê do que a crueldade do mundo interno que está forçando o parto? Depois de 36 semanas, podemos ganhar o dia.

O Período *Lagniappe* de Gravidez — Deixe os Bons Tempos Passarem

A palavra *lagniappe*, de origem Cajun, quando traduzida literalmente, significa "algo extra", e geralmente é aplicada ao bombom extra que você leva quando compra uma dúzia, ou àquelas duas balas colocadas "de quebra", depois de serem pesadas. Com os anos, passou a significar qualquer coisa boa que seja extra e geralmente inesperada. Em geral, se você teve uma gravidez normal e sem problemas até 36 semanas, o restante dela é *lagniappe,* é lucro — aquela bola de sorvete em cima do bolo. Podemos todos relaxar nesse ponto? Um pouco. Eu adoraria dizer coisas como "Você está fazendo um cruzeiro agora" e "Você conseguiu", mas a gravidez continua; então, a assistência pré-natal ainda é importante.

9

Alto Risco no Terceiro Trimestre

Há dois tipos de problemas preocupantes no terceiro trimestre: aqueles que seu médico notará e aqueles que você notará e que deverá relatar ao médico.

DICA RÁPIDA ⇩

Coisas que farão seu médico considerar sua gravidez como de alto risco no terceiro trimestre:

- Crescimento inadequado
- Diabetes gestacional
- Cultura vaginal para estreptococo beta-hemolítico Grupo B
- Quantidade anormal do líquido amniótico (demais = polidrâmnio; pouco demais = oligoâmnio)
- Reatividade diminuída na prova de aceleração cardíaca fetal — o batimento cardíaco do bebê não acelera após movimentação, o que seria esperado.
- Posicionamento anormal do bebê (sentado, transverso etc.). Seu bebê deveria encaixar-se na posição com 32 semanas, aproximadamente. Embora ele ainda possa se virar, isso é exceção. Ter seu bebê na posição de vértice (com a cabeça para baixo) com 32 semanas é tudo o que você quer.

Crescimento Inadequado

A razão de suas visitas serem mais próximas umas das outras no terceiro trimestre é que você está construindo uma máquina maior. Mais coisas podem acontecer em um tempo mais curto. O crescimento de seu bebê é observado de perto, evidentemente. Se o tamanho de seu útero parecer inadequado, seu médico vai desejar saber por que isso está acontecendo. Seja grande ou pequeno demais, muito ou pouco líquido amniótico, uma posição anormal de seu bebê, tudo isso mostrará uma altura uterina aparentemente incompatível com a idade do feto.

Diabetes Gestacional

Se você desenvolver diabetes gestacional, será colocada em dieta para diabético e o açúcar de seu sangue será avaliado com freqüência para garantir que os valores não estão subindo. Além disso, um exame de sangue chamado hemoglobina glicolisada pode indicar se o açúcar do seu sangue está acima do normal há alguns meses; porém, se estiver normal, você pode ter certeza de que essa doença foi detectada bem no início.

Estreptococo Beta-hemolítico Grupo B

Essa bactéria é encontrada na flora vaginal em 10% das mulheres. Às vezes, seu bebê pode entrar em contacto com ela ao nascer, e isso pode causar uma infecção para seu recém-nascido, o que pode se tornar sério. Esse microorganismo tem sido culpado pela ruptura prematura de membranas e pelo trabalho de parto, bem como pelo parto, pré-termo. Tirando esse senão, é um pequeno germe frágil, inofensivo. A cultura vaginal para detectá-lo é realizada por volta de 36 semanas.

Quantidade Anormal de Líquido Amniótico

Polidrâmnio é o excesso de líquido amniótico. Oligoâmnio é a falta de líquido. Ambos geram preocupação. Há quantidades normais esperadas de fluido amniótico, e é fácil medir essa quantidade pela ultra-sonografia. Como parece óbvio, a carga extra de polidrâmnio fará você parecer que está com uma gravidez mais adiantada, e o volume diminuído, associado ao oligoâmnio, a fará parecer que está mais no começo. Anormalidades do líquido amniótico são um bom argumento para justificar a medição da altura uterina, principalmente se você está sendo examinada por um médico diferente a cada consulta.

A carga da gravidez não é apenas o bebê. A placenta e o líquido amniótico contribuem consideravelmente com seu peso e volume. Há um certo intervalo que indica uma quantidade normal de líquido amniótico, sendo a pontuação estimada pela soma do diâmetro do bolsão de líquido visto em cada um dos quadrantes de projeção do útero pela ultra-sonografia. Alguns pesquisadores acham que um bom bolsão de três centímetros de diâmetro é suficiente para supor que haja líquido amniótico suficiente em torno do bebê. De qualquer forma, essa medida do líquido amniótico é chamada de Índice do Líquido Amniótico (ILA) e é uma das coisas que pode ser examinada em um bebê quando se considera que este está em risco.

O ILA é tradicionalmente a soma dos quatro bolsões observados de líquido, com o intervalo normal de 8 a aproximadamente 18. Há limites não rigorosos além desses dois extremos, mas em geral um ILA de menos de 5 a 6 é pouco demais (oligoâmnio) e um ILA maior que 24 é generoso demais (polidrâmnio).

A maior parte do líquido amniótico é urina fetal. Ela não deve ser acumulada indefinidamente, caso contrário, você viraria uma caixa d'água. O líquido também sai, graças a Deus, havendo equilíbrio entre a produção e a eliminação que resultam em uma quantidade estável.

A maior parte do líquido é reciclada por seu bebê, que o engole. Além disso, o líquido é reabsorvido pelas membranas e pelo cordão umbilical. A reposição é muito rápida — algumas horas — por isso, é possível ter quantidades diferentes de líquido amniótico de um dia para outro, ou mesmo de uma hora para outra.

O ILA pode ser utilizado para determinar o bem-estar fetal. Um índice normal é cerca de 12, mas de 8 a 18 também está dentro do normal. Se há uma quantidade de amostra do líquido, então podemos supor que os rins do bebê estão funcionando normalmente e supor, indiretamente, que a perfusão renal está sendo feita normalmente, dirigida por uma pressão sangüínea fetal normal e por atividade cardíaca normal — em outras palavras, tudo está funcionando bem. Por outro lado, um ILA baixo ao termo ou perto deste pode ser uma indicação de parto, seja por indução ou por cesárea, porque se pode supor que seu bebê não está tendo nutrição e/ou oxigenação suficientes.

Pode haver anormalidades anatômicas que causam oligoâmnio e polidrâmnio. Problemas com a bexiga ou com os rins do feto que causam uma diminuição na formação de urina que pode levar ao oligoâmnio. Alternativamente, problemas que interferem na capacidade de engolir de seu bebê podem levar a um retardo da reciclagem e o líquido pode causar polidrâmnio. Então, quando há uma quantidade anormal de líquido, problemas com a anatomia e a fisiologia devem ser considerados.

Quantidades diminuídas de líquido amniótico também acompanham a ruptura das membranas.

"Reatividade" Aumentada na Prova de Aceleração Cardíaca Fetal

A prova de aceleração cardíaca fetal, também chamada de Avaliação da Vitalidade Fetal, é um teste não invasivo em que o batimento cardíaco de seu bebê é monitorado e as variações na taxa são registradas durante o seu movimento.

Quando você corre em volta do quarteirão, seu coração começa a disparar. Assim, o seu corpo vai acelerar todo o processo de liberar sangue mais oxigenado para as áreas que precisam de mais oxigênio, seus músculos. É bom que tudo funcione conjuntamente ou muitos de nós cairíamos mortos só de ir atrás de um maldito cachorro que fugiu. Da mesma forma, quando um bebê se mexe, sendo esse movimento registrado pela mãe em um monitor fetal, deveríamos ver também um aumento correspondente no batimento cardíaco fetal. Isso vai nos dizer que tudo está funcionando bem também com o bebê.

Se a Avaliação da Vitalidade Fetal for não reativa (o batimento cardíaco não se acelera com a movimentação, como deveria), seu médico precisará investigar um pouco mais.

Posições Não Convencionais do Bebê

A posição normal para seu bebê é a cefálica fletida (a cabeça primeiro). A posição antes de 32 semanas é de interesse acadêmico e não deve receber atenção indevida porque esse período parece ser uma linha divisória após a qual seu bebê tem apenas uma chance mínima de mudar de posição.

Os bebês gostam de procurar a posição mais confortável. Você sabe disso quando muda de lado enquanto dorme e seu bebê também se manifesta. A parte inferior do útero tem mais espaço, visto que a parte superior está parcialmente ocupada pela placenta. Uma vez que a cabeça de seu bebê é a parte maior dele, em geral ele vai procurar a posição cefálica fletida por ser mais confortável. Os obstetras chamam a posição que o bebê assume de *posição fetal.*

A apresentação fetal cefálica fletida é a mais comum. A pélvica é a segunda, que é "quadris primeiro". Então, vêm as variações, sentado com um e dois pés. Menos freqüentes são as apresentações oblíquas e os casos de apresentação transversal. Os únicos bebês que podem nascer por parto normal são aqueles em posição cefálica e pélvica. Mas mesmo aqueles em posição pélvica têm risco aumentado no parto normal (veja *Parto*, Capítulo 16); então, aquelas gestantes que tiverem poderes de telecinesia deverão fazer seus bebês ficarem na posição cefálica. As outras deverão esperar.

FATOR A

Se o seu bebê está na posição cefálica fletida na 32ª semana, você pode ficar bem tranqüila; provavelmente ele ficará assim até o nascimento.

DICA RÁPIDA ⇩

Versão é o processo de virar um bebê da posição pélvica para a posição cefálica. Tem certo risco e só funciona na metade das vezes, mas, se for bem-sucedida, você pode evitar uma cesárea.

Visto que qualquer coisa que não seja a posição cefálica significa uma cesária planejada ou, pelo menos, a possibilidade de cesárea (com a posição pélvica, seria uma escolha sensata), a apresentação anormal após 32 semanas a colocará em uma situação diferente, com respeito ao seu pré-natal. Se o plano for fazer cesárea, os exames cervicais podem ser dispensados. Você pode marcar a cesárea para uma semana antes da data prevista ou pode entrar em trabalho de parto na esperança de que seu bebê se vire espontaneamente para a posição cefálica, evitando a cesárea e muitos problemas a todos. Mas, em geral, seu bebê não vai se acomodar, e o problema é fazer uma cesárea no meio da noite. E eu estou falando do seu problema, e não do seu médico, porque as estatísticas mostram que qualquer cirurgia feita em horas impróprias aumenta o risco de complicações e de infecção.

Em certas condições, um bebê em posição pélvica pode virar-se para a posição cefálica. Isso é chamado de *versão*, e esta é bem-sucedida na metade das vezes. Deve ser feita com 36 semanas de gestação, porque, se for mais tarde, seu bebê estará grande demais para ser manobrado para a posição cefálica e, se for antes, isso poderia afetar os pulmões imaturos, caso a manobra cause sofrimento fetal. A versão é feita com orientação da ultra-sonografia e enquanto se está ouvindo o batimento cardíaco fetal, de modo que todo o processo possa ser interrompido caso haja parada do batimento no meio da manobra. Por essa mesma razão, deve ser feito no hospital, com uma sala aberta para cesárea, pronta e reservada para seu bebê. Apesar de todos esses preparativos parecerem assustadores, eu nunca fiz uma versão que não desse certo. Eu já tive de parar, mas o batimento cardíaco respondeu favoravelmente assim que interrompi a manobra.

A versão é uma possibilidade que não deve ser desencorajada, nem encorajada — apenas oferecida. Uma vez que há risco, muitos pais não a autorizam, acreditando que seu bebê deve estar na posição pélvica por alguma razão do destino. Isso é supersticioso e fatalista, mas eu não posso argumentar com um casal que não quer criar qualquer risco para seu filho.

Diminuição da Movimentação Fetal

No terceiro trimestre, os movimentos de seu bebê vão se converter de viradas bruscas em movimentos contidos, para o bebê se reacomodar. Não que ele não tente fazer as acrobacias de vez em quando, mas é que simplesmente não há mais espaço para isso. Uma diminuição no vigor da movimentação não é uma preocupação, mas a freqüência de movimentos não deve mudar.

DICA RÁPIDA

Há uma grande diferença entre a diminuição da quantidade de movimento e mudanças nos tipos de movimento. A transição gradual de chutes para torções mais comportadas não significa uma redução na quantidade de movimento e não deve ser uma preocupação. Contudo, uma diminuição no número real de movimentos deve ser relatada.

Um teste simples que você pode fazer antes de ligar para o médico é deitar-se do lado esquerdo após o almoço ou o jantar e, então, ver como isso faz seu bebê mover-se dez vezes. Os livros dizem que, se o bebê demorar mais que quatro horas para se mexer, isso é preocupante. Eu sempre digo a minhas pacientes que esperem duas horas, para ter mais segurança. Na prática, provavelmente leve apenas dez minutos. Eu me recuso a acreditar em estudos recentes que afirmam que as crianças não ficam super agitadas após uma ingestão de açúcar. Esse teste simples feito em casa provará para você como seu bebê vai disparar como uma bala depois de um farto jantar.

Esse teste é chamado de teste de contagem do bebê. Sua confiabilidade é próxima daquela de uma prova de aceleração cardíaca fetal feita no consultório de seu médico, a diferença é que esse é grátis. A gestante paranóica o fará toda noite até o parto (não há nada de mal nisso), e, como médico, eu acho bom.

Bebês que se movimentam são bebês sadios. Se há realmente uma diminuição na quantidade de movimento, isso pode ser devido a um bebê que não está indo bem. Um bebê doente usará toda a sua energia só para crescer e alertará o médico com a diminuição do movimento. Também alguns distúrbios genéticos, como a Trissomia 18, envolvem a diminuição do tônus muscular e, portanto, resultarão na redução do movimento. Toda diminuição da movimentação do bebê deve ser informada ao médico.

Sensibilidade Abdominal

As dores aumentam e pode haver dores causadas por aderências, à medida que seu útero se expande. Mas uma sensibilidade difusa ao toque (mediante a pressão do seu útero) não é normal. Infelizmente, pode haver confusão causada pela sensibilidade de seus músculos abdominais na medida em que você começa a andar de modo um pouco diferente, em razão do peso, usando músculos que você nunca usou. Seu médico pode lhe dizer a diferença. Se forem apenas dores musculares, são inofensivas. Se for o seu útero que está sensível, isso pode representar amniotite (infecção dentro de seu útero). Mas, em geral, a amniotite é acompanhada por eventos muito severos, como a ruptura das membranas, febre e mesmo trabalho de parto pré-termo. Então, a sensibilidade abdominal provavelmente seja devida apenas a dores musculares ou nos ligamentos, até que se prove o contrário.

Mais de Quatro Contrações por Hora

O trabalho de parto pré-termo é importante e eu falarei dele extensamente mais adiante. Falarei dele aqui porque está na lista das coisas que deveriam preocupar seu médico e/ou coisas que você deveria informar a seu médico.

FATOR A

Nem mesmo quatro contrações por hora podem criar qualquer mudança cervical.

Fazer um diagnóstico do trabalho de parto pré-termo envolve descartar o falso trabalho de parto e as inofensivas e esporádicas contrações Braxton-Hicks, que podem começar já na 20ª semana. Há um contínuo do falso trabalho de parto até o verdadeiro trabalho de parto. Visto que o trabalho de parto é definido como uma alteração em sua cérvice (que cede a forças), toda mulher tem um ponto em que as contrações uterinas podem fazer a transição para forças que alteram a cérvice. Mas menos de quatro contrações em uma hora não farão isso. De fato, a maioria das mulheres não tem mais de dez contrações por dia antes de chegar a hora do parto. Use quatro contrações por hora como seu critério. Se passarem de quatro, informe o seu médico.

Sangramento

Mais uma vez, o sangramento na gravidez é anormal até que se prove o contrário. Coisas preocupantes como placenta prévia, *spotting* ou sangramento podem representar uma alteração de sua cérvice, à medida que ela vai afinando. Isso deve gerar preocupação com o trabalho de parto pré-termo.

DICA RÁPIDA

Como sempre, qualquer sangramento deveria ser informado quando acontece. Isso não deve aguardar até o dia seguinte, mesmo que signifique ir ao Pronto-Socorro, o que sem dúvida é uma verdadeira maçada.

Outras causas de sangramento são a vaginose bacteriana e a candidíase. Embora não sejam consideradas prejudiciais, podem causar sangramento. Há suspeitas de que a vaginite bacteriana aumente o risco de trabalho de parto pré-termo; por isso, seu médico irá tratá-la prescrevendo um creme vaginal ou supositórios, mas a ligação com o trabalho de parto pré-termo nunca foi comprovada.

Seu médico começará a fazer exames vaginais quando você estiver perto do termo, e *spotting* após exame cervical é comum e não representa problema. Informe-o disso, de qualquer forma, mas leve na esportiva e tente encontrá-lo antes de o consultório fechar.

De Repente, Forte Dor Que Não Passa

Você está andando no *shopping*, fazendo suas coisas, quando, de repente, você se dobra de dor, sua mãe enlouquece e chama uma ambulância pelo telefone. E então, dez segundos depois, você está ótima.

Sua gravidez lhe dará esses sustos ridículos e seu médico não vai saber o que causou esses ataques na maioria das vezes. Mas esses episódios deveriam ser comunicados, pois podem indicar pedra no rim, espasmo da bexiga (indicativo de uma infecção) ou mesmo a iminência de separação da placenta (ruptura).

Contudo, se a dor passar em dez segundos, não é caso para ambulância, nem é motivo para você ligar para seu médico no meio da noite. Ligue para seu médico enquanto ele está atendendo, no consultório. Entretanto, se a dor não passar, você deve entrar em contato com seu médico ou ir ao pronto-socorro do hospital onde ele trabalha.

A cólica, muito parecida com aquelas que seu bebê vai ter depois do parto, pode acontecer com tudo o que está se acumulando dentro de seu abdômen. Gás e conteúdo intestinal precisam forçar passagem por contornos apertados. Isso não faz mal. A dor por uma infecção renal, no entanto, faz. A dor causada por cálculo renal pode passar momentaneamente, mas voltará. O espasmo da bexiga pode acontecer por causa de uma infecção ou apenas porque seu bebê está esfregando a cabeça na parede uterina. Se for seu bebê, é inofensivo. Se for uma infecção, precisa ser tratada.

FATOR A

Coisas que podem causar forte dor repentina:

- Cólica intestinal ou gástrica (provavelmente você tenha alguns episódios, mas não fazem mal).
- Espasmo da bexiga (a infecção precisa ser combatida. Se não for devido a infecção, provavelmente é seu bebê cutucando você, e isso não faz mal).
- Cólica renal, de cálculo (rara, mas grave).

Perda do Líquido Amniótico

Isso não é bom, é claro. O problema é que você não será capaz de dizer se é urina ou líquido amniótico. Se você for igual às outras mulheres, vai jurar sobre uma pilha de Bíblias (aceita-se o alcorão) que sabe distinguir uma coisa da outra. Pode acreditar, você não sabe. A distorção dos suportes anatômicos de todos os seus esfíncteres é significativa. E a urina nem sempre cheira a urina.

Seu médico pode diferenciar um do outro com um teste simples. Isso exigirá uma consulta médica (ou um atendimento no hospital após o expediente), mas essa é uma informação que não pode esperar. Se você está realmente perdendo líquido, podem haver bactérias preparando você e seu bebê para uma infecção desagradável que pode mudar tudo.

Visto que a ruptura prematura das membranas — e a perda de líquido é um sinal disso — é uma condição associada ao trabalho de parto pré-termo, esse assunto será tratado detalhadamente na seção *Trabalho de Parto Pré-termo*, do

Capítulo 20. (Também é uma ocorrência que faria seu médico querer tratá-la para estreptococo Grupo B.)

Queimação ao Urinar

Esse é o sintoma clássico de infecção do trato urinário. A infecção estimula muitos dos processos no corpo humano e, desse modo, pode desencadear "alegremente" o trabalho de parto. A razão pela qual a infecção do trato urinário é tão famosa como causa do trabalho de parto pré-termo é que ela é muito melhor para instigá-lo que qualquer outra infecção; e acontece com muita freqüência na gravidez.

As infecções urinárias na gravidez podem ser muito enganosas. O sintoma clássico e mais freqüente, já mencionado, é a queimação — chamada disúria. O outro sinal mais freqüente é a presença de sangue na urina devido a cistite (inflamação do tecido da bexiga.)

Depois disso, há um conjunto de outros sinais e sintomas que podem não ser tão óbvios. A pressão da bexiga e a freqüência urinária, embora associadas à infecção do trato urinário, também acompanham a gravidez e podem ser descartadas tanto por você quanto por seu médico. Há também uma porcentagem de infecções da bexiga totalmente assintomáticas, diagnosticadas apenas como parte do exame para determinar trabalho de parto pré-termo.

O resultado é que se a sua bexiga dá o ar da graça você deve fazer um exame de sangue.

Distúrbios Emocionais

A gravidez é um estresse que pode gerar condições psiquiátricas limítrofes. As neuroses, as psicoses relacionadas à gravidez e a depressão pós-parto são mal-compreendidas, mas podem ser bastante perigosas, principalmente se você está agindo de modo a oferecer perigo a si mesma ou aos outros, ou se você está tendo pensamentos tão estranhos que eles a deixam perturbada. A gravidez pode ser um desafio estressante para uma relação que ainda está amadurecendo entre duas pessoas; por isso, não suponha nem deixe que ninguém a convença de que suas reações são necessariamente patológicas, quando podem ser apenas altos e baixos de um casal inexperiente.

Quando constatada uma depressão real, os antidepressivos mais novos são muito seguros, principalmente no terceiro trimestre.

Náusea e Vômito

A náusea no terceiro trimestre não pode ser vista como o enjôo típico do primeiro trimestre. Essa náusea no final da gravidez pode ser um aviso de que há coisas mais sérias por aí. Hepatite, colelitíase e uma variação da hipertensão induzida pela gravidez chamada HELLP (veja o Capítulo 20) podem levá-la a um parto precoce no terceiro trimestre. Você precisa de seu fígado e, se este está se deteriorando por causa de sua gravidez, o parto será melhor para todos — você e seu bebê. A náusea e o vômito no terceiro trimestre, não relacionados com aquele bolinho estragado que você agora se arrepende de ter comido, fincará uma grande bandeira vermelha em seu fígado, para que todos a vejam.

Uma ultra-sonografia da vesícula biliar descartará pedra na vesícula (colelitíase), estudos da função hepática com exames de sangue lhe dirão se o seu fígado está doente e outros estudos de enzimas descartarão problemas com o seu pâncreas. Se tudo isso estiver normal, então sua náusea não será explicada, mas é inofensiva. Nem o vômito nem as outras causas para seu vômito são divertidos; sendo assim é melhor que isso seja um mistério.

DICA RÁPIDA

O que deveria fazê-la ligar para seu médico no terceiro trimestre:

- Diminuição do Movimento Fetal. Espere uma mudança para movimentos mais parecidos a uma torção, mas a movimentação em si não deve diminuir.
- Sensibilidade abdominal. Informe qualquer sensibilidade de seu útero (doloroso ao toque).
- Mais de quatro contrações por hora. Na realidade, avise seu médico, se você tiver mais de dez por dia. Isso não chega nem perto de quatro por hora, mas avisará seu médico que pode haver irritação em seu útero.
- Sangramento. Comunique qualquer sangramento ao seu médico (como sempre).
- De repente, você sente uma dor forte que não passa. Isso poderia ser qualquer coisa, desde uma dor inofensiva em um ligamento até pedra nos rins.
- Perda de líquido. A ruptura das membranas é uma complicação muito séria. Deixe seu médico determinar se é uma ruptura ou é uma inofensiva liquefação de corrimento vaginal normal, ou urina.
- Queimação com a micção. Mesmo uma simples infecção na bexiga poderia provocar trabalho de parto pré-termo, para não mencionar o risco de uma infecção renal mais grave.
- Anormalidades emocionais. A gravidez é um estresse que pode trazer condições psiquiátricas limítrofes. A maioria das mulheres que cruza a linha da pa-

tologia psiquiátrica terá sinais disso. Informe qualquer sentimento que você sabe que "não vem de você".

- Náusea e/ou vômito. Não é o enjôo típico sentido no primeiro trimestre; se isso ocorrer no final da gravidez, a causa pode estar relacionada a outros problemas mais sérios. Uma ultra-sonografia da vesícula biliar descartará pedra na vesícula (colelitíase); estudos da função hepática com exames de sangue dirão se o seu fígado está doente; e outras enzimas vão descartar problemas com seu pâncreas. Se tudo isso estiver normal, então sua náusea é inexplicável, mas inofensiva.
- Dor do quadrante superior direito ou dor no lado direito das costas. Essa dor é mais específica do fígado e um pouco mais ameaçadora porque o diagnóstico gera menos dúvida. É possível que uma infecção renal possa irradiar-se pelo flanco direito, mas em geral esse diagnóstico é evidenciado com febres e análise de urina anormal.
- Dor na perna. Isso provavelmente seja cãibra na perna, mas a tromboflebite (inflamação de uma veia) pode ser perigosa. Qualquer sensibilidade contínua dos músculos de sua perna, principalmente na sua panturrilha, deve ser informada ao médico.

Dor no Quadrante Superior Direito ou no Lado Direito das Costas

O mesmo que se aplica à náusea. Mas esse sintoma é mais específico do fígado e um pouco mais ameaçador porque o diagnóstico será menos duvidoso. É possível que uma infecção renal possa irradiar dor no seu flanco direito, mas em geral esse diagnóstico evidencia-se com febres e qualquer anormalidade na análise de urina.

Dor nas Pernas

Qualquer sensibilidade contínua dos músculos de sua perna, principalmente na panturrilha, deve ser comunicada. A tromboflebite é uma inflamação de veias profundas, o que possivelmente causará coágulos sangüíneos perigosos que podem ir para os pulmões. Isso é diferente das cãibras, que são esporádicas: a dor da tromboflebite é contínua. A dor ao andar se qualifica como dor contínua.

10

Vigilância Fetal em Gravidez de Alto Risco

No Capítulo 9, *Alto Risco no Terceiro Trimestre*, descrevi os problemas que podem colocá-la na categoria de alto risco. E se a sua gravidez for uma daquelas que são consideradas de alto risco? Seu médico mudará a forma de conduzir sua gravidez? Como o seu médico fará a observação de seu bebê e de você para conseguir que a gravidez transcorra da melhor maneira possível?

Deixe-me tranqüilizá-la. Como mencionei antes, seu médico lhe dará a assistência pré-natal de acordo com seus fatores de risco. Além disso, nos últimos 20 anos, muitos testes simples foram desenvolvidos e passaram a ser aplicados na medicina para determinar o bem-estar fetal, e seu médico usará todos aqueles que forem adequados aos seus fatores de risco. Um bebê com uma condição genética que represente perigo para ele é acompanhado, observando-se o crescimento adequado e sinais de sofrimento. Um bebê que esteja comprometido com uma condição que você mesma desenvolveu pode ser observado da mesma forma. Os testes diagnósticos que seu médico pode usar para determinar se deve ou não continuar sua gravidez destinam-se não só a observar o seu bebê, mas também você.

Visitas Freqüentes

Seu médico não pode estar errado por observá-la atentamente. Em certas situações de alto risco, ser vista duas vezes por semana é melhor que ser vista apenas uma. Seu médico sabe como as coisas podem mudar rapidamente com uma condição particular e vai programar as consultas de acordo.

Ultra-sonografia

A ultra-sonografia ainda é a melhor maneira de examinar seu bebê e determinar o bem-estar dele. Os resultados da prova de aceleração cardíaca fetal e da ultra-sonografia são combinados para produzir o "Perfil Biofísico" de seu bebê.

Prova de Aceleração Cardíaca Fetal

Se você tivesse de correr em volta do quarteirão, seu batimento cardíaco aumentaria. É assim que o seu corpo lida com as demandas extras da exercitação — o pulso mais rápido significa mais oxigênio para os seus músculos que estão trabalhando. É muito bom que tudo funcione junto, ou muitos de nós cairíamos duros só de correr atrás daquele cachorro que fugiu. Da mesma forma, quando um bebê se mexe, enquanto a mãe marca no monitor fetal, também deveria haver um aumento correspondente no batimento cardíaco fetal. Isso nos diz que tudo está funcionando muito bem também com o bebê.

Os movimentos de seu bebê são a exercitação dele, e o seu médico espera ver um aumento no batimento cardíaco dele. Esse teste não exige agulhas — apenas um cinto para ouvir e marcar o batimento cardíaco de seu bebê. Toda vez que seu bebê se mexe espontaneamente, você pressionará um botão para registrar a movimentação no aparelho. Se há aceleração do batimento cardíaco concomitante, pelo menos duas vezes em 40 minutos, você pode supor bem-estar fetal. Feito repetidamente, esse é um modo excelente de acompanhar seu bebê. Sua precisão, entretanto, não é boa, se houver algo de anormal. Nesses casos, o teste de estresse de contração é utilizado.

DICA RÁPIDA

A combinação da avaliação da ultra-sonografia e da prova de aceleração cardíaca fetal compõe o Perfil Biofísico Fetal, uma avaliação não invasiva mais sensível que seu bebê pode ter.

Perfil Biofísico Fetal (Cadê, Cadê Você? Achei!)

Uma geração atrás, as mulheres eram vistas pelos obstetras para confirmar a gravidez e, então, nove meses mais tarde. Pelo menos a maioria delas. Às vezes, acontecia um desastre e por causa da falta de maneiras significativas de observar o bebê esses desastres eram inesperados. Certamente, na época, um obstetra competente perceberia alguns sinais de advertência, como um crescimento questionável (avaliado pelo tamanho do abdômen da futura mãe), batimento cardíaco fetal irregular (ouvido com aquele aparelho estranho, parecido com um corno), ou uma posição anormal (determinada apalpando-se e sentindo-se o abdômen, de acordo com certas manobras descritas). A condição da mãe era mais fácil de avaliar, mas a avaliação do bebê era um negócio meio à base do esconde-esconde; o obstetra só conseguia ter algumas impressões por meio das técnicas não invasivas da época.

DICA RÁPIDA

Componentes do Perfil Biofísico Fetal com pontuações correspondentes:

1. ILA (Índice de Líquido Amniótico). O líquido amniótico é uma medida de um bolsão do líquido em cada quadrante. A soma dos quatro números deve ser de 8 a 12. Menos representaria diminuição do líquido, possivelmente um sinal de sofrimento; mais significaria excesso de líquido, um problema de desenvolvimento fetal.
2. Movimentação fetal espontânea, vista pela ultra-sonografia.
3. Tônus fetal, visto na ultra-sonografia.
4. Movimentos respiratórios do feto, outro indicador sensível do seu bem-estar. O feto não respira realmente, no sentido da troca de ar, mas as paredes do peito se movem, passando pelos movimentos.
5. Prova de Aceleração Cardíaca Fetal. Os itens 1-4 do teste são feitos pela ultra-sonografia. O teste é efetuado como foi descrito antes.

Cada componente pode ter uma pontuação de 0,1 ou 2. Uma pontuação perfeita seria 10 de 10. Uma pontuação de 8 ou maior provavelmente seria uma gravidez estável; 6 ou 7 provavelmente indicaria que a gravidez deve ser observada atentamente; 5 ou menos provavelmente seria indicação de parto induzido ou cesárea.

Passemos ao presente. O custo dos cuidados intensivos de um médico aumentaram dez vezes, mas os modernos recursos obstétricos multiplicaram-se exponencialmente, e isso não tem preço. Afinal, quanto vale um bebê sadio? Hoje, vemos realmente o bebê pela ultra-sonografia. Adivinhações quanto ao crescimento adequado são eliminadas e substituídas por medidas exatas, sobre as quais se baseia a época certa para a realização de testes diagnósticos cruciais e para se ter parâmetros de maturidade. Também a posição do bebê, ainda determinada mais freqüentemente pelo exame físico, é confirmada. A quantidade de líquido amniótico pode ser medida para se avaliar o bem-estar fetal. A movimentação fetal, o tônus e mesmo movimentos parecidos à respiração podem ser observados diretamente, assegurando visualmente à futura mãe a boa saúde de seu bebê.

Outro teste, a prova de aceleração cardíaca fetal — também chamado Avaliação da Vitalidade Fetal —, usa a relação valiosa entre a movimentação fetal e a taxa de batimento cardíaco, como foi descrita anteriormente.

Os resultados combinados da ultra-sonografia e da Prova de Aceleração Cardíaca Fetal são referidos como Perfil Biofísico Fetal. As pontuações são determinadas somando-se todos os critérios atendidos (observados). Com os anos, muitos pesquisadores tabularam exaustivamente o que esses resultados significam. Quando todos os itens da ultra-sonografia normal são encontrados e a prova de aceleração cardíaca fetal é normal, os dados estatísticos demonstram que um bebê tem 99% ou mais de chance de passar mais uma ou duas semanas com garantia de bem-estar. Então, fazer essas avaliações uma ou duas vezes por semana em mães de alto risco aumentou incomensuravelmente o valor do pré-natal (inestimável), comparado a uma geração atrás. Temos os primeiros sinais de advertência que nos permitem intervir se necessário, e todas essas informações vêm sem uma única agulha, medicamento ou corte. O preço do filé subiu tanto quanto o custo do pré-natal, mas, uma geração depois, continuamos a comer o mesmo filé.

Registro Diário da Movimentação Fetal

Essa é a prova de aceleração cardíaca fetal "faça-você-mesmo". Depois de almoçar ou jantar (ou seja, depois de uma dose de caloria), deite-se virada para o lado esquerdo e veja quanto tempo seu bebê demora para se mexer dez vezes. Os livros dizem que, se demorar mais de quatro horas, você deve ligar para seu médico. Eu sempre dividi isso pela metade, dizendo a minhas pacientes que, se demorar mais de duas horas, elas devem ir para o hospital. Com um bebê saudável, provavelmente vai demorar menos de vinte minutos. Você pode fazer isso todo dia nos últimos dois meses de gravidez.

Teste de Esforço por Contração

Esse é o melhor dos testes. Se o Perfil Biofísico Fetal é o melhor teste não invasivo, então esse é o único teste que é ainda melhor. Nenhum teste é tão exato para determinar a saúde de seu bebê quanto esse. Nessa técnica, feita em hospital, as contrações reais são estimuladas com Pitocina (ocitocina) ou pela estimulação do mamilo (veja o próximo item), até que você esteja tendo três contrações rítmicas a cada dez minutos.

As contrações são o maior desafio ao bem-estar de seu bebê. Quando seu útero se contrai, a área da troca de nutrientes e oxigênio é diminuída. Se o seu bebê tem capacidades limítrofes para suportar o estresse, esse teste mostrará batimentos cardíacos em descompasso com suas contrações. Uma desaceleração em duas de cada três contrações é considerada anormal, e o seu bebê certamente não vai tolerar horas de trabalho de parto. Seu médico falará em cesárea. E com razão.

Uma vez que o teste de estresse por contração envolve uma aplicação intravenosa e uma iniciação do trabalho de parto, ainda que temporariamente, é muito mais complicado que uma prova da aceleração cardíaca fetal. Por essa razão, esse teste é reservado, em geral, para casos em que a prova de aceleração cardíaca fetal não mostra as acelerações esperadas com a movimentação fetal, ou em casos de suspeita de sério sofrimento fetal.

Depois de um teste de estresse ser completado, a única coisa que precisa ser feita é desconectar o soro. Em geral, as contrações serão atenuadas em menos de uma hora. Se isso não acontecer, estamos com um grande problema. Raramente um teste de estresse por contração é necessário antes da maturidade de seu bebê; por isso, se as contrações continuarem, seu médico correrá e permitirá que o trabalho de parto espontâneo continue (a não ser que o teste de estresse por contração esteja anormal).

Teste de Estimulação do Mamilo

(Maridos, leiam esta seção inteira, antes de ter qualquer idéia autogratificante.)

O aleitamento materno, além de fornecer nutrição para o recém-nascido, também o ajuda a sobreviver ao parto, estimulando contrações de modo que seu útero encolherá e haverá menos área interna para sangrar. Você conhecerá esse fenômeno como a experiência nada bem-vinda das dores após o parto. Usamos esse reflexo para nossa vantagem, e apertamos o mamilo para conduzir o Teste de Estresse por Contração, em vez de ocitocina por gotejamento. É o mesmo teste.

Para aquelas que podem ser tentadas a experimentar a velha torcidinha para desencadear o trabalho de parto, saibam que o reflexo pode produzir contrações mais fortes que o seu próprio trabalho de parto, possivelmente estressando seu bebê quando o trabalho de parto normal seria o bastante para ele tolerar. Os testes de estimulação do mamilo são feitos no hospital por essa mesma razão. Lá seu bebê pode ser monitorado adequadamente. Não tente fazer isso em casa.

Prova do Trabalho de Parto (Teste de Estresse Prolongado)

Quando a bola de cristal parece estar muito embaçada, o Bishop[1] está no limite e suas chances de uma indução bem-sucedida são duvidosas, seu médico pode lhe oferecer um "Teste de Esforço por Contração Prolongado", ou seja, um teste de estresse por contração que continua. Dessa forma, se a sua cérvice se altera, todo o processo pode ser chamado de indução; caso contrário, você pode ser mandada para casa depois de fazer o melhor Teste de Estresse por Contração do mundo — longas horas e não apenas alguns minutos que leva o teste usual. Você não vai encontrar isso em livro nenhum, porque é um procedimento por meio do qual se espera que você tenha o parto normal, sem precisar de uma cesárea.

Ruptura Artificial das Membranas

Isso é feito no hospital, de modo que o líquido possa ser avaliado para mecônio ou sangue. Não é necessário dizer que esse é um procedimento utilizado quando você precisa fazer o parto, devido a um problema médico, ou durante o trabalho de parto para torná-lo mais eficiente (veja *Que Tal um Acordo de Parto?*, no Capítulo 12).

1 O autor se refere ao Índice de Bishop, que é usado para determinar a idade gestacional. (N. da T.)

Outras Considerações – Próximo da Data Marcada para o Nascimento

Reunir várias decisões sob um título como "Outras Considerações" é uma verdadeira evasiva. Essas preocupações são suficientemente importantes para justificar capítulos inteiros. Uma vez que são decisões que deveriam ser tomadas entre você e seu médico, eu cito aqui os pontos pertinentes de cada uma. Algumas eu discutirei demoradamente depois, nos capítulos sobre trabalho de parto e parto, mas eu as cito aqui porque o terceiro trimestre é o momento em que se pensa nelas.

Indução Eletiva

Veja o Capítulo 13 para uma discussão completa. Por ora, basta dizer que toda gravidez é diferente, e que toda gravidez que termina em uma indução eletiva tem razões para isso. Necessidade, prudência e até conveniência têm seus critérios correspondentes que tornam a indução eletiva adequada.

Repetir a Cesárea *Versus* Parto Vaginal Após Cesárea (PVAC)

Costumava-se dizer: "Uma vez cesárea, será sempre cesárea". Então, vieram os estudos que provaram que a preocupação com a ruptura uterina da incisão anterior era mera paranóia e que, sob critérios especiais, as mulheres poderiam entrar em trabalho de parto com segurança, tendo feito uma cesárea anterior. Há os prós e os contras para ceder a uma cesárea programada ou para se tentar o parto vaginal após cesárea. O resultado é que, no frenesi dirigido financeiramente para reduzir os índices de cesárea, o parto vaginal tem sido defendido, sendo considerado totalmente seguro, o que não é verdade. Ainda há 1% de chance de ruptura.

Escolha Materna da Cesárea

Isso é discutido em *Controvérsias em Obstetrícia*, no Capítulo 22. Fala-se que o parto vaginal, embora seja excelente pela experiência natural que representa, é terrível para o suporte de sua bexiga, possivelmente levando-a no futuro para uma cirurgia de bexiga por incontinência. A incontinência fecal também é vista como uma complicação, resultando de partos vaginais. Quando todos os futuros custos possíveis e a cirurgia para corrigir a incontinência urinária e fecal são somados ao parto vaginal, a relação risco–benefício de uma cesárea é aproximadamente a mesma que a do parto vaginal. É controvertido? Pode crer! Mas deve ser direito da mulher escolher como ela quer ter o bebê.

Cesárea — Histerectomia

Há mulheres que acabam fazendo histerectomia. Se você não quer mais filhos, tem ciclos menstruais terríveis entre as gestações, tem alterações pré-cancerígenas e fibromas grandes, essas podem ser razões para pensar em fazer uma histerectomia agora, em vez de deixar para mais tarde. Isso vale especialmente se você vai fazer nova cesárea, de qualquer modo. Outra candidata seria alguém que queira fazer esterilização permanente pela ligação tubária, junto com a cesárea. Por que fazer duas cirurgias quando você pode fazer uma só?

11

As Últimas Provações da Gravidez

As últimas provações da gravidez, aquelas do terceiro trimestre, além de incluir e talvez “’embelezar” todas as outras do segundo trimestre, incluem adições singulares:

- Falso trabalho de parto
- Exantema
- Dor nas costas (o orgulho da gravidez)
- Falta de ar
- Parestesia, inclusive do túnel de carpo
- “A Espera”
- O entusiasmo com o bebê (principalmente para os maridos)

O Índice Victor Hugo: Quem Era Victor Hugo e o Que Ele Tem a Ver com Gravidez?

Meu pai, o falecido Dr. John DiLeo, cirurgião de tórax, costumava se referir a qualquer um que fosse um bebê chorão de primeira linha como *Misérable. Lês Misérables*, o clássico de Victor Hugo, era seu livro preferido, por isso ele se apropriou do título e usava-o para se referir ao mau comportamento de seus filhos. Que tipo de mau comportamento? Não é da sua conta, mas eu era um dos quatro filhos e, sendo o do meio, era um *Misérable* mais do que merecia. Agora, com meus filhos, quando alguém faz uma reclamação sem sentido ou choraminga, os dedos de acusação dos outros apontam esse *Misérable* ou aquele *Misérable*, ou mesmo todo o bando de *Misérables*.

Levando isso adiante e tentando dar um ar sofisticado, agora apresento o Índice Victor Hugo (IVH), aquela escala relativa de miserabilidade:

Índice Victor Hugo 1+: Um pouco irritada.
Índice Victor Hugo 2+: Bastante irritada.
Índice Victor Hugo 3+: Realmente miserável, péssima, deixando isso visível a todos.
Índice Victor Hugo 4+: Lamentavelmente péssima e deixando visível a todos quanto essa situação é inaceitável.

Falso Trabalho de Parto: O Clube das Viajantes Freqüentes

As diferenças entre o falso trabalho de parto e o verdadeiro são explicadas no Capítulo 14. O falso trabalho de parto é o pequeno trabalho de parto que pensou que ia conseguir, mas não conseguiu. O preço psicológico, no entanto, pode ser bem salgado. Primeiro, aqui está você com um bebê amadurecido, as aulas de pré-natal acabaram e você está pronta para o exame final. E então... contrações... contrações maravilhosas. A mala está pronta há dias, se for o seu primeiro filho (nem se pensar em arrumar malas para os outros filhos). Você pula no carro e você e seu marido, a quem chamamos de "O Bonzão", vão para o hospital.

DICA RÁPIDA

O falso trabalho de parto é uma verdadeira maçada e pode ter um preço psicológico quando você sente que já pagou tudo o que devia e está pronta para ter seu bebê. Mas, você não pode ter o bebê com falso trabalho de parto, então, será mandada de volta para casa como "alarme falso". Isso é comum; por isso, não fique constrangida e... é melhor ter cem alarmes falsos que resistir e ter o parto no carro.

O fato de você ainda poder pular deve ser uma dica, porque, quando você está no monitor, sua enfermeira não vê nada demais. Alguém lhe fará um exame, seja sua enfermeira, médica ou obstetriz, e não notará nenhum sinal. Se, depois de uma hora, sua cérvice não se alterar, você é mandada de volta para casa e lhe oferecem um sedativo para acalmar o falso trabalho de parto, como uma simpática lembrança que você ganha de consolo quando é eliminada de um programa de perguntas e respostas. E então você se sente uma tonta. Esse é o Índice Victor Hugo de 1+.

Acontece de novo, mas dessa vez as contrações são mais fortes. "Certeza", você diz para si mesma, mas três horas depois você volta para casa com um Índice Victor Hugo 2+.

Acontece de novo, mas dessa vez você não vai dar uma de tonta — vai esperar. Então, você sofre com essas pequenas contrações, que na verdade não são tão ruins, até que percebe que elas estão começando a acabar com sua paciência, uma tortura chinesa. Você faz mais uma consulta sem ir ao hospital de novo, mas pensa que agora a médica vai achar que está na hora.

"Quando, quando? Estou tendo contrações. O bebê está pronto. O quarto está pronto. Eu vou ao hospital e eles me mandam para casa. E meu marido fica reclamando. Bem, eu é que estou sofrendo, e não ele. Eu é que estou pronta. O que ele fez realmente? Ele só teve um orgasmo. É, ele teve um belo de um orgasmo. Então, quando será?"

Agora o seu marido é o "Sr. Bruto", que não entende nada.

Sua médica a examina e não lhe diz nada, simplesmente porque não há nada que ela possa dizer para melhorar isso. Ela faz o exame e você tem vontade de estapeá-la com o jeito que ela responde, franzindo a testa, querendo dizer que não houve alteração na cérvice.

Agora você está no Índice Victor Hugo 3+. "Até a próxima semana", ela lhe diz.

"Próxima semana?", você pergunta, como se essa tolice pudesse durar mais um dia.

Dois dias depois, no meio da noite, você vai para o Centro Médico, segurando seu abdômen baixo. Certamente, agora deve ser. Essas contrações preguiçosas, miseráveis, estão realmente começando a doer. As enfermeiras começam a se referir à sua gravidez como sendo o programa do Viajante Freqüente. Mas ainda não houve nenhuma alteração cervical!

Índice Victor Hugo 4+, que na maioria dos países que faz parte da OTAN (Organização do Tratado do Atlântico Norte), equivale ao DefCon Delta, o nível mais alto de alerta das forças armadas.

O falso trabalho de parto é uma das coisas mais terríveis da gravidez, principalmente se esse é o seu primeiro filho e você não sabe realmente o que esperar, apesar de você ter lido os livros e feito o curso de pré-natal.

Talvez você descubra qual é a graça de tudo isso depois de dez anos, mas agora isso é realmente uma tortura. Como o silêncio de sua médica, não há palavra escrita que faça isso melhorar, exceto que não é realmente um falso trabalho de parto de um ponto de vista funcional. Todas essas contrações, aparentemente ineficazes, na verdade estão fazendo alguma coisa, parecendo que é o começo de um contínuo que acabará resultando em um trabalho de parto. Então, seja confiante. Não enlouqueça. Vá em frente — diga a seu marido que ele é insensível. Se ele for um homem inteligente, vai calar a boca.

REGRAS DA GRAVIDEZ PARA MARIDOS

Regra nº 4: Se você pensa que está abalado com esses falsos alarmes, não está sentindo nem um milionésimo do que sua esposa está. Ouça-me atentamente: você não está irritado. Nem um pouco. E observe sua linguagem corporal e suas expressões faciais — você está sendo estudado. E, mesmo que seu time esteja jogando e vá bater um pênalti agora, que decidirá o campeonato, não — NÃO — sugira que ela vá sozinha ao hospital e ligue para você, se estiver mesmo na hora do parto.

Urticária Puerperal da Gravidez

Este é um exantema que pode afetar seus braços, pernas, peito, abdômen e as costas. O exantema consiste de pequenas manchas vermelhas. Há alguns que acham que é uma reação alérgica às células da pele de seu bebê que, de alguma forma, entraram na sua circulação, ficaram depositadas no final de uma arteríola e, então, invocaram uma resposta imunológica. É inofensiva. Se for severa, você pode tomar uma dose de esteróide, mas só se você sentir que está no filme *As Pulgas Assassinas*. Índice Victor Hugo de 1-2+.

Dor nas Costas

Sua postura tende a inclinar-se um pouco para trás, exibindo sua barriga para o mundo. É a postura está-na-cara, que costumava ser chamada o "orgulho" da gravidez. Mas você não está se exibindo — é a maneira que você tem de ficar, para conseguir permanecer de pé, porque seu centro de gravidade mudou. A parte inferior das costas arca com a maior parte dessa mudança de estresses, e você estará usando músculos que nunca usou antes, para compensar. Índice Victor Hugo 2+.

DICA RÁPIDA
Sua postura mudará para acomodar a mudança do seu centro de gravidade quando você está perto do termo, estressando músculos utilizados infreqüentemente que podem ficar tensos.

Falta de Ar

À medida que a altura uterina aumenta, o seu útero se aproximará mais do diafragma. Este fica na parte inferior do tórax e apresenta mobilidade, criando uma pressão negativa, responsável pela entrada de ar nos pulmões. É assim que você e eu respiramos. Bem, pelo menos é assim que *eu* respiro, porque quando sua gravidez estiver próxima do termo e seu útero pressionar cada vez mais seu diafragma para cima, este terá menos espaço para se expandir como um fole. Mas, de alguma forma, você tem de respirar, certo? Certo.

DICA RÁPIDA
A falta de ar é outra daquelas coisas que aparecem quando duas pessoas ficam apertadas no espaço onde cabe uma só.

Para respirar, você começará, então, a usar os chamados músculos auxiliares da respiração. São os músculos intercostais, isto é, aqueles que ficam entre suas costelas, que ajudarão o diafragma a expandir suas costelas, adicionando a pressão negativa necessária para o pulmão inflar. Mas, toda vez que você usa alguma coisa que realmente nunca usou antes, seu corpo pensa que você está louca e responde com dor decorrente de uma leve inflamação, causada pelo estresse dos músculos que normalmente não são estressados. Seu peito pode doer.

FATOR A
A verdadeira hipóxia (privação de oxigênio) não acontece, a não ser que você tenha doença pulmonar.

Deitar-se vai piorar a falta de ar por causa da gravidade — você está permitindo que o útero pesado caia para trás (ou desloque-se para cima, se você se reclinar), diminuindo o espaço do diafragma. É por isso que você achará mais confortável dormir com as costas apoiadas em travesseiros, deixando o corpo ligeiramente erguido. Índice de Victor Hugo 1-2+.

Parestesia

Steven Wright, um de meus comediantes preferidos, disse: "Odeio quando minha perna adormece durante o dia. Isso significa que provavelmente ela ficará acordada a noite toda".

Quando seus nervos ficam totalmente adormecidos, como quando se toma novocaína, isso é chamado de anestesia. Quando eles não estão completamente adormecidos, mas estão meio "bobos", é chamado de parestesia. Sentir as proverbiais alfinetadas e agulhadas é uma parestesia.

FATOR A

O inchaço em torno de seus nervos pode lhe dar uma sensação de dormência e formigamento, mas, se a circulação estiver boa, é inofensivo.

Um local famoso de parestesia na gravidez é a perna, e, em geral, a perna direita, porque sua velha amiga, a veia cava, ligeiramente deslocada para a direita, divide-se, mas os vasos sangüíneos do lado direito são mais afetados pelo peso de seu útero do que os do lado esquerdo. É por isso também que você pode notar que o inchaço é um pouco pior no lado direito também. Índice Victor Hugo 2+.

A Espera: Aguardando a Data Esperada do Parto

Esse é o oposto do falso trabalho de parto, a irritação da Viajante Freqüente. Você chega na data esperada e nada — quero dizer, nada — está acontecendo. Seu médico verifica sua cérvice e nada, de novo. E então a data esperada finalmente chega e você ainda não deu à luz. Você queria que algo — qualquer coisa — acontecesse, e inveja aquelas mulheres que, pelo menos, têm um falso trabalho de parto. Índice Victor Hugo 3-4+.

Eu sempre achei que seria melhor dizer o "mês de espera" em vez de "data esperada". A data esperada, o centro de toda a curva de Gauss, raramente é o dia real do parto. Todo bebê tem seu próprio relógio. A data esperada é o que se aplica às expectativas gestacionais para toda a raça humana. Pode ser uma chateação esse dia passar sem acontecer o parto, se você fizer parte daquela metade das mulheres que têm o bebê após a data esperada. E, no dia seguinte, nada outra vez. E também no outro dia, e assim vai.

O problema com a data esperada para o nascimento é que as expectativas para essa data são altas demais e as decepções também são amargas demais quando nada acontece. O que se pode fazer?

Você pode ser induzida, se estiver esperando um parto vaginal e tiver pelo menos 39 semanas de gestação. Se você for repetir a cesárea, pode programá-la para qualquer data na 39ª semana ou depois. Mas, se você atingir um Índice Victor Hugo 4+ antes de 39 semanas, sem razão médica para induzir o parto, você não está com sorte. Também, se você for contra a indução, terá de tomar uma decisão intelectual — se deve ou não renunciar à sua posição.

A gravidez é uma situação que se auto-resolve e você pode sentir certo conforto com o fato de que, mais cedo ou mais tarde, o parto terá de acontecer.

12

Hora de Ficar Ocupado

Os Preparativos Frenéticos para a Chegada do Bebê

Nos recônditos mais profundos da mente, todo obstetra guarda a fantasia dos contos de fada de que há certos hormônios, que ainda estão para ser descobertos, que afetam o comportamento.

Como médico, tenho me envolvido em adoções e notei um número muito grande de casos em que a mulher infértil, que adota um filho, engravida depois de ninar seu novo bebê por algum tempo. Por falta de um termo melhor, sempre chamei esse hormônio fantástico, não descoberto ainda, de *PregNog*. Tem um certo sabor de dia comemorativo.

E, então, há o "frenezitol", aquele outro "hormônio misterioso" que a faz pôr a casa em ordem, enquanto inibe o início do verdadeiro trabalho de parto até que tudo esteja pronto. O frenesi da preparação para a chegada do bebê é uma última provação da gravidez, mais para o seu marido. Mudança de móveis, a limpeza, novos lençóis e acolchoados, pintura nova — você parecerá um pouco insistente para o gosto dele. Ele não entenderá a necessidade de tamanha urgência.

REGRAS DA GRAVIDEZ PARA MARIDOS

Regra nº 5: Com a gravidez, a casa não é mais sua. Nem a metade dela. Nada é seu. Aceite isso. A única razão para você ainda comandar o controle remoto é porque ela é imensamente generosa.

Será que existe um Índice Victor Hugo 5+? Sim, mas é uma categoria imaginária porque é a escala que seria utilizada se os homens tivessem filhos.

Perguntas Que Você Se Esqueceu de Fazer Antes da Hora "H"

Agora que você está se aproximando rapidamente do termo, é hora de tomar decisões. Se há perguntas que você tem a respeito de como seu médico fará as coisas, agora é a hora de esclarecer qualquer mal-entendido porque esta é sua última chance. Você só não deve tentar tirar suas dúvidas durante o parto.

Há algumas perguntas em que você pode nem ter pensado.

O Seu Médico Faz o Parto de Todas as Suas Pacientes?

Nenhum médico faz isso, e você não tem proteção especial por estar do lado de quem recebe. Mas muitos médicos tentam realmente fazer o parto de todas as suas pacientes, sendo substituídos somente quando têm compromissos sociais obrigatórios, como casamentos, férias ou aquele bilhete de $20 milhões para ir com os russos para a Estação Espacial. Por outro lado, há realmente médicos que não fazem o parto de nenhuma de suas pacientes, como aqueles que estão na ponta da pirâmide de um grande grupo de assistência médica. E há todos os tipos de envolvimentos entre esses extremos. Vejamos as variações:

Médicos Que Não Fazem o Parto de Nenhuma de Suas Pacientes

Esses médicos são, como mencionei, os chefes de um grande grupo, delegando todo o trabalho a associados mais novos, ou fazem parte de uma clínica que não tem afiliação com um hospital ou centro obstétrico. Esse último grupo geralmente passa suas pacientes para outros médicos no início do terceiro trimestre.

Médicos Que Fazem a Maioria dos Partos de Suas Pacientes

Esses médicos fazem parte de uma equipe de plantão, mas geralmente solicitam que a unidade de parto ligue para eles, para atender suas próprias pacientes, mesmo quando não estão de plantão, a não ser que estejam fazendo alguma coisa de que não possam se livrar.

Médicos Que Respeitam Seu Tempo de Folga

Esses médicos fazem parte de uma equipe de plantão, mas só atendem suas pacientes fora do expediente se estiverem de plantão. A maioria dos médicos cai nesse grupo ou naquele que faz quase todos os partos de suas pacientes. Mas mesmo que seu médico esteja nesse grupo, ainda há uma chance de mais de 50% de você ter seu próprio médico, porque esses médicos em geral são responsáveis por suas pacientes durante o dia e, provavelmente, à noite também, e costumam ser substituídos apenas nos finais de semana.

Médicos Que Fazem o Parto de Todas as Suas Pacientes

Esses médicos, por mais atraentes que possam parecer às suas próprias necessidades, são médicos loucos. Eles não fazem nada mais na vida e estão sempre muito cansados. A maioria dos médicos cai no meio dos dois grupos, o que significa que há uma chance de outro médico realizar o seu parto. Falando em termos financeiros, há um incentivo para o seu médico fazer seu parto, porque se ele não o fizer, fará um cheque a outro médico.

Quem São os Médicos Que Substituem o Seu Médico?

Esta é uma pergunta importante, mas não pelas razões que você poderia pensar. Sua primeira consideração é se os médicos que fazem a substituição são bons. Você precisa supor que eles sejam, pelo menos, tão competentes quanto o seu médico. E são. Seu médico não escolheria um irresponsável. (A não ser que ele mesmo seja um irresponsável, mas foi você quem o escolheu!)

Esse não é o problema. Na verdade, eles podem não ser tão charmosos e maravilhosamente gentis quanto o médico que você escolheu a dedo, mas seu médico não vai querer arranjar encrenca ligando-se a uma mula que não sabe nada. O verdadeiro problema é se a substituição for feita por um médico que já a atendeu antes. Vamos enfrentar os fatos, provavelmente você tenha ido a outro médico antes de encontrar o seu médico maravilhoso. Se este estiver de folga no Grande Dia e o médico substituto for aquele a quem você nem pagou a consulta ou aquele que você deixou de ir por ser um grande asno, esse é o tipo de situação que arruinará até mesmo o método mais consolidado de parto que você foi instruída a usar durante o curso de pré-natal.

Descubra quem são os médicos da equipe de plantão. Se houver um que você não queira, diga isso ao seu médico. Talvez ele consega outro médico para substituí-lo no fim de semana, se isso é tão importante. Seu médico deve querer agradá-la e geralmente tentará fazer tudo o que for razoável para lhe dar tranqüilidade.

Não peça para ele ficar de plantão só para atendê-la, quando ele estiver de folga. Isso não é justo. Não é por acaso que o índice de divórcio em obstetrícia é alto; então, dê ao seu médico o direito de ter tempo de folga. Discuta isso antes, para que todos fiquem satisfeitos. E não insista em ter o seu médico. O importante em sua gravidez é a assistência pré-natal — levá-la até o parto. As enfermeiras, afinal, fazem todo o monitoramento; o seu médico maravilhoso aparece se houver problema, durante algumas avaliações, e para o parto. E é você que terá o parto!

Isso redunda na seguinte pergunta: Como você quer ter seu filho?

É aí que conhecimento é poder.

Aulas de Pré-natal: Lamaze ou Bradley?

Quer você queira ter a experiência mais natural possível, ou queira começar a tomar sua peridural por gotejamento dez semanas antes do parto, as informações recebidas nas aulas de pré-natal são extremamente úteis. Na Introdução, fiz algumas afirmações sobre aulas no pré-natal que podem ser injustas. Tudo bem, os instrutores das aulas de pré-natal são meio esquisitos, mas, afinal, estão soltos no mundo, não é? E você vai ficar pensando por que alguém faria isso por vocação. Bem, alguém tem de fazer isso. E, evidentemente, esses instrutores acham que há uma forma ideal de ter um bebê, pregando o que é politicamente correto. E a maioria deles, provavelmente, dirige um Volvo. Mas eu adoro essa coisa.

O que eu adoro no curso de pré-natal é que a gravidez e o parto são uma maravilha, uma dádiva, e da mais alta importância. Qualquer coisa que se ensine sobre ela é um investimento muito importante no aprendizado da condição humana. Somos todos mamíferos. Nossos cérebros superiores, no entanto, nos permitem apreciar o significado e o processo de nascimento, e nada como o parto para refletirmos sobre a reprodução, em vez de nos atermos somente ao estudo de seus aspectos físicos em aulas de pré-natal.

Entram o Dr. Ferdinand Lamaze e seu método psicoprofilático e o Dr. Robert A. Bradley e sua abordagem do marido treinado para o nascimento. Entram as dúzias de variações baseadas neles. Essas aulas instrutivas fazem um trabalho maravilhoso em explicar o que está acontecendo e o que você pode esperar do trabalho de parto e do parto. São orientadas para a família, no sentido de que envolvem o pai. São bonitas, no sentido de que enfocam a graça e o esplendor da reprodução.

Mas também são uma chatice, porque você tem de voltar à escola, ouvir sobre um assunto confuso do qual você não tem idéia, com professores entusiastas que a treinam como se você estivesse fazendo uma oficina de publicidade.

Só para deixar registrado, gosto do método Bradley. Gosto de Lamaze. Prefiro que toda mulher se concentre em seu corpo e no parto dela. Só tenho uma ressalva: não é para todas.

É verdade, mesmo que os próprios Lamaze e Bradley tivessem de ressuscitar dos túmulos e tranqüilizá-la quanto aos padrões corretos de respiração. E isso também é verdade, não importa o que um instrutor lhe diga. E é verdade até mesmo para algumas pessoas que estejam absolutamente convencidas de que são capazes de ter um parto natural. Por outro lado, uma pessoa que afirma que nunca seria capaz de fazer isso está se enganando, pois poderia pelo menos tentar, se fosse mais confiante.

A diferença entre Lamaze e Bradley é que Lamaze se baseia em exercícios auto-hipnóticos que a distraem de sua dor — um vulcão faria um excelente trabalho de parto pelo método Lamaze; a técnica Bradley conta com uma disciplina superior àquela que um mamífero teria, usando a respiração natural para atingir a sincronia com seu corpo e levando ao relaxamento.

Quer você seja a Sra. Spock[1] e consiga ficar "anestesiada" por métodos naturais, ou prefira uma peridural, convém dizer mais uma vez que o importante não é a maneira como você tem o bebê — mas a maneira como você o cria.

Pessoalmente, prefiro o método Bradley, mesmo que os instrutores pareçam ser um pouco mais militantes que os instrutores de Lamaze, insistindo em recusar todas as intervenções "desnecessárias". Talvez isso seja porque Lamaze geralmente é ensinado pelas obstetrizes da equipe do hospital, onde trabalham — adivinhe quem! — os médicos, que ordenam todas aquelas intervenções desnecessárias. Também, Bradley é um método que visa lucro, e não há melhor maneira de ganhar a vida que o considerar superior. E é superior. Mas simplesmente não é para todas as mulheres.

---

1 Dr. Benjamin Spock (1903-1998) foi pediatra, autor do livro *Book of Baby and Child Care*, publicado pela primeira vez em 1946 e que vendeu milhões de exemplares, defendendo o parto natural e uma educação mais permissiva dos filhos. (N. da T.)

Toda mulher tem um conjunto diferente de nervos da dor e toda mulher sente o trabalho de parto de modo diferente. Não faz diferença se têm diploma universitário ou se são mentalmente excepcionais. Em todo tipo concebível de pessoa, há aquelas que podem tentar uma abordagem natural sem dificuldade e aquelas que subirão pelas paredes com dois centímetros de dilatação.

O parto natural — como qualquer coisa na medicina —, quando funciona, é excelente; quando não funciona, é um desastre. Se, por um lado, você pode ter uma experiência que mudará sua vida, participando com sucesso de seu parto em todos os níveis, da mesma forma, poderá ter uma má experiência, se não for bem-sucedida. Esses instrutores são seguros de si e do que ensinam, mas, às vezes, essa abordagem passa a ser defendida para todas, em nome da beleza do parto natural. Olhe para os sapatos à sua volta. São de tamanhos diferentes.

O mesmo se pode dizer quanto à percepção da dor. A dor é percebida em sua cabeça; então, métodos que lhe permitem lidar com a dor do trabalho de parto, treinando sua cabeça, são uma abordagem absolutamente correta. E, mesmo que sua cabeça tenha seus limites, saber como respirar e saber os pontos mais sutis dos diferentes métodos de nascimento é prático para se ter o quadro geral, mesmo que você tenha seu plano quanto ao parto. Mesmo que você faça uma peridural que vai nocauteá-la, suas aulas de pré-natal permitirão que você use músculos que não pode nem sentir. É estranho, mas é viável. Quando um dentista lhe aplica uma anestesia, mesmo assim você consegue sentir sua boca.

Também, uma vez que a obstetrícia é um campo em que a qualquer momento você pode ficar "sem chão", seria bom ter conhecimento de possíveis emergências para que você não fique sem saber o que fazer quando todos estão correndo à sua volta como baratas tontas. Não é provável que isso aconteça, mas saber dessas coisas tornará tudo mais fácil para o seu médico, suas enfermeiras e outros, o que então se traduzirá em uma chance melhor de contramedidas bem-sucedidas. As aulas de pré-natal são boas em todos os sentidos.

Então, embora alguns professores, muitas vezes, usem essas aulas como um veículo para suas agendas políticas particulares, as informações médicas são boas. O filho é seu e você pode tê-lo do jeito que quiser. Se nascer naturalmente, seu obstetra lhe dará 100% de suporte. Se você mudar de idéia, nem por isso é uma imprestável — o verdadeiro teste está em criar o bebê. Por outro lado, se você se julgar realmente uma imprestável e souber disso com antecedência, faça o que for necessário para que seu parto seja uma experiência agradável, mesmo que exija as "intervenções desnecessárias".

O que você deve se lembrar é de que, em última instância, o método de nascimento não é importante. Veja bem, repita: o importante não é como você tem o bebê, mas como o cria.

Quando Você Deve Ir ao Hospital?

Pergunte ao seu médico quais são os critérios dele. Ele quer que você ligue para ele primeiro? Quer que você vá e deixe as enfermeiras avisá-lo? Qual deve ser o intervalo entre as contrações para que você vá para o hospital? (Veja o Capítulo 14.)

Quais São os Hábitos de Seu Médico Quando Se Trata de Trabalho de Parto e Parto?

Todo médico tem seu próprio estilo. A técnica dele foi aperfeiçoada por uma combinação de conhecimento acadêmico e anos de experiência quanto ao que funciona melhor para ele. Provavelmente é por isso que você o escolheu. E quanto mais souber a respeito melhor. Ele fará automaticamente uma episiotomia? Ele se recusará a fazer isso? Ele dará um pique em sua bolsa? Isso é necessário? E quanto à indução? Muitas pessoas vêem o contrato de parto como a solução para todas essas questões.

Você Deve Fazer um Contrato para o Parto?

O contrato é o queridinho daqueles que se dizem especialistas em auto-ajuda sobre gravidez e dos *sites on-line* sobre criação de filhos. Mas o contrato apresenta uma relação de amor e ódio na assistência pré-natal: as pacientes o adoram, os médicos o odeiam.

Um contrato? Um contrato é um instrumento que exige o cumprimento legal. Quem elabora essas coisas? Você escolhe seu médico, confia nele, gosta dele... e então entrega um manifesto a ele, feito por alguém que não é médico e que veio sei lá de onde. Perguntar a ele se assinaria um contrato é um insulto para a relação médico–paciente.

Então, sou contra esses contratos? Não, a não ser que você realmente o considere um acordo. Recentemente, seu título foi um pouco suavizado para plano de nascimento, mas não se engane — seu médico não se engana.

Não é uma casa que você está construindo. Nenhum arquiteto lhe dá um modelo da escala de seu filho, com base nas plantas e nas estimativas de custo para cada unha. Seu corpo é uma entidade fisiológica dinâmica com um destino complexo que ainda está por ser determinado. As coisas aparecem. Você não o está pagando para agir em qualquer situação que possa surgir. É aí que você chega ao valor de seu dinheiro. E as coisas vão aparecer.

A pessoa cujas mãos você não quer atar é aquela que pode fazer a diferença na qualidade de vida de seu bebê nos próximos 80 anos. Para tirar vantagem de tudo o que a obstetrícia tem a oferecer, você deve permitir que seu médico use critérios razoáveis.

Você deve dedicar tempo para fazer um "acordo de parto", e não um contrato ou um plano, mas um reconhecimento de quais são suas preferências também lhe servirá como ferramenta educacional.

Não há nada de errado em pedir a seu médico que evite uma episiotomia se ele puder, que lhe explique por que ele daria um pique na bolsa ou, ainda, que aceite sua opção pelo parto natural e lhe permita tomar uma peridural se você se mostrar uma pessíma candidata a esse tipo de parto. Não há nada de errado em pedir para não fazer enema na admissão. Raspar os pêlos pubianos, fazer monitoramento fetal eletrônico, ter liberdade para caminhar — todas essas coisas são razoáveis em um acordo de parto, que deveria ser uma lista de preferências com as quais seu médico está de acordo.

Mas seu médico fará qualquer promessa com os dedos cruzados, pois se ele perceber que seu bebê pode estar em risco e quiser fazer monitoramento fetal eletrônico, apesar de sua preferência em contrário, você precisará ceder e deixar que a pessoa que está treinada resolva a situação. Se você precisa fazer uma cesárea, pode achar que terá de escolher um médico que se sinta à vontade em tomar essa decisão. Você não chamará um árbitro para negociar os pontos de seu contrato em uma hora dessas.

Os contratos de parto são elaborados por casais bem-intencionados que se interessam por todo o processo de trabalho de parto e do parto, e isso é uma boa coisa. Mas eles devem evitar a idéia, propagada por gurus como politicamente correta, de que você pode iniciar seu relacionamento médico–paciente insistindo em como deverão ser feitas as coisas. Você pode ter parto domiciliar, um assunto delicado. Muitos livros sobre gravidez usam o contrato (plano) de parto como se fosse uma relação médico–paciente antagonizada, tipo "Nós *versus* Eles". Só para deixar registrado, a relação médico–paciente é sagrada para o seu médico, uma parte fundamental para a medicina, como o juramento feito. Em muitos aspectos, a prática da medicina ainda é uma profissão nobre, apesar de aqueles bastardos ladrões, as companhias de seguro, rebaixarem seu médico à posição de um mero provedor de serviços.

Isso me leva a outro ponto: por que não há contratos de nascimento com sua seguradora? Decidir o que eles pagarão é uma maneira enganosa de indicar quanto seu médico deve praticar a medicina. Você pode não ser capaz de pagar quanto o seu médico quer, se eles não cobrirem isso. Você pode opinar quanto ao que algumas seguradoras consideram necessário? Não entendo por que uma paciente castiga seu médico em quem confia com um contrato de parto, mas aceita cegamente o arranjo que sua empresa de seguro diz ser bom para seu bebê — como se esta realmente se importasse com isso.

Que Tal um Acordo de Parto?

A seguir, há uma lista de perguntas típicas que minhas pacientes têm feito ao longo dos anos, juntamente com minhas respostas. Você pode ter suas perguntas e essas respostas são minhas, e não uma folha de respostas universais.

DICA RÁPIDA ⇩

Um acordo de parto é uma abertura mais gentil e generosa a seu médico e serve para você aprender. A diferença entre um acordo de parto e um contrato é que este último desafia os critérios de seu médico, enquanto um acordo de parto lhe permite se associar a ele.

Perguntas e Respostas Típicas de um Acordo de Parto

Eu vou precisar de uma episiotomia? Posso evitá-la? Talvez sim, talvez não. Não faço episiotomias automaticamente. Não posso dizer se você vai precisar até o momento em que preciso fazê-la. Só farei episiotomia se parecer que você irá rasgar. E você tem o direito de recusar a episiotomia. Mas uma laceração feia é muito mais difícil de recuperar que um corte limpo de episiotomia. Digo isso desafiando claramente o que você pode ler em outros livros. Você pode ver a área do parto vaginal como um campo de jogo ou como um campo de batalha, eu já vi todo o tipo de coisa acontecer e todo o tipo de recuperação. Por outro lado, se sua pele não parecer estar prestes a se romper, eu não faço o corte, porque isso representa menos trabalho para mim e uma recuperação muito melhor para você.

Precisarei fazer a raspagem de pêlos? Não. A raspagem e enemas saíram de linha. Achava-se que a raspagem a protegia de infecção que poderia complicar episiotomias, lacerações vaginais ou até seu bebê. Agora sabemos que qualquer bactéria do pêlo não representa ameaça, principalmente com a assepsia de rotina, feita na hora do parto.

Além disso, há algo particularmente imunológico em toda essa área. Considere isto: há lesões no tecido vaginal decorrentes do parto. Não é preciso haver laceração nem episiotomia — há lesão suficiente, da intensa pressão da cabeça de seu bebê contra esse tecido delicado. Então, com o esvaziamento de fezes ou bactérias que acompanha o efeito intimidante do parto contra seu reto, por que não há mais infecções? Se há um lugar e uma situação em que a quantidade de infecção ao tecido lesado é bem menor do que deveria ser, é seu períneo (parede vaginal e tecido abaixo do reto) durante o parto. Se você esfregasse fezes ou bactérias do reto até mesmo em uma ferida de queimadura em seu braço (e não estou defendendo isso), provavelmente esta ficaria infectada. Quando você considera quanto os tecidos perineal e vaginal parecem invulneráveis a uma infecção, durante tamanha exposição a bactérias, é difícil se preocupar com o pêlo pubiano.

Eu vou precisar de enema? A mesma resposta. Nunca foi demonstrado que enemas prevenissem infecção. Na verdade, muitas idas ao banheiro associadas à expulsão aquosa do enema podem impor um risco maior de infecção, principalmente se a sua bolsa se rompeu ou já estava rota, permitindo uma via direta para sua bactéria.

Minha bolsa vai ser rompida? Eu preferiria que não. A "bolsa" é a coleção de membranas fetais (coroâmnio) que contêm o líquido amniótico e impedem a entrada de bactérias. De fato, esse é o raciocínio para se fazer a indução ao termo, quando a bolsa se rompe: para que o parto possa ser feito antes de qualquer chance de infecção séria. Essa pergunta, entretanto, refere-se ao procedimento de romper artificialmente as membranas (amniotomia), em vez de permitir que isso aconteça espontaneamente. O uso rotineiro de amniotomia tem a finalidade de passar direto a uma indução ou acelerar o trabalho de parto. Percebe-se que essa bolsa frágil não dilatará tanto sua cérvice quanto o tamanho da cabeça de seu filho. Os estudos têm mostrado que o trabalho de parto é agilizado quando a amniotomia é feita antes de você estar com seis centímetros de dilatação.

Quando a amniotomia é indicada e não é apenas um recurso para acelerar o trabalho de parto? Em primeiro lugar, às vezes, acelerar o trabalho de parto é realmente uma boa idéia. Se o seu trabalho de parto começa a ficar demorado, isso pode impor riscos a seu bebê (quanto mais longo o trabalho de parto, mais demorada será sua provação) ou para você (maiores as chances de você precisar de uma cesárea). Além da ocitocina, a amniotomia é um recurso útil no conjunto de procedimentos. Em segundo lugar, se há qualquer dúvida sobre a condição de seu bebê, a amniotomia é muito útil. Um batimento cardíaco irregular pode levar diretamente à monitoração fetal, o que só é possível com o acesso direto ao escalpo de seu bebê. A presença de sangue no líquido amniótico na amniotomia pode diagnosticar sofrimento fetal (mecônio). O líquido amniótico com sangue pode ser a primeira advertência de descolamento da placenta. Um líquido cheirando a algo podre indicará infecção. A amniotomia não consiste apenas em um pique e uma pressão, mas em uma verdadeira ferramenta diagnóstica, quando indicada.

Eu gostaria de evitar o monitoramento fetal. Este consiste em se introduzir uma agulha rosqueada (como um saca-rolhas de metal) na cabeça do bebê. A penetração é muito rasa; não vai mais fundo do que uma agulha que você usaria para tirar uma lasca que entrou em seu dedo. Como qualquer coisa em medicina, se for utilizado adequadamente, não impõe risco a seu bebê. Mas, se você está aborrecida com a pequena fisgada que isso vai lhe causar, ficará mais aborrecida ainda se precisar de uma cesárea desnecessária. O monitor não invasivo de ultra-sonografia em seu abdômen que registra o batimento cardíaco fetal também capta sons do intestino, movimentos fetais e até ruídos abdominais repentinos que acompanham tosses e espirros. Você quer realmente que seu médico tome a decisão de fazer ou não uma cesárea por causa do sofrimento fetal baseado em um registro que inclui sons do intestino?

O eletrodo no escalpo não lhe diz mentiras. O que você vê é o que você tem. É um ECG do coração de seu bebê. De fato, essa foi uma das perguntas que fizeram no exame oral, na faculdade. Apresentaram-me uma situação hipotética em que não havia batimento cardíaco regular em um monitor fetal.

"Qual é a primeira coisa que você faz?", perguntou meu examinador. Aí, pensei: Eu deveria me preparar para uma cesárea de emergência? Eu deveria apertar minhas vísceras e rezar uma "Ave Maria"?

"Faço uma amniotomia e ligo um eletrodo de escalpo", respondi. Ele me olhou com uma cara de jogador de pôquer por um longo tempo.

"Próxima pergunta", anunciou, sem dar pista se minha resposta estava certa ou errada. Estava certa. Ah, as bancas de exame oral — são adoráveis, não?

Não quero estar ligada a um monitor o tempo todo. Eu gostaria de ter liberdade para caminhar. Esse tipo de pensamento é crucial para o sucesso do método

Lamaze ou Bradley. Todos aqueles fios e tubos são os entraves que simbolizam uma distorção do processo natural de trabalho de parto e parto. Mas isso tudo não é apenas uma coleção de bolas e correntes utilizadas para torturá-la no calabouço do vínculo gravídico. São dispositivos úteis que representam avanços em obstetrícia há gerações. O trabalho de parto e o parto são um processo natural, mas nem todas se beneficiarão deste. Mas aquelas que conseguirem terão um benefício real. O bom de ter seu filho em um hospital ou em um centro obstétrico adequado é que você tem toda a liberdade de rugir, mas, caso haja uma complicação, você pode tirar vantagem de todos aqueles tubos e fios.

Pelos padrões do American College of Obstetricians and Gynecologists, é necessário determinar um batimento cardíaco fetal normal pelo estetoscópio ou pelo monitor pelo menos a cada cinco minutos, ou com freqüência maior, se indicado. O monitoramento interno com um eletrodo de escalpo é indicado se houver dúvidas quanto ao bem-estar de seu bebê.

Posso evitar a aplicação intravenosa (IV)? A gravidez é uma condição em que tudo pode estar totalmente normal em um momento e, de repente, você tem um sangramento de emergência. Embora isso seja improvável, a aplicação intravenosa (IV) pode salvar sua vida, permitindo que seu médico administre medicamentos, líquidos e, se necessário, faça uma transfusão de emergência. Se você teme a administração de medicamentos pela veia, uma saída seria uma entrada com heparina, o que permitiria manter o cateter de IV fechado, pronto para ser utilizado em caso de emergência. (Não ter uma veia para acesso rápido seria perigoso. Não é fácil tentar encontrar uma veia para uma IV quando a paciente está tendo um colapso cardiovascular. Se estiver lá, está feito, apesar de a parturiente detestar isso). Sendo administrada apenas uma hidratação por IV se necessária, o restante de seu trabalho de parto pode prosseguir naturalmente com esse recurso. Não serão ligados outros cateteres, assim você não ficará voando com eles toda vez que mover seus braços. Você poderá caminhar sem o suporte onde é pendurado o soro.

Eu gostaria de evitar uma cesárea a não ser que seja absolutamente necessária. Quem não gostaria? Pense no que você está dizendo aqui. É claro que você não deveria fazer uma cesárea se não for necessária. De jeito nenhum. Boa parte da literatura que seu médico lê trata de maneiras de evitar a cesárea e quando elas precisam ser feitas. Também há uma coisa chamada revisão de colegas. Se seu médico está fazendo cesáreas desnecessárias, ele logo será chamado por uma comissão disciplinar no hospital para explicar seus atos.

As indicações para cesárea são:

- Sofrimento fetal em que uma cesárea seria um parto mais rápido que um parto vaginal.
- Sangramento vaginal que é um perigo para você e seu bebê, como no descolamento da placenta.
- Quando o trabalho de parto não evolui, de modo que provavelmente o parto não seja bem-sucedido, apresentando perigo para o bebê. Estes são critérios para uma evolução ruim.
- A posição inadequada de seu bebê, sentado ou transverso, arriscando um trauma severo a ele, caso o parto vaginal seja tentado ou forçado.
- Infecção, caso em que a cesárea seria mais oportuna que esperar um parto vaginal. Evidentemente, a infecção impõe um risco ligeiramente maior à mãe, em caso de operação; por isso, ambos os tipos de parto devem ser ponderados tendo em vista a gravidade das conseqüências em cada cenário.
- Cesárea anterior, se você se recusar a fazer PVAC (parto vaginal após cesárea), que é um direito seu.
- Cesárea por opção da mãe, que também é um direito seu, como mulher. (Veja o Capítulo 22.) Essa não deveria ser considerada uma cesárea desnecessária.

Quem poderei ter em meu quarto? A família? Meus filhos? Uma doula[2]*? Outro assistente? E se for cesárea?* Esta é uma ilustração de como não precisa haver conflito entre uma abordagem natural ao parto e a obstetrícia moderna. Ter uma assistente (parteira, doula ou outras) deve ajudar muito, contanto que as decisões obstétricas (intervenções) sejam feitas pelo obstetra, conforme o contrato para o parto. Nenhum obstetra deve ter problema com um assistente que o ajude no seu trabalho de parto. Mas existiria um grande problema com um assistente se este e seu médico discutissem aberta ou mentalmente. Nessa hora, você confia em seu médico. Então, seu assistente também deveria confiar. Esse entendimento deveria estar muito claro antes de você ir para o hospital. Um

---

2 A palavra "doula" vem do grego "mulher que serve". Atualmente, aplica-se às mulheres que dão suporte físico e emocional a outras mulheres antes, durante e após o parto. (N. do E.)

assistente de parto inteligente respeitará uma decisão médica. Ele ainda pode ser muito útil, não importa como o parto transcorra.

E os outros? A família? É comum — e até recomendado — que o pai esteja com a mulher, é claro. Talvez sua mãe esteja lá, por sua solicitação ou como intrometida. Lembre-se de que isso é uma coisa muito pessoal entre você e seu marido. Ter um filho é ver fluir o seu amor. A torcida e as pessoas que possam desmaiar devem ficar longe nesse momento. Avalie essa experiência de vida antes de vivenciá-la, estabeleça as regras para visitantes e não abra mão delas. Se você tem receio de magoar alguém, peça ao seu médico para ser o vilão e pedir para se retirarem. Melhor ainda, peça à enfermeira. Elas adoram ter essa autoridade.

DICA RÁPIDA ⇩
Ter crianças em uma sala de parto é uma má idéia.

Acho que deixar os filhos na sala de parto é uma má idéia. Não estou falando de sua filha de 22 anos que já teve um filho. Estou falando de sua filha de 8 ou 10 anos. As imagens que ela pode ver nas páginas de seu livro de saúde não têm nada a ver com o que ela testemunharia na vida real. As forças do trabalho de parto e do parto são tamanhas que até eu me surpreendo ao ver como tudo corre bem, quem diria uma garotinha, que ficaria de olhos arregalados, assustada. Não que ela não possa lidar com isso, mas essa não deveria ser a maneira de sua filha ser introduzida ao sexo; nesse caso, ao resultado final dele. Ver esse processo pode ser prejudicial à maneira como ela percebe o sexo e a intimidade no futuro. O abuso sexual, por exemplo, mexe com a cabeça de uma criança para o resto da vida, sendo o prejuízo psicológico muito maior que o físico. Pergunte a quem sofreu abuso quando criança. Ver um parto não é o mesmo que sofrer abuso sexual, mas você está pondo a carroça à frente dos bois. Além disso, mesmo com a melhor técnica de respiração, haverá caretas, xingamentos e respirações ofegantes, e geralmente aquela expressão visível de algo desagradável no rosto daquela que a criança ama a deixará preocupada. Uma mistura de medo e de poluição de seu ser sexual, com tamanha distorção da anatomia bem em frente dela, pode não ser bom para sua filha. E isso se tudo correr bem.

Meu marido pode cortar o cordão ou ajudar no parto? Quando perguntaram a um comediante se ele gostaria de cortar o cordão durante o parto da esposa, ele perguntou: "Será que não há ninguém mais qualificado aqui?"

Em minha opinião, qualquer coisa que não interfira em sua saúde ou na saúde de seu bebê deveria ser de sua decisão. A função do cordão acabou. Se o seu marido deseja cortá-lo, ótimo. Um índio norte-americano cortou um segmento do cordão e levou-o para um canto da sala, onde rezou. Nada disso será um impacto para sua segurança ou para a saúde de seu bebê. Contanto que esse critério seja atendido, você poderá fazer o que quiser. Ajudar no parto é outra questão. Eu mesmo não veria problema se o seu marido colocasse o avental e as luvas e pusesse as mãos sobre as minhas para sentir quando puxo seu bebê, para ajudar o parto. O problema, entretanto, seria com o restante do hospital. Isso impõe uma responsabilidade legal — embora seja eu que esteja fazendo o parto. Mas, nessa situação, o hospital é responsável por permitir ao pai e a mim praticar a medicina; então, infelizmente, isso não pode ser feito. O pai pode cortar o cordão, você pode amamentar imediatamente seu bebê — deixe o restante das emoções para criar seu bebê. Essa é a parte importante.

Podemos tirar fotos ou filmar? Isso não me incomodaria, mas alguns hospitais têm uma política contrária a vídeos, pois esse é um meio muito tendencioso a más interpretações, caso haja qualquer complicação. Novamente, eles têm a obrigação de evitar responsabilidade legal desnecessária. Veja, por exemplo, um amigo meu, um excelente obstetra que fez um parto que estava indo bem. A atmosfera foi alegre e comemorativa, e os pais esperaram ansiosos cada minuto. O bebê contraiu uma infecção no berçário, ficou muito doente, mas acabou se recuperando. Os pais processaram o médico, e seu advogado levou 20 minutos questionando a seriedade profissional do médico com base no clima descontraído da fita de vídeo. Em medicina, quando as coisas vão bem, tudo é excelente; quando vão mal, tudo é péssimo. Ter uma fita nas mãos de um advogado pode acrescentar mais culpa do que seria justificável, como foi o caso de meu amigo. Ele achou que estava sendo processado por ter personalidade. Ironicamente, talvez tenha sido isso que atraiu sua paciente.

Em qualquer caso, o vídeo não interfere em sua saúde ou na saúde de seu bebê, por isso, não vejo problema. Mas o hospital pode ter suas normas, então, se isso é importante para você, pergunte às enfermeiras durante o pré-natal. Pode haver um anestesiologista envolvido que tenha o poder de veto ao vídeo. Essas coisas devem ser combinadas de antemão. As fotos provavelmente não representem problema a ninguém.

Há ainda outra consideração. O vídeo de seu parto vai ser algo que você verá várias vezes? Você vai mostrá-lo para seus sogros e vizinhos? No mundo de hoje, onde as câmeras de vídeo são quase descartáveis, é tentador registrar cada detalhe da sua vida, desde a cerimônia de casamento, que ninguém desejará ver inteiro, até os recitais de dança nos anos posteriores. O casal que espera um filho tem a tendência a dissociar-se do parto, como se o sangue e o muco e o inchaço de seus lábios não fossem realmente você. "Essa é outra pessoa e não tem nada a ver comigo." E, sem dúvida, provavelmente você terá voltado quase ao que era novamente, quando os outros estiverem vendo o vídeo. Mas é você. E é sua genitália externa exposta para todos verem. E é pessoal. De repente, você se dará conta disso quando a fita começar e o vagabundo do namorado de sua sobrinha estiver morrendo de rir. O que eu recomendo, se tiver vídeo, é só filmar o rosto, fazer tomadas estratégicas do recém-nascido, sem as poses proibidas para menores, acompanhar o bebê na avaliação da enfermeira e filmar você depois. Se você quer uma lembrança, é isso o que você quer — e não um filme de Sam Peckinpah[3].

Posso amamentar imediatamente? Meu filho pode ficar comigo em vez de ser levado embora? Mais uma vez, contanto que isso não interfira na saúde de seu bebê, depende de sua preferência. De fato, amamentar imediatamente depois do parto é uma coisa boa, desencadeando o reflexo que ajuda a contrair seu útero, diminuindo o sangramento que acompanha o período imediato de pós-parto. Também, seu bebê passou por momentos difíceis, sendo expulso de sua pequena poça de 36ºC e entrando para o mundo de 22ºC, e à luz ofuscante. Sugar envolve uma ternura que mais do que compensa isso. Se você pegasse aquela parte do cérebro de sua filha responsável por aceitar a estimulação ao redor da boca e da face, descobriria que ela dedica uma quantidade desproporcional do cérebro a isso, comparada ao restante de seu corpo. Alimente a mente dela, permitindo que ela se alimente com seu leite. Não há nada mais bonito e que una mais a mãe e o bebê do que isso. Deixe o pai tirar fotos — vocês duas têm coisas mais importantes a fazer.

Mas, e se a amamentação imediata interferir no bem-estar de seu bebê? Estou falando de sofrimento nas mãos decorrente de um nível baixo de açúcar ou da incapacidade de tolerar uma mudança repentina da temperatura de 36ºC para a temperatura da sala. Às vezes, um bebê pode entrar em choque, o

3 Sam Peckinpah, cineasta famoso que na década de 1970 chocou platéias com a violência de seus filmes, como *Sob o Domínio do Medo*, que trata do estupro cruel de uma jovem. (N. da T.)

que é completamente reversível e inofensivo, se a causa for reconhecida e tratada. Mas um bebê que esteja tossindo precisa ser estabilizado antes de obstruir a boca e o nariz com sua mama. Isso é de bom senso. Em geral, se a enfermeira sabe que você quer amamentar seu filho imediatamente, ela fará isso acontecer, a não ser que haja um problema.

Você me dirá que medicamentos vou tomar, antes de administrá-los? É claro. A não ser que haja uma emergência que impeça uma discussão civilizada do que está acontecendo, você deve ter um relacionamento com seu médico em que as explicações façam parte do processo de administração de qualquer medicamento.

E, então, faço a minha pergunta para a paciente: *Se aparecer alguma emergência, você confia que eu faça alguma coisa — quero dizer qualquer coisa — para salvar sua vida ou para o bem-estar de seu bebê?* A Resposta Certa: É claro.

Então, fizemos um acordo!

13

Indução

Então, Vamos Induzir?

Já ouvi dizer que indução é um palavrão. Na verdade, não há uma forma maior de intromissão em um processo natural que a indução, mas você não precisa lavar a boca com desinfetante bucal depois de dizer essa palavra. A indução é um procedimento legítimo que é importante quando indicado, como é o caso das circunstâncias apresentadas a seguir.

Pós-termo

Se você está com 42 semanas (duas semanas passaram-se da data prevista), seu bebê continuará tentando crescer, mas a placenta está morrendo. Em algum momento, os nutrientes e o oxigênio para seu bebê vão faltar. Isso tornará um trabalho de parto espontâneo mais perigoso e aumentará o risco de sofrimento fetal, e esses melodramas resultam em cesáreas de emergência.

Diabetes

Bebês diabéticos crescem muito e apresentam sofrimento fetal com mais facilidade. Mais uma vez, a indução permitirá um trabalho de parto em circunstâncias controladas e observando-se atentamente para se detectar qualquer sinal de sofrimento. Também, quanto menor for o bebê, será menos provável que você precise de cesárea. A indução pode lhe permitir um parto vaginal, ao passo que você pode esperar para entrar em trabalho de parto espontâneo durante uma semana e acabar tendo de fazer cesárea. A maioria das mulheres, apesar desse risco maior, passa bem, tendo parto normal sem problema nenhum. Mas, se você for uma covarde confessa (e não há nada de errado nisso), pode querer que seu médico faça a indução. E se você for muito pequenininha e seu marido for um grandalhão, também vai preferir a indução.

Complicações na Gravidez

Há complicações na gravidez em que seu bebê fica melhor do lado de fora do que de dentro.

Ruptura das Membranas

Isto é o que acontece quando dizem: "a bolsa estourou". Se o líquido pode vazar, bactérias podem invadir a cavidade uterina, causando infecção. E esta não se limita a bactérias. Herpes genital, se você tem uma lesão ativa, pode colocar seu bebê em risco, se houver ruptura das membranas.

Necessidade de Mudar de Incubadora

Você é a incubadora de seu bebê. Há alguns problemas maternos que não vão melhorar até o seu parto (problemas renais, da vesícula biliar, etc.) Se o seu bebê já está maturo (com 37 semanas ou mais) e a incubadora "encrencou", pode ser hora de trocar de incubadora.

Tortura do Falso Trabalho de Parto

"Estou cansada da gravidez" é algo que as mulheres dizem no final da gravidez á situações difíceis em que contrações dolorosas podem se arrastar por semanas, mas sem alteração cervical (dilatação) suficiente para iniciar o parto. Isso pode deixá-la sem saber quando será hora de ir para o hospital. Toda mulher tem seu momento certo, e uma indução eletiva pode ser mais benéfica para sua saúde mental do que representar risco para você ou para seu bebê.

Quando Você Não Deveria Fazer Indução

- Eletivamente, antes de 39 semanas
- Eletivamente, após 39 semanas, se você não quiser
- Se a tolerância de seu bebê ao trabalho de parto estiver comprometida (teste de vitalidade fetal anormal)
- Se houver qualquer razão para evitar um parto normal (o bebê está sentado, ou em outra posição anormal, placenta prévia etc.)

Com uma história de cesárea anterior, o parto vaginal após a cesárea (PVAC) apresenta um índice de complicação maior quando induzido; por isso, é necessário um cuidado especial quando se considera a possibilidade de indução. Entretanto, uma cesárea clássica (incisão uterina na linha média) ou uma incisão vertical baixa (o mesmo, mas no segmento uterino inferior) é uma contra-indicação absoluta para a indução. Esses tipos de incisões em seu útero podem facilitar a ruptura do local suturado durante o trabalho de parto, arriscando a vida de seu filho e mesmo a sua.

Critérios para a Indução

Se você optou pela indução eletiva, há certos critérios que precisam ser atendidos. Em primeiro lugar, o sucesso de uma indução depende de duas coisas — a capacidade de indução da cérvice e a eficiência do trabalho de parto.

A cérvice tem de ser induzível — tem de ser receptiva. Usamos o índice de Bishop para determinar a prontidão de uma cérvice para ceder às forças da indução. Esse índice consiste em uma pontuação que resulta da soma de fatores como dilatação, apagamento da cérvice, alinhamento da cérvice com o canal de parto (anterior) e posicionamento da cabeça de seu bebê. Quanto mais alta for a pontuação, maior a probabilidade de sucesso de uma indução planejada. Quanto mais baixa, maior a probabilidade de fracasso de uma indução, levando à cesárea. Dependendo da urgência do parto, pode-se desconsiderar até mesmo as objeções de uma baixa pontuação de Bishop. Portanto, quando o parto deve ser realizado por razões médicas, é melhor que você tenha uma boa pontuação; mas, de qualquer maneira, você terá de pôr o motor para funcionar.

Prós e Contras da Indução Eletiva

Não estamos falando de uma indução que seja necessária do ponto de vista médico, mas daquela que é feita por pura conveniência, supondo que você esteja com 39 semanas ou mais, tenha um índice de Bishop favorável e não apresente nenhuma razão que impeça um parto normal.

Conveniência

As vidas de muitas mulheres serão muito mais descomplicadas se elas puderem ter um parto entre dois semestres escolares ou durante o período de licença. Outras mulheres têm as mesmas restrições à vinda da família para a cidade, para ajudá-las. Outras não vêem a hora de sua gravidez terminar para poderem segurar seus bebês no colo e acariciá-los. Nenhuma dessas considerações é frívola, se você não tiver objeção psicológica à indução. Você pode não ganhar flores do pessoal do Bradley[1], mas é adulta e capaz de tomar decisões inteligentes.

Conforto

Se você tem um metro e meio e tem um bebê de quase 4 quilos, você não estará respirando muito bem no final da gravidez. Mas esse não será seu único problema. Varizes dolorosas, contínuos alarmes falsos de trabalho de parto e dor de estômago também podem incomodá-la.

Segurança para Seu Filho

Um dos momentos mais estressantes para seu filho é durante o trabalho de parto. Se o seu bebê estiver em uma condição limite, esse pode ser um desafio extra que poderá provocar sofrimento fetal. Não há local melhor para uma coisa dessas acontecer que em um hospital, em circunstâncias controladas.

Risco Aumentado de Cesárea

Muitas vezes, um trabalho de parto induzido não terá o mesmo vigor que aquele trabalho de parto espontâneo explosivo, e no final de um longo dia você pode se achar com a opção de voltar para casa ou ceder à cesárea. Você não deve aceitar uma indução eletiva a não ser que esteja disposta a se manter tranqüila — você pode acabar tendo de fazer uma cesárea.

A "Excomunhão da Igreja" Que Prega os Processos Naturais

Os monitores de cursos de pré-natal pregam muito essa bela experiência do nascimento. O início espontâneo do trabalho de parto é um dos pontos fundamentais desse conceito de parto. Mas vamos pensar um pouco. Você precisa realmente "jogar fora" tudo o que aprendeu em suas aulas de pré-natal Lamaze ou Bradley? A indução feita corretamente não deve exceder os níveis fisiológicos normais do que seria um trabalho de parto espontâneo. Se você fizer indu-

---

1 Lembra-se do método do Dr. Robert A. Bradley, sobre o qual você deve ter lido no Capítulo 12? (N. da T.)

ção, por que não empregar *também* suas técnicas de respiração e contar com a ajuda de seu marido para o nascimento de seu filho?

Uma vez iniciado o mecanismo do trabalho de parto, muitos médicos suspendem a medicação de indução. Esse ainda pode ser um parto natural, mas com um início mais acelerado.

A Esticada em Casa

Nas últimas semanas de gravidez, seu médico terá oportunidade de avaliar a rapidez com que está se aproximando o parto. Isso é feito pelo exame de sua cérvice durante um exame vaginal. Nesse período, ele vai avaliar se é prudente oferecer uma indução, caso haja problemas com a gravidez. Se você tivesse a gravidez perfeita de Barbie e Ken, passaria alegremente pelo trabalho de parto, tiraria seu próprio bebê e você e seu marido viveriam felizes para sempre. Mas, se você é como todas as mortais, os prós e os contras da indução serão discutidos com você. Também uma técnica chamada "descolamento das membranas" lhe será oferecida. Seu médico discutirá o que será feito depois de passada a data marcada para o nascimento. Suas visitas semanais podem mudar para duas vezes por semana.

Descolamento das Membranas

Todos os exames da cérvice ajudam a prepará-la. Há substâncias bioquímicas na cérvice e associadas com as membranas que contribuem para a iniciação do trabalho de parto. Uma técnica utilizada durante um exame regular é chamada "descolamento das membranas".

O trabalho de parto envolve um conjunto bastante complexo de vários fatores — fetal, materno, hormonal e mecânico. Um fator isolado não a levará necessariamente ao trabalho de parto, inclusive o descolamento das membranas. Esse é um exame pélvico em que seu médico sentirá dentro de sua cérvice onde as membranas (a bolsa) estão ligadas à sua borda. Apalpando em volta do lado interno de sua cérvice, ele separa o saco amniótico de onde ele está preso, o que teoricamente permite que as moléculas que mantêm as membranas presas à borda interna da cérvice se rompam — tudo ocorre no nível molecular, não se esqueça — e sejam liberadas e, então, convertidas em prostaglandinas, que são poderosos estimulantes do trabalho de parto.

Você pode pensar que é só fazer isto e... pronto! Começa o trabalho de parto, madame! Mas as coisas não funcionam bem assim. Em geral, a indução provocará uma leve irritação, para que funcione melhor. Descolamentos repetidos podem ser realizados antes de o trabalho de parto espontâneo começar, mas ninguém sabe se este é uma coincidência ou o resultado de um descolamento eficiente. Meus livros dizem que você pode esperar o trabalho de parto três dias depois do descolamento, mas eu descobri que isso é inconsistente.

Essa técnica, que antes era vista com receio, hoje é feita, freqüentemente, ao termo ou próximo a ele, de modo que o trabalho de parto espontâneo seja realizado antes de seu bebê ficar maior do que precisaria. Seu filho crescerá cerca de 250 gramas ou mais por semana no último mês; então a diferença entre um bebê de 39 semanas e um bebê de 42 semanas pode envolver de 700 gramas a 1 kg a mais para sua pelve negociar durante o trabalho de parto. As candidatas a cesárea após parto vaginal podem concordar com a razão para o descolamento das membranas, sendo isso considerado menos invasivo que a cesárea. Sim, é invasivo. Mas os antibióticos, os respiradores, medicamentos intravenosos ou qualquer coisa de que possamos nos lembrar, desde os tempos do médico bruxo, também são. É uma decisão prática tomada pelo seu médico que faz parte da individualização de sua assistência.

O descolamento artificial das membranas viola o Método Bradley ou a ideologia Lamaze? Bem, certamente isso não é natural. Mas, se facilita o início do trabalho de parto espontâneo, que depois poderá prosseguir por um desses métodos, será ele realmente prejudicial? Você pode se proclamar uma fiel seguidora do Método Bradley, *Reformado*.

Alterações Cervicais Normais Próximo ao Termo Antes do Parto

Se esse for seu primeiro filho, sua cérvice se afinará antes de se dilatar. Se você teve vários bebês, sua cérvice se dilatará antes de afinar, permanecendo ligeiramente espessa. Essas propriedades se combinam em graus variáveis. Descobri que o afinamento da cérvice e seu alinhamento no mesmo eixo da saída ao longo do canal do parto me dão o melhor previsor de trabalho de parto iminente ou de quem poderia ter grande chance de sucesso em uma indução.

P&R — O Terceiro Trimestre

Dor "na Frente"

Pergunta: Estou com 32 semanas e sinto dores agudas, bem atrás de meu osso pubiano, que são constantes e acompanhadas de muita pressão, mas não tenho dor nas costas. Isso é trabalho de parto? Não consigo ficar de pé sem sentir essa dor.

DICA RÁPIDA

As causas de dor na linha média próxima ao seu osso pubiano são infecção na bexiga ou a separação dos ossos pubianos (pubis diastasis). A diástase pubiana é inofensiva, mas pode ser incapacitante.

Resposta: Novamente, do Departamento "Provações Finais da Gavidez", essa dor se parece ao que chamamos de *symphysis pubis diastasis*. Traduzindo, isso significa que a junta entre os dois ossos pubianos centrais está se abrindo um pouco. Dois hormônios, a progesterona e relaxina, surgem na gravidez para relaxar essa e outras juntas. (A progesterona também relaxa os intestinos, causando a famosa constipação da gravidez.) Essa abertura do anel pélvico resulta em uma circunferência maior por onde o bebê vai passar. A pelve é uma estrutura em anel, e, se você abre um anel na frente, ele terá de dobrar atrás. Não se surpreenda se a recompensa que você tiver com essa dobra for uma dor nas juntas do sacro-ilíaco em cada lado de sua coluna média inferior. Às vezes, você não sabe de onde está vindo a dor.

A diástase, às vezes, pode ser muito severa. Tive uma paciente certa vez que até precisou de tração! Mas a dor é quase sempre inofensiva e, certamente, não afeta o bebê. Os fisioterapeutas podem fazer maravilhas enquanto os obstetras lhe dizem piscando o olho que a cura para isso é o parto — mas você não está achando graça nenhuma. O seguro deve lhe pagar uma consulta ao fisioterapeuta; então, peça a seu médico para encaminhá-la.

As infecções do trato urinário podem ser muito sorrateiras na gravidez, por isso, qualquer dor na linha média deve ser um convite para um exame de urina ou uma cultura. Um exame de sua cérvice para verificar dilatação prematura, ainda que improvável, também pode ser prudente.

Cãibra e Dor nas Pernas

Pergunta: Tenho cãibra, principalmente à noite. Meu médico aumentou minha ingestão de cálcio, mas isso não ajudou. Essas cãibras são perigosas?

Resposta: A tromboflebite e os coágulos de sangue em suas pernas podem ameaçar vida; por isso, informe seu médico sobre a dor na perna. Entretanto, a mera cãibra é a famosa "tortura da gravidez", e é diferente da tromboflebite. As cãibras vão desde a contração muscular passageira até fazer você pular de desespero como uma grande idiota (eu também faria isso — eu sei a dor que você sente).

REGRAS DA GRAVIDEZ PARA MARIDOS

Regra nº 6: Isso não é engraçado. Não ria quando você vir sua esposa dançando pelo quarto às 3 da manhã.

Há vários fatores que podem contribuir para o aumento das cãibras nas pernas durante a gravidez, e não há consenso entre os médicos quanto às causas que seriam as mais importantes. Entre elas estão:

- A pressão da cabeça do bebê sobre os nervos da pelve, que pode provocar a contração dos músculos da perna.
- Alterações no cálcio e no magnésio, não só devido à fisiologia alterada da gravidez, mas também decorrentes das alterações na circulação resultantes do inchaço e de mudanças no volume sangüíneo.
- O esforço aumentado sobre os músculos devido a mudanças no peso e do centro da gravidade no final da gravidez. Em outras palavras, os músculos de sua perna funcionam bem na ausência de gravidez, mas provam estar fora de forma com o aumento das exigências físicas da gravidez.

DICA RÁPIDA ⇩

As cãibras nas pernas são inofensivas.

A inflamação/infecção de veias profundas da perna, chamada tromboflebite, é uma emergência obstétrica que requer hospitalização por causa do risco de coágulos sangüíneos que podem ir para o seu pulmão.

As cãibras nas pernas são muito comuns. A tromboflebite, no entanto, é muito rara. Em virtude de sua seriedade, qualquer dor nas pernas deve ser comunicada ao seu médico.

Os remédios para cãibras na perna têm sido fracassos crassos. Massagear os músculos afetados é o remédio mais imediato, mas isso pode ser o mesmo que correr atrás do próprio rabo. Tomar cálcio adicional em suplementos parece uma boa idéia, mas isso provavelmente é fantasia. Em minha prática, esses remédios têm ficado longe de proporcionar qualquer alívio. O que eu já vi que funciona melhor é o exercício continuado para manter os músculos de sua perna em forma, mas isso pressupõe exercícios e músculos tonificados antes da gravidez. A boa notícia é que o fenômeno não faz mal nenhum apesar do grande incômodo. Agora você sabe tudo o que eu sei sobre cãibra nas pernas durante a gravidez, o que é muito desanimador. Mas aqui vai o mais importante: informe toda dor na perna ao seu médico porque pode ser algo mais sério se não forem cãibras comuns.

A **tromboflebite** é a doença importante que a fará ligar para seu médico. A cãibra na perna pode ser inofensiva, mas é importante diferenciar essa dor daquela causada pela tromboflebite, que é uma inflamação de veias profundas das pernas — em geral da panturrilha. A tromboflebite é uma emergência e uma coisa importante porque as veias profundas da perna, se inflamadas, podem desenvolver coágulos de sangue que podem ir para os pulmões e, de repente, colocar sua vida em perigo. Agora, antes de haver um surto de histeria sobre cãibras nas pernas, diante da possibilidade de ser tromboflebite, saiba que há um método simples de distinguir entre as duas. Quando você tem cãibras esporádicas nas pernas, estas não devem doer sempre. Você não deve sentir dor quando aperta os músculos da panturrilha, nos intervalos entre cãibras. Mas, quando os músculos da panturrilha doem ao serem apertados a qualquer momento, isso é preocupante. O tratamento para tromboflebite envolve anticoagulantes (que afinam o sangue), que são medicamentos para diminuir a capacidade de coagulação do sangue. A administração de anticoagulantes pode ser muito complicada, por isso é necessário hospitalizar essas pacientes.

Por um lado temos cãibras na perna, que são inconvenientes, na pior das hipóteses; por outro lado temos a tromboflebite, que é extremamente perigosa se não for diagnosticada e tratada. Se um simples aperto dos músculos da panturrilha deixar dúvida, a ultra-sonografia pode examinar as veias profundas da perna para detectar a presença de coágulos.

As varizes *não* são perigosas, e *não* são tromboflebite. As veias varicosas estão relacionadas com a força gravitacional e a dificuldade oferecida pelo peso do bebê na drenagem de veias superficiais de volta para o coração. As varizes são meros ingurgitamentos dessas estruturas e não têm nada a ver com coágulos nas veias profundas das pernas. Embora possam causar dor, não representam o perigo dos coágulos de sangue de veias profundas. Uma vez que são resultado de uma obstrução parcial de sua drenagem, usar aquelas meias desagradáveis da vovó pode ajudar a mantê-las comprimidas. Há cintas especiais que ajudam todo o caminho até a vagina, se você sofre de veias varicosas nos grandes lábios.

Lactação Antes do Parto

Pergunta: Ainda falta um mês para o nascimento de meu filho e começou a sair leite de meus mamilos. Isso é esquisito? Não significa que meu bebê está chegando?

Resposta: Não, é bem normal. Não é aviso de trabalho de parto iminente. Ignore isso, se puder. (É mais fácil falar do que fazer.)

Indução *Versus* Trabalho de Parto com 37 Semanas

Pergunta: Estou com 37 semanas e meu médico diz que minha cérvice está madura. Ele disse que se eu entrar em trabalho de parto ele não o interromperá, mas ele não vai induzir meu parto. Qual é a diferença? Por que ele teme induzir o parto, mas não tem medo de que eu tenha um bebê agora com trabalho de parto normal? É o mesmo bebê.

Resposta: Pode ser o mesmo bebê, mas não é o mesmo processo. A indução, como qualquer bom aficcionado por Lamaze lhe dirá, é invasiva. Há duas situações em que a indução é aceitável: de 36 a 37 semanas para o trabalho espontâneo; com 39 semanas ou mais para a indução eletiva.

Uma vez que o trabalho de parto resulta de inúmeras ações e reações dentro de seu corpo, seu início espontâneo é respeitado no ponto em que há provável maturidade pulmonar. Mas, desde que a maturidade pulmonar aconteça em diversos pontos da curva de Gauss, isso significa que alguns bebês podem não ter pulmões desenvolvidos até completarem 39 semanas. O trabalho de parto espontâneo é desculpável visto que a própria maturidade dos pulmões pode desempenhar um papel na estimulação deste. A indução eletiva antes de 39 semanas, por outro lado, ignora variações na maturidade pulmonar e, como conseqüência, o bebê pode precisar de suporte para respirar. Por essa razão, a legitimidade da indução é estabelecida em um ponto bem distante do lado receptivo da curva de Gauss, para minimizar a possibilidade de sofrimento respiratório — e esse momento acontece com 39 semanas.

Se você entrasse em trabalho de parto com 37 semanas e seu bebê tivesse necessidade de um pouco de oxigênio, pelo menos foi um processo natural que levou a isso; a indução na 37ª semana que levasse um bebê a precisar de suporte respiratório seria criticada após o ocorrido e motivo de arrependimento tanto para você quanto para o seu médico. Não preciso lhe dizer como o seu advogado se sentiria com isso tudo.

A indução indicada, no entanto, não segue a obrigatoriedade de 39 semanas uma vez que há um problema médico que pode colocar você ou seu bebê em risco (ou ambos).

Tampão Mucoso

Pergunta: Depois da consulta de hoje, com 39 semanas, perdi meu tampão mucoso. Devo ligar para meu médico?

Resposta: Não. Sua cérvice é uma estrutura que produz muco, o qual lhe serve de proteção. Esse é um tipo de barreira, mas se torna menos importante no final da gravidez em razão da sua tendência de se soltar com exames vaginais ou mesmo espontaneamente, com o afinamento natural e a dilatação de sua cérvice. Um exame vaginal pode desalojá-lo; mudanças normais da cérvice vão afrouxá-lo. Não se preocupe; você formará um novo tampão. Se esse se desprendeu espontaneamente, o parto não está iminente. Tudo isso significa que estão ocorrendo mudanças normais de sua cérvice.

Isso não deveria ser confundido com vazamento do líquido amniótico, que será aguado em oposição à natureza gelatinosa de seu tampão mucoso. O vazamento de líquido deve ser comunicado imediatamente ao seu médico. Se você não sabe ver a diferença, ligue, por questão de segurança.

DICA RÁPIDA

O tampão mucoso não é importante. Se ele cair, isso não é importante. Esqueça!

PARTE 5

Trabalho de Parto e Nascimento

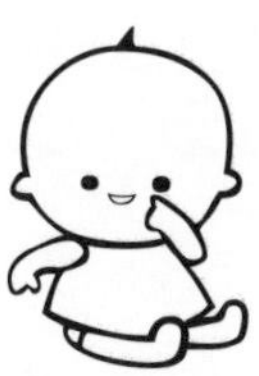

14

Trabalho de Parto

Causas do Trabalho de Parto

O que causa o trabalho de parto? Para responder a essa questão, ainda ficamos em maus lençóis. Quando uma mulher entra em trabalho de parto, um bebê é pressionado para fora, para o mundo externo. Sorte que há uma abertura em uma extremidade do ventre dela, para que o bebê saia ao encontro daqueles que o aguardam. É claro que não há nada de mal em você querer saber quem foi que inventou isso. Naquela discussão boba para dizer se Deus é homem ou mulher... bem... é melhor não chegarmos lá.

Ressentimentos à parte, você tem algumas coisas em seu favor. A primeira delas é que seu útero, normalmente um pequeno órgão em forma de pêra, que você nem notaria se não fossem aqueles lembretes mensais, tem uma capacidade surpreendente de se expandir e, o que também é surpreendente, a capacidade de fazer pressão para expulsar alguém de dentro de você, uma vez que você já preparou suas boas-vindas. A expulsão é feita com contrações musculares contra sua cérvice, que cede, abrindo. É isso o que acontece no trabalho de parto. A razão por que isso acontece provavelmente depende de muitas coisas. Atualmente, há duas teorias principais para explicar por que o trabalho de parto acontece e por que ele acontece em determinada data.

Abandono da Gravidez

Segundo esta teoria, a gravidez é mantida por processos endócrinos (glandulares) e bioquímicos. Após um sinal, de seu bebê ou de um conjunto de efeitos dentro de você — ou de ambos —, os processos que estão ocorrendo para manter a gravidez perdem essa função, e é hora de fazer as malas, pois seu bebê decide que vai abandonar a gravidez.

DICA RÁPIDA
Ainda não sabemos o que causa o trabalho de parto.

Teoria da Uretonina

Esta teoria afirma que seu útero fica mais sensível às coisas que o fazem contrair, quando substâncias químicas chamadas uretoninas (hormônios que afetam seu útero) aumentam.

Ambas as teorias sobre o trabalho de parto concordam que existe um sinal fetal de algum tipo. Há muitos processos bioquímicos envolvidos em você, em seu bebê e entre vocês dois. A ciência está sempre se desenvolvendo e qualquer descrição detalhada exige livros inteiros. Mas acho suficiente dizer que a sua tireóide, a pituitária, o hipotálamo e as glândulas adrenais provavelmente desempenhem um papel no trabalho de parto; os pulmões de seu bebê, as adrenais e o cérebro provavelmente também. Essa ligação, a placenta, também pode controlar a hora certa. Pode haver fatores que contribuem para iniciar o trabalho de parto, mas o interessante é que nem todos eles precisam ter um papel diferente; alguns apenas iniciam o processo até que outros comecem a atuar. Para sabermos exatamente o que causa o trabalho de parto, como se pudéssemos escrever um documento oficial sobre isso, ainda estamos aguardando para ver o próximo ato.

E o Bebê Faz... Muita Diferença

O início do trabalho de parto é complexo, mas você não deve se esquecer daquele lembrete final, o tamanho de seu bebê. Não há dúvida de que seu útero se contrai. Você tem sentindo contrações de Braxton-Hicks, o falso trabalho de parto, suficientes para que suas expressões faciais sirvam de cartaz para ilustrar uma aula de educação sexual em defesa da abstinência. Mas, quando você se aproxima da coisa real — o trabalho de parto pra valer —, seu útero se torna mais sensível a estímulos. Um desses estimulos é a pura carga que seu útero está carregando. Essa é uma situação em medicina em que posso realmente dizer que o tamanho importa.

Seu útero é um anfitrião relutante. Preferiria fazer apenas o que é de sua conta, esperando o dia de entrar na menopausa. Felizmente, seu útero não é seu chefe, tirano, embora você possa ter questionado isso em alguns momentos em que se sentiu no inferno, momentos estes que você não consegue esquecer.

O restante de seu corpo tem planos para seu útero de vez em quando (de uma gravidez a outra), e seu útero consente de má vontade. Ele não gosta de ser ocupado com qualquer coisa, seja o tecido menstrual com as cólicas que funcionam para expeli-lo, seja um DIU (os dois dias mais felizes em sua vida contraceptiva são o dia em que você engravida e o dia em que dá à luz o bebê), seja um bebê. Os transgressores são sempre processados e, no caso da gravidez, isso envolve a expulsão pelo trabalho de parto. Em algum momento.

Mas seu útero está se acomodando por um tempo. Mais cedo ou mais tarde, apesar de qualquer sinal bioquímico ou da falta dele, seu útero será esticado o suficiente para querer se contrair e expulsar seu bebê. Afinal, seu bebê é um *corpo estranho*, formado graças à contribuição do DNA do pai. A realidade mecânica é que seu útero tem um limite. Essa é uma razão para uma mulher com gêmeos ter uma tendência maior ao trabalho de parto prematuro — o útero dela pensa que seus gêmeos de 28 semanas são um único bebê a termo. Na teoria da uretonina, a alteração no tamanho do útero pode contribuir para torná-lo mais sensível.

A bioquímica de sua gravidez muda quando seu bebê está desenvolvido. Considerando tudo o que foi dito, é tentador pensar que sua gravidez tem um relógio misterioso, como se o bebê soubesse quando é hora de sair. Esse fatalismo nem sempre se sustenta no caso da prematuridade, mas a termo temos o luxo de ceder a esse sentimentalismo. Uma vez que a raça humana tem aproximadamente o mesmo período gestacional, o relógio é uma boa metáfora.

O tempo em que precisamos estar dentro de nossas mães é estabelecido como uma razão básica em nosso DNA.

Como Dizer Se É Mesmo Trabalho de Parto

Se a irritabilidade de seu útero fosse o único indicador de quando você devesse entrar em trabalho de parto, haveria um processo contínuo e as fibras musculares de seu útero se contrairiam com intensidade crescente. As forças começariam humildemente com as cólicas do primeiro trimestre, que representam dores crescentes, ganhariam força como contrações ocasionais, chamadas Braxton-Hicks, e passariam a ser rítmicas, levando ao falso trabalho de parto e, então, canalizariam todas as forças vetoriais contra sua cérvice até que uma intersecção consumada da força e da regularidade das contrações se desenvolvesse em trabalho de parto latente, evoluindo para trabalho de parto. Esse processo tornaria uma gravidez um período terrível.

Felizmente, as cólicas geradas por dores crescentes desaparecem quando seu útero está grande o suficiente para se tornar um órgão abdominal; as contrações de Braxton-Hicks são bobas — um mero aborrecimento; e o falso trabalho de parto pode aparecer, mas também desaparece. E, acredite ou não, há muitas mulheres que não sentem contração até que o trabalho de parto ativo inicie-se de repente, como em um piscar de olhos. A maioria das mulheres situa-se entre esse "piscar de olhos" e o crescendo contínuo, com graus variáveis de atividade uterina que, às vezes, apresentam diferenças tão sutis que podem gerar confusão. Leia a dica a seguir.

DICA RÁPIDA

O contínuo de irritabilidade uterina que leva ao trabalho de parto e ao parto subseqüente:

Dores crescentes — cólicas que são uma reação a algo (alguém!) em seu útero. Em geral, são o primeiro sintoma da gravidez e desaparecem depois de 12 semanas, quando seu útero se projeta para fora da pelve passando a ser um órgão abdominal.

Contrações de Braxton-Hicks — contrações bobas

- Irregulares
- Não rítmicas
- Sem dor

Falso trabalho de parto — o suficiente para fazê-la se sentir deplorável

- Irregular
- Não rítmico
- As dores não aumentam com o tempo
- A dor em geral é sentida no abdômen baixo
- Podem ser usados sedativos prescritos pelo seu médico.
- *Não há alteração na cérvice!*

Trabalho de parto pra valer (Espere um pouco, eu não negociei isso!)

- Padrão regular
- Os intervalos entre as contrações diminuem
- A intensidade aumenta com o tempo
- Dor em todo o abdômen e até nas costas
- Não pode ser administrado sedativo
- *Alterações na cérvice, inclusive dilatação (abertura), afinamento e posição (movimentação anterior — alinhando-se com o canal do parto)*

Dores Crescentes

Este é um problema do primeiro trimestre, então, esqueça-o até a próxima gravidez.

Contrações de Braxton-Hicks

São descritas academicamente como apertos de seu útero que não são desconfortáveis e não causam alteração na cérvice. O livro *Williams Obstetrics* (publicado pela McGraw-Hill), descreve-as como "irregulares, arrítmicas e indolores". Quem tem contrações de Braxton-Hicks dirá: "De vez em quando, eu sinto um aperto em meu abdômen, que, se você tocá-lo, sentirá como ele fica endurecido. Às vezes, é apenas de um lado, ou embaixo; às vezes, é em todo o meu abdômen".

Geralmente, as contrações de Braxton-Hicks aparecem após 20 semanas, e nesse período podem não incomodar muito; mas é bem possível senti-las com 19 semanas. Uma vez que o útero é muscular, provavelmente se contraia durante toda a gravidez, à medida que o bebê cresce o suficiente para alargá-lo, mas essas contrações são imperceptíveis.

As contrações de Braxton-Hicks são excelentes para tocar os outros. Podem ser sentidas pelos outros à sua volta — como seu marido dedicado no *shopping*. Seria bom você não ficar, com aquela expressão de dor no rosto, de Nossa Senhora de Fátima, e colocar a mão de seu marido em sua barriga. É claro que dói muito, você lhe assegura, mas manterá o lábio superior tenso porque você é o tipo de mulher que merece qualquer despesa naquela loja, bem à sua frente. Compre tudo. Ele não terá uma pista que não se encaixe com você. Aqueles itens devolvidos poderão ficar como crédito, para quando você emagrecer outra vez, após a gestação.

REGRAS DA GRAVIDEZ PARA MARIDOS

Regra nº 7: Reconheça sempre a dor e o sofrimento que sua esposa deve estar passando quando ela o faz sentir as contrações dela. E olhe à sua volta — certamente, deve haver algo por perto que você possa comprar para distraí-la desse sofrimento.

Falso Trabalho de Parto

O falso trabalho de parto é um prelúdio do verdadeiro trabalho de parto; por isso, é desconfortável. Essas contrações, em geral, ocorrem nas últimas semanas de gravidez e podem doer bastante. Você pode apelar para todas as suas artimanhas no *shopping,* nesse momento. Mas o diagnóstico do verdadeiro trabalho de parto não será feito se ao exame de toque não for detectado esvaecimento da cérvice.

O Verdadeiro Trabalho de Parto

O verdadeiro trabalho, por outro lado, envolve um padrão regular, com a redução do intervalo entre as contrações e o aumento da intensidade delas. A dor é sentida no abdômen todo e pode envolver forte dor nas costas. O que indica o verdadeiro trabalho de parto é a alteração cervical, que dá início ao processo que resultará no parto de seu bebê. A passagem das contrações de Braxton-Hicks, para o falso trabalho de parto, para o verdadeiro trabalho de parto não ocorre em um ato contínuo, com uma atuação cada vez maior de substâncias químicas que levam ao trabalho de parto "pra valer". Provavelmente, a mera irritação mecânica de uma gravidez cause a maior parte das contrações de Braxton-Hicks, mas todo o processo materno–fetal estimula os mecanismos de contração que levam ao trabalho de parto. É a inconstância desses processos que lhe dá intervalos longos e não caracteriza um processo contínuo.

Fase Latente de Trabalho de Parto — "Senhoras, Ponham o Motor para Funcionar"

O trabalho de parto latente realmente faz parte do trabalho de parto real, mas não produzirá nenhuma alteração cervical notável, e é mais difícil de acalmar que o falso trabalho de parto. É o motor que não quer pegar — girando ainda muito devagar, antes de você realmente fazê-lo funcionar para valer. Seu útero vê a luz amarela do semáforo e fica esperando dar o verde. Na base, o tecido que é responsável por manter sua cérvice enrijecida está enfraquecendo e preparando-se para ceder.

Métodos de Indução

Geralmente há duas formas que o seu médico pode indicar para começar uma indução do trabalho de parto. A velha postura é usar Pitocina (ocitocina), uma substância química idêntica àquela produzida em sua própria glândula pituitária, no trabalho de parto natural. A vantagem da Pitocina é que esta tem uma meia-vida muito curta e, se houver efeitos colaterais, pode ser eliminada de seu sistema em questão de minutos.

A prostaglandina, outra substância que participa do trabalho de parto natural ativo, também está sendo usada com mais freqüência. É administrada por supositório vaginal ou via oral, mas o problema com esses métodos é que, uma vez absorvidos, você não pode evitar seus efeitos, sejam benéficos ou não, até que desapareçam. Atualmente, é usada para tornar a cérvice madura naquelas pessoas que precisam dar à luz, mas cuja cérvice não mostra esvaecimento. Freqüentemente, os médicos promovem o amadurecimento da cérvice com um supositório de prostaglandina, e intensificam o trabalho de parto mudando de prostaglandina por via intravenosa para Pitocina. Alguns usam prostaglandinas durante todo o processo.

Recentemente, foi lançado um protocolo recomendando o uso de pílulas de prostaglandina (via oral) para ajudar no trabalho de parto. Tenho visto bons resultados com esta, mas esse procedimento ainda não é muito seguido.

Os tipos de contrações causadas pela Pitocina apresentam três qualidades — ritmo, intensidade e poder de duração — suficientes para gerar uma força vetorial para fora (pressionando a cabeça do bebê contra a cérvice). As contrações com prostaglandina são mais curtas, mas o pico é muito maior e mais repentino. Você pode notar realmente a diferença em um monitor. É claro que o trabalho de parto natural é um negócio complexo, envolvendo a combinação natural certa de ambas as substâncias (e provavelmente de outras!).

Por Que as Contrações Que Não Levam ao Verdadeiro Trabalho de Parto Não Alteram a Cérvice?

Você poderia pensar que até uma série de contrações fracas, com o tempo e se ocorressem em número suficiente, provocariam alguma alteração na cérvice. Porém, a cérvice é formada de tecido fibroso e muscular, que fornecem uma resistência até aos ataques freqüentes do falso trabalho de parto. Além disso, desde o terceiro trimestre, o útero tem a forma de uma urna invertida e as ondas musculares de contração precisariam ser rítmicas, com todas as forças resultando em um único vetor para fora da cérvice. Se as forças vetoriais não estiverem coordenadas, não haverá nada mais que um solavanco, talvez doendo tanto quanto uma contração regular, mas sem pressionar em uma direção.

O Incômodo de Outros Tipos de Trabalho de Parto Antes do Verdadeiro Trabalho de Parto

O falso trabalho de parto pode não acontecer. Se você for uma gestante típica, no entanto, terá pelo menos algumas contrações durante algumas horas, de vez em quando. Se você ficar preocupada, poderá ir para o hospital para uma avaliação, mas os alarmes falsos não são considerados histeria. Por mais que eu tente classificar os diferentes tipos de trabalho de parto, às vezes, as distinções entre eles podem ser pouco claras. Na dúvida, vá para o hospital ou ligue para o médico. Como obstetra, posso lhe dizer que preferiria que você tivesse centenas de alarmes falsos a deixar seu filho nascer no carro. Se você imaginar essa cena, não terá problemas em ir correndo para o hospital. Mas isso é o que eu penso. Pergunte à sua médica sobre os critérios de atendimento após o expediente. Também pergunte se você deve ligar para ela ou simplesmente ir para o hospital. Alguns médicos querem ser avisados, antes de soltar dinheiro para os filhos irem ao cinema; outros preferem que o primeiro contato seja com uma enfermeira no hospital para uma avaliação das contrações, da pressão sangüínea, do batimento cardíaco fetal e assim por diante, em vez de sua própria avaliação subjetiva do que está acontecendo. Evidentemente, se for durante o horário de atendimento no consultório, ligue primeiro para lá.

Além do falso alarme, há também a fase latente de trabalho de parto. Esta pode durar de 12 a 24 horas e você não vai acreditar no que está ouvindo quando a enfermeira lhe disser que não houve alteração em sua cérvice e que você deve voltar para casa. Há aquela cena famosa de mulheres andando pelos corredores do hospital, achando que isso vai ajudá-las a converter as contrações em trabalho de parto ou a resolver a fase latente de trabalho de parto. Os resultados de andar são tão difusos que eu não posso apontar qualquer diferença entre as que andam e as que ficam paradas.

Uma coisa que parece ajudar é a hidratação. Isso é verdadeiro, especialmente com o falso trabalho de parto, e acho que, sem dúvida, ajuda também na fase latente. Alguns copos de água parecem funcionar mais que seguir todas aquelas listras coloridas nos pisos do hospital.

DICA RÁPIDA

Na fase latente de trabalho de parto, não vejo diferença entre as que andam pelos corredores e aquelas que ficam deitadas na cama. Andar provavelmente seja um mito, na pior das hipóteses, e uma distração, na melhor.

Estágios do Trabalho de Parto Real

Em 1978, o Dr. Emanuel Friedman apresentou seu famoso manifesto sobre trabalho de parto. Suas descrições singulares simplificaram a maneira com que os obstetras avaliam o potencial para o sucesso do trabalho de parto. Ele descreveu três estágios do trabalho de parto, mas foi seu pensamento revolucionário sobre o primeiro estágio que ainda é usado hoje.

Estágio Um: A fase latente e a fase ativa do trabalho de parto, terminando quando a cérvice está com 10 centímetros de dilatação.
Estágio Dois: De 10 centímetros de dilatação até o parto. Essa é a fase de pressão, sua última chance de seu marido gritar que "não entende nada de nascimento de bebês".
Estágio Três: Do parto à expulsão da placenta.

Outros estágios:

Estágio Quatro: Uma gíria médica para se referir à saída da placenta até o final do período pós-parto (puerpério), em geral entre 6 e 12 semanas.
Estágio Cinco (descrito por DiLeo): Do final da fase quatro até a hora em que a criança se forma na faculdade e sai de casa.

DICA RÁPIDA

Estágio Um: Fase latente mais a fase de trabalho de parto ativa até a cérvice estar com 10 centímetros de dilatação.
Estágio Dois: Da dilatação completa até o parto do bebê.
Estágio Três: Do parto de seu filho até a expulsão da placenta.
Estágio Quatro: Daí em diante.

Primeiro Estágio do Trabalho de Parto

Este é formado de uma fase latente que passa a uma fase ativa, envolvendo a dilatação de sua cérvice até 10 centímetros, o suficiente para que a cabeça de seu filho possa passar. Durante a fase ativa, sua cérvice deve dilatar cerca de 1 ou 2 centímetros por hora, dependendo de quantos bebês você teve, do tamanho do bebê etc. O partograma (Curva de Friedman) é o cruzamento das retas sobre um gráfico, uma reta que representa a descida progressiva da cabeça de seu filho para o mundo externo, chamada estação, e a outra que sobe para representar a dilatação progressiva da cérvice até 10 centímetros. Cada cruz na página deveria mudar com o tempo, para que os cruzamentos não fiquem planos, o que significaria falta de progresso de uma dessas duas medidas.

Estação

O mecanismo todo de nascimento de uma criança, evidentemente, envolve a saída real do bebê por sua pelve. A estação é uma referência tradicional que se desenvolveu através de gerações de obstetras. É usada para documentar o registro de quanto a cabeça do bebê desceu no processo de nascimento. Ao discutir a situação de trabalho de parto, as enfermeiras e os médicos devem ser capazes de transmitir informações de modo que possam ser entendidas universalmente.

A estação se baseia em quanto a cabeça desceu em relação a duas proeminências ósseas (chamadas espinhas isquiádicas) que marcam a parte média da pelve (do meio para fora). Em um exame pélvico, o examinador pode sentir onde estas são protuberantes laterais da pelve. Então, a posição da "parte de apresentação", ou seja, daquela parte do bebê (espera-se que seja o topo da cabeça) que sairá primeiro no parto, é sentida comparada às espinhas isquiádicas. Se o topo da cabeça estiver nas espinhas isquiádicas, chama-se de estação zero. Para cada centímetro distante das espinhas, seja acima ou abaixo, pode-se dizer que a parte de apresentação está entre -3 e +3.

Por exemplo, -3 está em sua pelve 3 centímetros acima das espinhas isquiádicas, e +3 representa 3 centímetros abaixo do ísquio e, bem, é melhor ligar para o médico porque o bebê vai nascer logo! Uma estação +3 mostra o escalpe do bebê no períneo (a abertura da vagina).

Além de traçar o progresso da dilatação cervical, o partograma também registra a descida da cabeça de seu bebê anotando-se o estágio. Com trabalhos de parto normais evoluindo para parto, a estação começa na parte esquerda superior do gráfico e, com o tempo, é marcada para a direita inferior, enquanto a dilatação começa em 0 na esquerda inferior e sobe para 10, com o tempo, no canto superior direito do gráfico. Dessa forma, deve haver um X no gráfico. A distorção significativa desse X indicará um problema na descida da cabeça do bebê ou na dilatação, e essas aberrações gráficas são usadas para questionar a probabilidade de sucesso de um parto natural.

Geralmente, quando o bebê "desce" (se encaixa) durante o terceiro trimestre de gravidez, isso significa que ele atingiu uma estação zero. Esse é um bom sinal para o parto iminente. Seu termo conhecido é *encaixe*, e você notará quando isso acontecer, porque fica muito mais fácil de respirar, mas à custa da pressão bem maior que seu bebê fará na bexiga.

Partograma (Curva de Friedman)

A implicação do partograma é enorme porque tornou-se possível reconhecer padrões de parto anormal ruins o suficiente para exigir uma cesárea. Antes disso, os obstetras dependiam do ritmo do trabalho de parto e da intensidade das contrações, que Friedman mostrou serem inexatos para diagnosticar um trabalho de parto anormal.

Mas, assim como Friedman nos tirou da era das trevas (e a era das trevas ocorreu antes de 1978), sua famosa curva tem sido usada abusivamente, resultando em um aumento do índice de cesáreas desde aquela época. Por essa razão, as obstetrizes geralmente condenam o partograma como ferramenta diagnóstica usada para se determinar a necessidade de cesárea. Elas dizem que os médicos não levam em consideração alterações e pausas no progresso da curva devido ao posicionamento inadequado da parturiente, ao deitar-se de costas. Na verdade, alguns médicos não fazem isso, mas a maioria realmente o faz. O truque das obstetrizes de virar a parturiente de um lado para o outro para continuarem a medir a evolução da curva é comum entre a maioria dos obstetras que reconhecem a ação gravitacional como uma ferramenta importante para persuadir seu bebê a procurar a posição mais confortável — uma posição que altere, à medida que o trabalho de parto progride, aquelas mudanças que permitem que o trabalho de parto evolua.

DICA RÁPIDA ⇩

O partograma é uma representação gráfica do progresso tanto da dilatação cervical quanto da descida da cabeça de seu bebê, as duas coisas que são mais importantes para julgar se um trabalho de parto está ou não indo bem. É fácil identificar os trabalhos de parto anormais quando se aplica o partograma. Nos trabalhos de parto normais a curva pode parecer anormal por várias razões; por isso, este recurso diagnóstico é apenas uma diretriz que deve levar em consideração outros fatores, como peridurais, a falta de mudança de posição na cama etc.

As obstetrizes condenam as peridurais porque estas impedem que a parturiente seja capaz de se mexer. Mas seu médico concordará prontamente comigo que o combate à dor, quando Lamaze não está funcionando, pode impedir a descida de seu bebê — que o bom relaxamento que vem com a peridural, às vezes, contribui para o recuo e para eliminar a tensão do parto. Cada parto é um evento singular, e nenhum dos gráficos do partograma nem a não intrusão militante da parteira são adequados a todos.

Em certo ponto, fica mais fácil tomar uma decisão em obstetrícia porque, quando você está em trabalho de parto ativo, vai ter seu bebê por via vaginal ou não. Excluindo-se a necessidade de cesárea, por causa de sofrimento fetal ou por razões não relacionadas ao trabalho de parto, se um trabalho de parto evoluir mal, você saberá se a cesárea será necessária. Isso não era tão claro antes da representação gráfica do trabalho de parto feita por Friedman.

Tipos de Trabalho de Parto Anormal

Mesmo que sua cérvice continue dilatando, seu bebê pode não nascer. Mas, se ele continuar descendo, mais cedo ou mais tarde você terá dilatação. Isso parece estranho, mas, apesar de a descida do bebê e a dilatação da cérvice serem relacionadas, você pode ter uma e não ter a outra. A cérvice pode não apresentar dilatação, mas essa dilatação acabará ocorrendo se o seu bebê continuar descendo. Mas, com ou sem dilatação, seu bebê deve descer e se encaixar no canal do parto. (*Canal do parto* é um termo leigo geralmente usado para se referir à região formada pela pelve, cérvice e vagina.)

A apresentação mais comum do parto anormal, no entanto, é uma combinação das duas. A dilatação cervical e a descida do bebê começam a ser mais lentas ou chegam a parar. Você pode ter até 8 centímetros de dilatação sem que seu bebê entre na pelve; você pode não ter passado de 4 centímetros, e a cabeça de seu bebê estar pressionada contra seu osso pubiano. Qualquer que seja a apresentação, se sua dilatação cervical e/ou descida do bebê não resultar em parto dentro de cerca de oito horas de trabalho de parto ativo, algo está errado. Não se preocupe, seu médico está, há várias horas, atento aos sinais sutis que indicam que algo vai mal, até que essa situação confirme que as suspeitas dele estão corretas.

Quando há trabalho de parto anormal, várias coisas podem acontecer:

1. O trabalho de parto pode reverter para normal misteriosamente, resultando em um parto normal vaginal. Isso ocorre quando mudanças de posição acontecem no momento oportuno. Para passar pela pelve, seu

bebê terá de fazer algumas manobras aqui e ali; por isso, a posição e a ação da gravidade transformam o trabalho de parto mais disfuncional em um enorme sucesso.

2. O trabalho de parto pode continuar até a dilatação completa da segunda fase, e o parto vaginal assistido (com fórceps, extrator a vácuo ou com um assistente empurrando o fundo do útero) pode realizar isso que era duvidoso, evitando uma cesárea. O bebê pode ser grande demais, sua pelve pequena o suficiente para tornar a saída estreita, ou seu útero pode ficar esgotado o suficiente, não sendo capaz de empreender a força necessária para "fechar a jogada". Uma certa posição da cabeça fetal, com a face para baixo ou para cima, e sentada na base de sua vagina, tornam esses partos assistidos possíveis. Os partos assistidos envolvem a utilização de um vácuo-extrator, que é um instrumento de sucção que é aplicado ao escalpe de seu bebê para ajudar a puxá-lo, ou o fórceps, que é seguro quando usado corretamente (como qualquer coisa em medicina). A "pressão fúndica" é o método deselegante de ajudar a empurrar seu abdômen para baixo, de modo a empurrar seu bebê para fora. É rude e muitos médicos receiam fazer isso porque, às vezes, essa manobra necessária para consumar o parto pode ser um sinal de distócia iminente do ombro, como descrito no Capítulo 17. Por outro lado, talvez não seja possível você ter seu filho por parto natural. É aí que falamos em cesárea. Dependendo de sua atitude, essa pode ser uma segunda opção ou a pior coisa do mundo. Lembre-se: o que importa não é como você tem o bebê, mas a maneira de criá-lo. Mas essa não é mais a hora de ficar filosofando sobre a cesárea; esta passa a ser uma necessidade médica e você deve confiar nos critérios de seu médico. Lembre-se também: seu médico não quer um bebê com problemas — por várias razões. Todos estão do mesmo lado.

Ausência de Trabalho de Parto (No Que Vai Dar Isso?)

Agora que falei do verdadeiro trabalho de parto e do trabalho de parto anormal, o que acontece quando nada — absolutamente nada — acontece? O fato de você ser um ser humano e de se esperar que você entre em trabalho de parto em alguma data previsível de nada adianta quando isso não acontece. Bebês de 37 semanas terão até cinco semanas pela frente para começar a fazer parte da parada dos carrinhos de bebês. Você vai achar que eles estão rindo de você. Em que ponto seu médico intervirá se o seu trabalho de parto normal parece estar situado no extremo da curva de Gauss? Isso pode parecer o mesmo que esperar para escapar da prisão enquanto todos estão andando livremente por parques verdes. O prazo final é de 42 semanas.

Com 42 semanas, a placenta começa a envelhecer, mas seu bebê continua crescendo. As necessidades de seu bebê podem exceder a capacidade da placenta de oferecer os bens; por isso, a maioria dos médicos quer induzir se não há trabalho espontâneo de parto a essa altura. Se a sua cérvice não está madura para indução agora, as chances de um parto normal diminuem porque seu bebê está ainda maior do que estava na "data prevista".

Agora temos a prostaglandina (uma substância química poderosa que seu corpo produz como parte do trabalho de parto), que podemos administrar por meio de um supositório vaginal ou de uma pílula, e esta é excelente para o esvaecimento de sua cérvice nesses casos. Essa técnica de indução tem colaborado muito para manter o índice de cesárea em torno de "42+".

Com uma cérvice madura, um gotejamento tradicional de Pitocina pode ser usado até que seu próprio mecanismo assuma o comando. A prostaglandina também pode ser usada, mas atualmente é usada de preferência em caso de gravidez pós-termo, sem dilatação do colo.

Trabalho de Parto Insuficiente

Algumas mulheres fazem a transição da fase latente para o trabalho de parto ativo, dilatando bem, até que as coisas parecem perder a força, uma situação chamada trabalho de parto subótimo ou hipotônico. Não sabemos por que isso acontece, mas temos o que chamamos de aumento do trabalho de parto, em que seu médico acrescentará Pitocina ao frasco de soro pendurado ao lado da cama para complementar a ação até que considere que há um trabalho de parto efetivo. Isso pode ser feito com os métodos Lamaze ou Bradley, pois você será levada ao ponto em que o trabalho de parto é considerado normal.

Trabalho de Parto Demais (Como Se o Simples Trabalho de Parto Não Fosse Suficiente) — Contrações Tetânicas

A força e a taxa de contrações é singular em cada gravidez. O trabalho de parto típico efetivo envolve contrações que vêm de 1 a 4 minutos, e cada contração dura de 40 a 60 segundos. Quando seu útero se contrai, há uma redução temporária de troca de oxigênio entre sua circulação e a do bebê. Os bebês são resistentes e podem suportar isso até que o parto seja consumado por causa da recuperação entre as contrações. Mas, se uma contração durasse um tempo demorado demais — uma contração tetânica (ou hipertônica) —, a reserva de seu bebê poderia ser comprometida, levando o sofrimento fetal. Quando crianças, todos nós brincamos de prender a respiração. Alguns bebês podem suportar mais tempo que outros. Uma contração tetânica é quase sempre uma ocorrência temporária, e seu bebê se recupera completamente em seguida. Em geral também é associada à indução ou ao aumento, e a solução simples é interromper a Pitocina, que sai de sua circulação muito rapidamente.

DICA RÁPIDA

Sinais de trabalho de parto anormal:

- Falta de dilatação cervical.
- Falta de descida da cabeça de seu bebê.
- Trabalho de parto subótimo (hipotônico). (Exige o aumento da intensidade.)
- Contrações hipertônicas (tetânicas). (Obriga a descontinuidade de qualquer agente que cause contração — indução, aumento etc. Pode levar a sofrimento fetal.)
- Trabalho de parto precipitado. (Pode indicar infecção.)
- Pós-datismo. (Ausência de trabalho de parto após 42 semanas.)

A dificuldade com essas contrações tetânicas não é o fato de elas acontecerem, mas por que acontecem. Como as ocorrências mais transitórias no trabalho de parto e no parto, a resposta provavelmente não será encontrada. Mas poderia ser indagado por que seu útero estava tão sensível para reagir daquele jeito. Haveria outros sinais de infecção do útero (amniotite) que poderiam impor perigo a você e a seu bebê, se ignorados? Fique tranqüila que seu médico não vai ignorar sinais de amniotite.

DICA RÁPIDA

Todas as cesáreas resultam de trabalhos de parto que não evoluem bem, disfuncionais, mas nem todos os trabalhos de parto disfuncionais evoluem mal e acabam em cesárea. Há inúmeros recursos relativos a posição e manipulações da Pitocina que podem fazer um trabalho de parto evoluir bem.

Trabalho de Parto Precipitado

Há aqueles trabalhos de parto rápidos como relâmpagos, que espantam qualquer professor de obstetrícia experiente. Dois centímetros às 10 horas evoluem para 10 centímetros às 10h12, 15 minutos depois de se chegar ao hospital. Isso é muito raro com os primogênitos, mas tende a acontecer com mulheres que tiveram trabalhos de parto precipitados ou muitos filhos antes. A amniotite pode ser a causa de um trabalho de parto super-rápido.

Com exceção da amniotite, que afeta um trabalho de parto particular, na maioria dos trabalhos de parto precipitados é dado um aviso antes. Uma história simples do passado obstétrico pode dar pistas necessárias para oferecer uma indução, de modo que esse parto possa ser bem conduzido em circunstâncias controladas. Mais uma vez, você está convidada a imaginar a cena de um trabalho de parto em seu carro.

Trabalho de Parto — O Que Isso Significa para Você no Mundo Real

Tudo o que foi dito anteriormente é tão interessante quanto catalogar pássaros (com minhas desculpas às ornitologistas grávidas de todo o mundo). Mas o que o trabalho de parto significa para você? Quando será hora de fazer as malas?

Quando você se aproxima da data prevista, pode ficar apreensiva e querer saber quando deverá ir para o hospital para ter o bebê. A hora de ir para o hospital varia. Certamente, uma paciente de alto risco precisa ir quando acontece qualquer ocorrência incomum. Uma mãe com uma gravidez normal só precisa ir, entretanto, quando parecer que o trabalho de parto é "pra valer". Como você sabe?

DICA RÁPIDA

A melhor hora de ir para o hospital é quando as contrações satisfazem os critérios para o trabalho de parto ou para preocupações reais:

- Contrações rítmicas, como um relógio.
- Aumento da intensidade.
- Intervalos mais curtos entre elas.
- Presença de sinais de aviso que devem ser verificados, como sangramento, vazamento de líquido ou diminuição do movimento fetal.

Se perder o tampão mucoso, esqueça. Isto não significa nada.

O trabalho de parto é definido pelos obstetras como uma mudança na dilatação e no afinamento da cérvice, determinada por exame. Há muitos alarmes falsos, principalmente nas primigestas, quando o que parecem ser contrações desaparecem quando monitoradas no hospital. A verdade é que é difícil dizer o que está acontecendo sem se fazer uma avaliação no hospital.

O início do trabalho de parto geralmente se desenvolve gradualmente. Embora as contrações do início do trabalho de parto, também chamadas de fase latente de trabalho de parto, não ajudem muito a dilatar a saída do colo, elas o afinam e fazem a cabeça do bebê descer, pressionando-o de modo que o trabalho de parto ativo tenha um alvo que vai cedendo quando começam as forças pra valer.

Para agir como uma borda dilatadora contra a cérvice, a cabeça do bebê deve pressioná-la com uma força rítmica. Não só a força deve ser suficiente, mas também o ritmo deve ser constante. Um aríete é uma metáfora grosseira, mas exata disso. Se as contrações forem irregulares, vindo a cada 12 minutos, então a cada dois, e então a cada 16, o ritmo é inefetivo. O início do trabalho de parto real é mais provável com contrações a cada 8 minutos, como um relógio, embora esse intervalo seja mais longo que os 2 minutos que faziam parte da seqüência desorganizada que eu descrevi primeiro. Portanto, um ritmo constante como o do relógio é um sinal melhor para ir até o hospital.

O sangramento nunca é considerado normal, exceto um pequeno sangramento após um exame. Você deve relatar qualquer sangramento ou ir para o hospital quando isso ocorrer. Felizmente, esse é um sinal de trabalho de parto iminente, pois uma cérvice em dilatação, às vezes, rompe vasos sangüíneos minúsculos dentro dela. A perda do tampão mucoso não importa.

A ruptura das membranas amnióticas (o rompimento da bolsa) é outra razão obrigatória para falar com seu médico. Se o líquido pode sair, as bactérias podem entrar, e é só uma questão de tempo até que a infecção possa afetar você e seu bebê. O vazamento de líquido tem a mesma importância. O trabalho de parto espontâneo, em geral, começa quando isso acontece, e a maioria dos partos, induções e outras intervenções combatem a maioria das infecções que podem se desenvolver.

Que Diferença Fará Se Você Fizer um Parto Vaginal ou uma Cesárea? Os Três "Ps" do Trabalho de Parto

Apesar do que você ouviu, a maioria das mulheres ainda tem parto normal. (Rodapé: o restante faz cesárea.) Qual a diferença entre esses dois grupos? A melhor forma de explicar isso é pensar em uma pequena máxima que aprendi em meus plantões de Gineco na maternidade do (ex) Charity Hospital. Uma equipe de obstetras reiterou mais uma vez, de acordo com a tradição, o conceito dos três *P*s: Poder, Passageiro e Passagem. Basicamente, isso significa a força do trabalho de parto, o tamanho e a posição do bebê, e o tamanho do canal do parto.

Seu Poder (Energia)

Seu trabalho de parto deve se desenvolver como uma série de contrações rítmicas de modo que uma força vetorial simples siga em uma única direção — a cérvice — para liberar seu bebê. As contrações irregulares e o falso trabalho de parto podem ficar fortes o suficiente para causar desconforto, mas não exercem uma força organizada suficiente em uma direção para empurrar seu bebê para baixo e para fora contra sua cérvice. A cabeça de seu bebê não consegue agir como uma força dilatadora efetiva para realizar a dilatação, o critério usado para definir o início do verdadeiro trabalho de parto (ativo). Em outras palavras, o falso trabalho de parto não gera uma força "suficiente" para desencadear as ações necessárias em sua cérvice que levam ao parto.

Por outro lado, a força do trabalho de parto pode não ser suficiente no final de um longo trabalho de parto. Seu útero pode ficar fatigado. Você precisa ter energia suficiente para fazer o trabalho até o parto e, quando não consegue, a única alternativa pode ser a cesárea.

Seu Passageiro

O tamanho e a posição de seu bebê são fatores cruciais para assegurar um parto vaginal. Obviamente, se o seu bebê é grande demais, você e seu médico estão agindo contra as leis da Física. No entanto, a prova está no trabalho de parto, e todas merecem tentar o parto natural, não importa quanto se estime que o bebê seja grande. As leis da Física, no entanto, ajudam a apontar o caminho: ou o seu bebê vai passar ou não vai. E, se não for passar, seu médico saberá disso, mais cedo ou mais tarde. Haverá uma desaceleração óbvia na evolução.

Se não for a força do empurrão nem o passageiro, ele saberá que então é a passagem.

FATOR-A

Boas notícias! A maioria das mulheres tem partos normais.

A posição de seu passageiro também pode afetar o sucesso. A cabeça dele pode estar em um ângulo tal que a parte mais larga esteja apontada contra a passagem mais estreita dos ossos de sua pelve.

Sua Passagem

Quando seu poder é bom (trabalho de parto ativo adequado) e sua passagem não é larga o suficiente, o único perigo a um parto vaginal é o canal de parto. A pelve, com sua arquitetura óssea oca, é a parte mais importante. O tecido mole tem elasticidade para acomodar seu bebê, mas o osso vai barrá-lo, causando a compressão da cabeça e, possivelmente, sofrimento fetal. Quando o poder (sua força) empurra o passageiro contra uma passagem pequena demais, o trabalho de parto deixará de evoluir.

DICA RÁPIDA

Sua capacidade de ter um parto normal ou de precisar de uma cesárea depende do poder de seu trabalho de parto, do tamanho de seu bebê e das medidas de seu osso pélvico. Felizmente, na nossa espécie, esses três fatores se equilibram, mas, quando as leis da Física vão contra você, não é possível usar uma cavilha quadrada em um furo redondo.

O tempo é o melhor teste do trabalho de parto. O seu bebê vai nascer por parto normal ou não e, mais cedo ou mais tarde, a verdade será conhecida. Embora o conceito dos três *P*s seja simplista, ele se aplica quando, por alguma razão, o bebê não nasce após certo tempo. Tudo o que seu obstetra precisa é verificar os três *P*s. São necessários apenas três dedos para contar, o que é uma sorte, pois os outros sete são usados para contar as outras coisas que nos preocupam. Mas esse é outro capítulo.

15

Alívio da Dor no Trabalho de Parto

"Lamaze é bom para os pássaros!"
— Anônimo, dito cerca de um trilhão de vezes

Convivendo com Ela ou Sobrevivendo — O Conceito de Alívio da Dor e o Trabalho de Parto

O nascimento é um acontecimento natural. Por causa disso, muitos acham que ele deve ocorrer de um modo natural, sem o alívio da dor. Para tanto, técnicas como Lamaze e Bradley ajudaram muito as mulheres que optam por passar por essa experiência, considerando ser essa "A Experiência". Mas há aquelas que não conseguem realmente fazer isso sem sofrer muito, e é impossível prever quem serão elas porque somos diferentes uns dos outros.

Talvez os nervos da dor difiram em abundância ou distribuição. Talvez algumas pessoas sejam mais sensíveis a determinados tipos de dor que outras: a dor causada pela pressão da cabeça do bebê que está descendo pela pelve, a dor óssea do crânio do bebê atritando contra o osso pubiano da mãe e a dor de contração do próprio útero. Há muitas maneiras de a dor contribuir com desconfortos gerais do trabalho de parto e do parto. Cada mulher sente todas essas dores a afligirem de uma maneira individual.

DICA RÁPIDA

Cada mulher sente o trabalho de parto de modo diferente, por isso, se você acha que o desconforto é inaceitável, deve aliviar a dor (sedação, peridural etc.), se quiser — esse procedimento é correto do ponto de vista ético e médico.

As técnicas de parto natural, freqüentemente bem-sucedidas, nem sempre eliminam o tipo de dor a que uma mulher pode ser mais sensível. Sejamos justos. O parto natural é um ideal de um processo natural. Mas não nos esqueçamos de que não muito tempo atrás o óbito em parto natural fazia parte disso também. Agora, não estou dizendo que a dor do trabalho de parto possa causar morte. O que estou dizendo é que se estamos dispostos a eliminar os índices de mortalidade "naturais" associados a partos, não seria aceitável eliminar a dor natural para aquelas que se sentem incapazes de tolerar isso? Por ser algo natural, seria descabido tornar essa experiência mais confortável para uma mulher que prefira métodos modernos disponíveis, como analgésicos e peridurais? A mulher que acha que precisa de algo será a primeira a lhe dizer que seu alívio não é uma coisa fora de propósito.

Como obstetra, posso lhe dizer que o importante para mim é ter um bebê e uma mãe saudáveis, que não passem por tudo isso. Todo o restante deveria ser decisão dos pais — seja ou não o parto natural. Há certas diretrizes que devo seguir para atingir meu objetivo e, no que me diz respeito, os pais é que mandam. Algumas mulheres (ou mesmo a maioria delas) têm uma idéia maravilhosa sobre os métodos de parto natural. Para outras, estes podem ser uma péssima idéia. No entanto, muitas que acreditaram nesses métodos e se esforçaram para tentá-los enfrentaram muita pressão para prolongar suas tentativas por mais tempo do que deveriam. O que é politicamente correto não tem lugar no trabalho de parto e no parto. Os métodos de alívio do trabalho de parto, naturais ou não, devem ser adotados — como o voto — de forma secreta, de acordo com o desejo dos pais. O parto de uma criança deve ser um acontecimento memorável, e não uma provação. Desculpe-me por dizer isso novamente, mas não é a maneira como você tem o bebê que importa, e sim como você o cria.

O Alívio É a Única Forma

Graças a Deus, estamos no século XXI! Você gostaria de ter tido um bebê em 1902? Naquela época, em comparação a hoje, um número cem vezes maior de mulheres morria por complicações na gravidez e no parto. Elas se casavam muito mais jovens. Minha avó casou-se com a respeitável idade de 15 anos. Isso significa que a gravidez também ocorria muito mais cedo.

DICA RÁPIDA

As opções para aliviar a dor hoje em dia incluem sedação, anestesia peridural, raquidiana, bloqueio do nervo pudendo, anestésico local e combinações destes.

Não é uma coisa ruim os adolescentes terem bebês; fisiologicamente essa poderia ser a melhor idade para isso. Mas, do ponto de vista humano e sociológico, há uma desvantagem considerável. Em 1902, as jovens recebiam pouca instrução formal. E certamente não existiam as organizações Lamaze ou Bradley disponíveis a elas. E não havia anestésico real para aliviar a dor. Você está associando a falta de medicamentos, de antibióticos e analgésicos com mulheres adolescentes, sem formação educacional. Se você fosse uma mulher naquela época, essa seria sua sorte. Agora é muito melhor.

Sedação

Há muitos analgésicos disponíveis atualmente para aliviar a dor. Estes são mais efetivos por administração intravenosa. No trabalho de parto, você se beneficia da presença de uma aplicação intravenosa, pois não há razão para virar uma "peneira" durante oito horas. Hoje, acrescentamos agentes como Stadol, que não existe no Brasil, ao Demerol e à morfina, que são respeitados por sua segurança.

Anestésicos Peridurais

Se lhe passarem um anestésico na pele em suas costas antes da inserção da agulha maior da peridural, esta será bem tolerada. Mesmo pelas choronas. (Eu também sou chorão — os chorões imperam!)

As peridurais existem há mais de 20 anos, e o treinamento adequado para sua administração transformou esse medicamento, que já foi considerado exótico, em um recurso suave para o alívio da dor. Além disso, o tempo permitiu que muitas bênçãos caíssem sobre as peridurais; aquela dose que amortecia totalmente os membros inferiores agora é uma aplicação contínua, sofisticada, de uma dosagem de medicamento suficiente para aliviar a dor, mas não a ponto de impedi-la de se mover. E os avanços continuam.

Basicamente, o medicamento é injetado por uma agulha em um espaço próximo de seu canal vertebral. Neste, o medicamento infiltra-se, adormecendo todos os segmentos do corpo supridos pelos nervos. O local para a aplicação é bem abaixo de qualquer parte da coluna vertebral; então, mesmo quando inadvertidamente a agulha penetra mais profundamente na coluna, isso não prejudica sua espinha dorsal. Essa é a boa notícia.

DE VOLTA AO CHARITY HOSPITAL...

Duas escolas médicas usavam o Charity Hospital – Tulane e a Lousiana State University (LSU). Eu mesmo fiz residência na LSU, com muito orgulho. O chefe do Departamento de Ginecologia e Obstetrícia da LSU na época era Dr. Abe Mickal, um educador maravilhoso que tinha o seguinte pensamento sobre o sofrimento da mulher: ele não deveria acontecer. As pacientes atendidas no Charity Hospital eram de um grupo sócioeconômico que não apresentava boa nutrição e nem tinha assistência pré-natal consistente, logo, certamente o curso de pré-natal estava fora de questão. Uma vez que semanas de instrução no pré-natal sobre como lidar com o trabalho de parto não faziam parte do currículo dessas parturientes, a sedação por via intravenosa era o substituto provável. O Dr. Mickal não era contra o parto natural, mas contra o sofrimento. Essas pacientes não eram do tipo que defendia a "beleza do parto natural". Dizia-se freqüentemente naquela época que se podia ouvir a diferença entre as alas da maternidade do Charity Hospital que eram atendidas pelo pessoal da Tulane e da LSU. Não estou dizendo que as mulheres sofriam desnecessariamente ou que estavam à beira da morte na ala de Tulane, mas, sem dúvida, a ala atendida pelo pessoal da LSU era estranhamente tranqüila. Principalmente quando o próprio Dr. Mickal deixava claro que ele ia passar visita. O rosto dele transfigurava-se de raiva, se ele ouvisse alguém gemendo. Se uma paciente sofresse, o residente que estivesse na ala de trabalho de parto certamente também sofreria muito em breve.

Dois anos depois, o departamento de anestesia passou a ter um suprimento suficiente para administrar peridurais a *todas* as mulheres que pudessem se beneficiar delas. Não estou dizendo que o Dr. Mickal tenha sido responsável por isso — tempos em mudança fizeram isso —, mas, sim, que uma geração de médicos do Sul foi treinada para ser mais sensível às parturientes que estavam sofrendo. Esse talvez seja o maior legado do Dr. Mickal.

A má notícia é que se isso acontecesse, ou se o medicamento se infiltrasse demais pelo espaço peridural, muitas coisas poderiam parar de funcionar. Você poderia parar de respirar. Mas, antes de advertir seus anestesistas quanto a processos e outras coisas afins, saiba que não há lugar melhor no mundo para ter uma complicação de uma peridural que com um anestesista respirando atrás de seu pescoço. Os anestesistas têm equipamentos, suprimentos, e sabem o que fazer com eles. E toda peridural é monitorada como se isso pudesse acontecer todas as vezes. De volta à boa notícia: dificilmente isso acontece. Eu me aventuraria a dizer que sem peridural haveria mais mulheres pulando pelas janelas, ameaçando levar consigo aqueles maridos preguiçosos donos de espermatozóides malditos, que mulheres que sofrem dessa complicação muito rara. Fazer uma afirmação dessas pode parecer uma postura radical, mas eu falo assim para enfatizar quanto sofrimento tem sido eliminado com essa invenção conhecida como peridural.

DICA RÁPIDA

Com peridurais, a anestesia rola pela montanha abaixo, banhando com medicamentos entorpecentes os nervos que seguem para baixo. A técnica tem sido aprimorada com os anos e é facilmente tolerada.

Mais comumente, as complicações que ocorrem com peridurais envolvem a diminuição da pressão sangüínea, o que possivelmente também se deva à posição de uma mulher que se deitou de costas imediatamente após receber a peridural, e todos nós sabemos o que o útero grávido faz com o sangue que está retornando para o coração, quando está apoiado sobre a veia cava.

As complicações incluem a hipotensão mencionada, sendo prenunciada por náusea causada acidentalmente quando, ao se aplicar a anestesia, a agulha penetra fundo demais na espinha. Isso tem as mesmas complicações que uma peridural feita em local alto demais, por isso o anestesista está pronto para isso também. Se o espaço subdural for puncionado, pode causar dores de cabeça mais tarde, mas isso é curado fácil e instantaneamente —, injetando-se alguns mililitros de seu próprio sangue no espaço, para fechar efetivamente o orifício.

Se tudo correr bem, você pode achar que o jogo acabou e esperar até que tudo seja esquecido, mas aí é que está a surpresa. A eliminação da dor lhe permite comemorar o nascimento com imensa alegria. É espantoso quanto você pode aproveitar um parto sem a distração que a agonia pode causar (supondo que você seja do tipo que entra em desespero quando sente dor, caso em que, sem dúvida, você dará preferência à peridural). Você pode aproveitar a experiência de vínculo com o seu marido. Você pode vibrar ao ver seu filho. Você pode se concentrar nisso. E o medicamento de uma peridural não tem efeito em seu bebê, o que elimina uma grande preocupação para os entusiastas do parto natural, sem medicação.

FATOR A

As complicações de peridurais são raras e podem ser controladas. Uma vez que todo o procedimento de aplicação envolve monitorar e estar preparado para lidar com complicações, as peridurais raramente são perigosas, embora possam ser desagradáveis. A complicação mais comum é injetar acidentalmente anestésico na espinha, o que causa dores de cabeça posteriormente. As dores de cabeça podem ser curadas instantaneamente, injetando-se um pouco de seu sangue no espaço subdural para fechar o orifício.

Histórias de paralisia e de problemas permanentes nas costas são mitos ou ficaram para trás, quando as peridurais não eram tão boas quanto são hoje.

Apesar de todas as críticas que as peridurais sofreram na imprensa por parte daqueles que ensinam técnicas de parto que dependem do autocontrole e da concentração, a ironia é que as mulheres que se beneficiam de uma peridural serão capazes de se concentrar de maneira inacreditável em um importante acontecimento da vida, que ficaria apagado por trás do sofrimento, do desespero e do desconhecido, se não fosse a peridural. Tenho visto belos partos naturais, mas também tenho visto a beleza de um parto sem dor. Isso não cola.

Raquianestesia (Bloqueio Subdural)

Foi aí que começou toda a revolução do que é chamado de anestesia regional. Antes da anestesia regional, as mulheres eram submetidas a hipnose, um estado de semiconsciência, e ficavam um pouco zonzas; é por isso que qualquer mulher poderia dizer que seu filho foi trocado ao nascer, depois de ele derrubar a mamadeira pela terceira vez durante uma refeição... a hipnose era algo próximo de uma anestesia geral. Eu mesmo nasci desse modo. Minha mãe foi hipnotizada e eu fui puxado a fórceps. Se você pensa que os entusiastas do parto natural detestam a anestesia regional, a idéia da antiga hipnose já é suficiente para fazê-los gritar *gravinocídio*.

A raquianestesia, um medicamento injetado no líquido do canal vertebral, era administrada bem embaixo, para tirar a sensibilidade apenas dos quadris — a área que faria contato com uma sela. Daí seu nome, bloqueio subdural. Mas, por ser um anestésico espinhal, foi substituído universalmente pela peridural para reduzir dores de cabeça inevitáveis. Hoje, as raquianestesias são usadas para cesáreas repetidas e dão excelentes resultados. As peridurais, às vezes, podem ter um efeito pouco consistente, o que pode ser aceitável para o trabalho de parto, mas um efeito "altamente inconsistente" durante uma cirurgia não dará certo. As novas agulhas usadas em raquianestesias são tão finas que as dores de cabeça estão cada vez mais raras.

Novas Combinações

Hoje há inúmeras condutas híbridas para aliviar a dor, que buscam o resultado ideal do alívio total da dor, com efeito mínimo sobre a capacidade de a mães se mexerem ou ajudarem a empurrar o bebê. As "peridurais andantes" mais recentes incorporam uma raquidiana limitada a um adjunto peridural. A peridural por gotejamento contínuo tem substituído o desconforto de drogas que antes eram administradas em intervalos.

Bloqueio do Pudendo

Esse é realmente um bloqueio de um nervo local; o anestésico é injetado em cada lado da parte posterior da vagina para adormecer os nervos pudendos. Isso anestesiará a área ao redor de sua vagina e do ânus, o que possibilitará o reparo de uma episiotomia (uma o quê?) ou de uma laceração vaginal. Os bloqueios do pudendo podem ser um pouco problemáticos, às vezes dando alívio apenas a um lado. Nesses casos, um anestésico local também é usado.

Anestésico Local

Injeta-se Xilocaína imediatamente antes do parto, direto na parte estirada do tecido da linha média entre sua vagina e o ânus, para que essa área fique anestesiada caso seja necessária uma reparação cirúrgica. É o menos invasivo, mas também o menos efetivo. De fato, geralmente a Xilocaína é administrada no momento do estiramento máximo de seu períneo, antes de a cabeça de seu bebê apontar, e é improvável que você sinta qualquer laceração além da dor aguda que a cabeça de seu bebê lhe proporcionará. Tudo isso se aplica, se você tiver parto natural. Aquelas que fazem parte do clube da peridural não precisam se incomodar com esse melodrama.

Escolhendo a Maneira de Dar à Luz

O que acontece durante o parto de seu bebê — aquele momento que representa o *Big Bang* da vida e que você guardará para sempre na memória — depende de seu trabalho de parto e da maneira como você e seu médico lidam com ele.

Parto Natural

Esta é uma forma muito eficiente de ter um bebê, porque a necessidade de empurrar se torna reflexiva durante o segundo estágio do trabalho de parto. Mesmo que você falte à importante aula do método Lamaze para ir ver um concerto de Eric Clapton (o que é razoável), seu bebê a ajudará a saber o que fazer. É algo que parece quase automático.

Supondo que esse seja o seu desejo e você queira realmente ter um parto normal, esse pode ser um momento mágico em sua vida. Há uma catarse quando você traz seu filho ao mundo, não só um alívio físico que dissipa todas as pressões sofridas durante a gravidez e o trabalho de parto, mas também uma explosão metafísica de esperanças e sonhos que anunciam alegremente como deverá ser o primeiro momento do resto de sua vida. As reflexões são tantas quanto o peso da porta que você abre com o nascimento de seu filho. Mesmo que você tenha sido anestesiada até a sua aura (você tem aura, não tem?), ainda assim fará todas as promessas de sua vida, mas o alívio físico é extremamente importante. Não é de admirar que os defensores do parto natural fiquem extasiados com tudo isso. Eles estão absolutamente certos. Mas eu já mencionei que isto não é para todas as mulheres, não é?

Parto Natural com Sedação Local ou Bloqueio do Pudendo

Esse parto não é muito diferente de uma abordagem natural, sem medicação, porque o anestésico local é dado somente conforme necessário para se fazer uma incisão vaginal (episiotomia) ou para se reparar uma laceração. Mesmo assim você sentirá muito bem todo o encontro natural.

Parto com Sedação

Embora esse possa ser um método de parto ao estilo antigo, apresenta alguns pontos positivos. Você não ficará tão sonolenta a ponto de ter amnésia de tudo o que aconteceu, mas sentirá alívio suficiente para ajudá-la a passar pelos momentos difíceis. Pode acreditar, você saberá que algo importante está acontecendo. Essa abordagem limite pode ser a melhor dos dois mundos, em que você sente o suficiente para dizer que passou pela experiência, mas os picos de intolerância são atenuados o bastante para você passar por eles sem se arrepender. A sedação deixará sua mente confusa, mas não será tão forte a ponto de evitar que você faça força para expulsar seu bebê e saiba disso (uma coisa boa).

Parto com Anestesia Regional

Parte da habilidade da equipe de anestesistas-obstetras é saber como uma peridural pode interferir realmente no trabalho de parto e no parto. Costuma-se dizer que as peridurais levam a cesáreas. Os obstetras se recusaram terminantemente a acreditar nisto. Sei disso, porque sou um deles.

Um dia, li um estudo que dizia que fazer peridural em uma paciente antes de ela estar com 5 centímetros de dilatação triplicava suas chances de fazer cesárea. A justificativa era que há músculos que ajudam a guiar corretamente a cabeça de seu bebê pela pelve. Antes de 5 centímetros, a cabeça descerá desalinhada, se esses músculos estiverem relaxados por causa de uma peridural. Mesmo com uma cabeça pequena e uma pelve grande, se a cabeça de seu bebê estiver oblíqua, isso seria como tirar o carro da garagem de lado.

Hoje, os estudos aperfeiçoaram seus critérios, advertindo que são necessários 5 centímetros de dilatação para que a cabeça de seu bebê passe pela parte média de sua pelve. Dá na mesma.

DICA RÁPIDA

Se você resiste à peridural (com sedação) até atingir 5 centímetros ou se a cabeça de seu bebê atingiu a parte média da pelve (estação zero), você diminui significativamente suas chances de fazer uma cesárea.

Substâncias mais novas, como a peridural "andante", não parecem ter um impacto desfavorável, aumentando suas chances de cesárea, mesmo que administrados antes de 5 centímetros.

Logo, nós obstetras pegamos o rabo e o colocamos humildemente entre as pernas e admitimos que os defensores do parto natural tinham razão. Mas ressaltamos depressa que eles não sabiam por quê, enquanto se proclamavam contra peridurais, usando argumentos falhos que evocavam a evolução e a Bíblia.

O Local Onde Você Terá Seu Filho Tem a Ver com a Maneira Como Será o Parto

Um subproduto de hospitais que competem pelo seu negócio é a sala de parto. Isso significa que você passa pelo trabalho de parto, o parto e a recuperação na mesma sala. Às vezes, esse local é referido como quarto de parto e decorado com um aconchegante toque caseiro. A cama onde você fica em trabalho de parto pode fazer todos os tipos de giros e se converter em uma cama de parto e, então, voltar a uma cama normal. Antes você tinha o trabalho de parto em uma área específica para isso, era removida para a sala de parto e então mudava novamente para o andar pós-parto. Agora você pode fazer tudo em uma única sala. Se for uma sala de parto, você também fica aí durante o pós-parto. Hospitais menores e os hospitais de cidades que possuem um único hospital podem não ter acomodações para competir com esse arranjo conhecido, mas também não precisam competir com ninguém.

Certamente, vale a pena ir até o hospital onde seu parto será realizado para dar uma examinada. Todos os grandes hospitais são parecidos, mas ter uma visão deles faz com que um fator desconhecido seja eliminado de todo esse processo.

Algumas Reflexões Que Vêm à Mente Quando Você Já Viu um Trilhão de Partos

O que torna meu livro sobre gravidez diferente é que eu estive lá. Tudo bem, pode não ter sido um trilhão de vezes, mas alguns milhares de vezes. Os outros livros e educadores de parto natural abordam sua gravidez e o parto de frente, superficialmente, e esperam que o resultado desejado seja conseguido com segurança e facilidade no final. É como se a abordagem certa garantisse o destino certo. Seu médico, por outro lado, vai abordar seu parto — não de frente —, mas com o conhecimento de todos os "fundos" (falando em termos figurativos, é claro), amplo, que ele adquiriu e vivenciou nos inúmeros partos feitos durante sua carreira. Ele quer um bom resultado para o restante da vida de seu bebê.

Os benefícios citados do parto natural são verdadeiros, mas a gravidez é uma condição que pode assumir uma situação ruim de repente e sem avisar. A assistência obstétrica "invasiva" que é tão criticada pelos naturalistas tem vantagens bastante especiais.

Por exemplo, digamos que você seja neta do Dr. Lamaze. Você deixou-o orgulhoso e chegou a 10 centímetros de dilatação sem qualquer narcótico nem peridural. Você chegou a isso e está começando a empurrar, seu bebê estão descendo bem e todos estão verificando as baterias de suas minicâmeras. De repente, os batimentos do coração de seu bebê começam a diminuir a cada esforço, mas se recuperam a cada intervalo entre as contrações. Depois de um tempo, no entanto, o batimento cardíaco de seu bebê demora um pouco para se recuperar, até que fica mais baixo do que deveria. Você não precisa de uma cesárea porque seu bebê está lá — mas você não consegue fazê-lo sair. Seu médico pede um fórceps ou um vácuo-extrator.

De repente, a beleza do parto natural perde a importância quando a vida ou o potencial intelectual de seu bebê estão em jogo. O fórceps pode tirar seu bebê imediatamente, mas a técnica de fórceps precisa de anestesia. Você não está anestesiada. Agora seu médico fará o que for necessário, mas certamente ajudaria se você tivesse recebido anestesia — um mínimo que fosse. O bloqueio do pudendo não será suficiente.

Esses são simplesmente pensamentos de um médico — um médico que esteve presente nessas situações no mundo real.

DICA RÁPIDA

Se você deseja que seu médico esteja pronto para qualquer coisa — mesmo as complicações bastante raras — você deveria receber uma peridural de algum tipo para ter uma via para anestesia. Assim, você se protegeria de complicações que são realmente raras.

A Abordagem Perfeita

Isso existe? Não. Então, a grande pergunta é: O que eu faria ou como eu desejaria que minha esposa fizesse? Ou minha filha? (A propósito, ela ainda não deveria nem pensar nessas coisas.)

Se ela quisesse ceder e terminar logo, eu recomendaria que ela fizesse uma indução eletiva com 39 semanas ou mais (supondo que a cérvice esteja madura), fizesse uma peridural e se divertisse fazendo compras *on-line* até chegar a hora de trocar de posição e começar a fazer força. Se ela quisesse seguir os passos da Mãe Terra, eu recomendaria uma peridural "andante" — aquela peridural limitada que influi minimamente na movimentação — e deixaria que o efeito desta passasse se o parto natural fosse seu objetivo. Pelo menos dessa forma ela teria um acesso anestésico, caso fosse necessário utilizar alguma técnica assistida. Mas isso aconteceria na casa DiLeo. Não quero dizer com isso que nunca haveria um parto domiciliar lá. (Falarei mais sobre isso em *Controvérsias em Obstetrícia*, no Capítulo 22.)

Se você é totalmente contra qualquer intervenção, e é até contra medidas temporárias prudentes que alterarão minimamente a ocorrência natural, então você está arriscando. Mas o risco é pequeno, admito. É como se você não colocasse o cinto de segurança quando vai devolver *O Pai da Noiva II* na Blockbuster logo ali, descendo a rua (o que — tenho certeza — lhe valerá pagar uma multa por atraso).

Sua médica, como eu disse, quer um bebê e uma mamãe saudáveis logo, se algo acontecer de errado, ela estará pronta para agir. Uma abordagem totalmente natural dificultaria um pouco as coisas para ela. Você não gostaria de facilitar o máximo que pudesse, caso as coisas saíssem do controle?

Segundo Estágio do Trabalho de Parto

No trabalho de parto gasta-se muita energia, daí seu nome. Ao atingir a dilatação completa, que marca sua entrada no segundo estágio, você já queimou calorias suficientes para fazer qualquer grandalhão gritar: "Tio!". (Paro para imaginar um grandalhão em trabalho de parto.)

No entanto agora suas contrações fazem algo extra. Além de empurrar seu bebê para fora, a forma de seu útero muda, de modo que a espinha de seu bebê fique reta. É como dizer a seu filho: "Endireite as costas!" (Lembre-se dessa frase — é bem provável que você dirá isso algumas outras vezes nos próximos anos.). Esse estiramento faz seu bebê "esticar" uns 10 centímetros a mais; essa altura extra vai ajudá-lo a descer pela pelve.

O trabalho de parto também é auxiliado por certas táticas. Especificamente, estou falando da adição de seus músculos abdominais ao esforço — o que é chamado esforço. Isso acrescenta uma força considerável ao parto, e a perda dessa capacidade com anestésicos é o "Eu a avisei" dos proponentes do parto natural. Mas, com um pouco de imaginação, você pode invocar as forças para expulsar seu bebê de qualquer jeito. Afinal, é o seu cérebro que aciona a vontade de contrair esses músculos. Se Deus respondeu ao seu sofrimento e lhe mandou uma peridural, um parto assistido não será uma derrota tanto quanto um parto vaginal em que você passa por um sofrimento inaceitável?

Quero deixá-la com a consciência tranqüila. A resposta é: Não. Faça seu apelo na hora em que o trabalho de parto evolui. Não sofra desnecessariamente com o que poderia acontecer. Você não está se opondo à condição feminina, mas à politicagem.

16

Parto

O Momento Que Estávamos Todos Esperando

A ordem é "Força"! Você usa os mesmos músculos que usaria para forçar um movimento intestinal. É detestável, mas é exatamente isso. Mesmo que sua peridural a tenha anestesiado demais, você está suficientemente envolvida para fazer esses músculos responsáveis pela movimentação entrarem em ação, apesar de não os sentir. De volta ao Charity Hospital, lembro-me de ouvir dizerem "Não faça força!" com a mesma freqüência, porque freqüentemente as pacientes chegavam lá sem assistência pré-natal e totalmente dilatadas, gritando que o bebê estava nascendo. O corredor cheio de pacientes esvaziava-se rapidamente quando isso acontecia. Não sabíamos o que viria — a cabeça, um bebê sentado, gêmeos, prematuridade.

Em circunstâncias controladas, no entanto, a posição cefálica mais provável de seu bebê é com a face para baixo. Essa posição facilita o parto porque a cabeça do bebê pode fletir ao passar pelo osso pubiano — apontando direto para fora. Essa posição é chamada de occípito-anterior (OA, a parte posterior da cabeça para cima, e a face para baixo). O occípito-posterior (OP, a parte posterior da cabeça para baixo, face para cima) também é possível, mas é como se fosse nascer um bebê de meio quilo a mais, porque a nuca não pode flexionar para cima para passar pelo seu osso pubiano como no AO. Em vez disso, a cabeça de seu bebê sai direto. Sem a rotação que permite uma certa massa sair com um pouco mais de folga, toda a dimensão da cabeça sai e, nesse ponto, ninguém segura mais o bebê. O occípito-transverso (OT), em que a face de seu bebê está à direita ou à esquerda, geralmente não permitirá que seu bebê nasça por parto natural. É interessante observar que a cabeça de seu bebê passa um tempo considerável na posição OT, mais acima do canal do parto, antes de fazer uma rotação espontânea ao descer. A OT persistente, no entanto, é uma das principais causas de cesárea.

Então, a cabeça de seu bebê saiu — e todos sabem disso —, fazendo seu médico ou a obstetriz aspirar as narinas e a garganta dele ou dela. Sem dúvida, provavelmente seu bebê se livraria disso, mas por que dificultar as coisas? Principalmente com a respiração. Não gosto muito de esperar até que todas as pulsações parem para clampear o cordão porque, se o bebê é segurado acima da altura de sua placenta intacta, o sangue pode congestionar na placenta, causando anemia em seu bebê; e se for segurado abaixo, o sangue pode congestionar em seu bebê, causando sobrecarga cardíaca. Logo, se você vai amamentá-lo imediatamente, pelo menos clampeie o cordão. Você não tem de cortá-lo realmente — apenas fechar os portões.

Adoro o aleitamento imediato, mesmo que você não planeje fazer isso oficialmente. Seja generosa e deixe o bebê pegar o peito. Além de uma experiência maravilhosa em algum lugar daquele cérebro imaturo, dá um intervalo para seu médico, porque sugar estimulará as contrações que vão expelir a placenta mais cedo e sustar sua perda de sangue. E, quem sabe, essa onda maternal de imperativo mamífero possa fluir por você, fazendo a epifania revelar o bom senso de amamentar seu filho.

A propósito, se você não amamenta seu filho, prepare-se para receber o olhar amedrontador do czar da lactação, cuja única tarefa é instruí-la sobre como fazer isso. Gosto do aleitamento materno e recomendo-o fortemente, mas, mais uma vez, é a maneira como você cria seu bebê que é importante. Se você amamenta no peito, a enfermeira da lactação é uma enviada divina. Há toda uma ciência por trás disso — envolve mais do que simplesmente ter mamilo. (Se você não amamenta e gostaria de ser poupada das palestras e da desaprovação, tenha o bebê em uma sexta-feira. As chances de uma enfermeira especializada em lactação estar de folga até segunda-feira são grandes, porque esse é um trabalho fácil.)

Após o parto, a placenta geralmente sairá espontaneamente, assistida por uma tração delicada do cordão. Depois disso, seu médico verificará lesões que possam ser suturadas ou vai suturar a episiotomia, se tiver sido feita.

A Posição Desconhecida do Bebê Desconhecido — O Que É e Como Isso Acontece?

A cabeça de seu bebê é a maior parte do corpo dele, por isso, quando o parto é cefálico, geralmente o resto do corpo sai bem. Mas há muitas variações além do padrão cefálico, como a apresentação pélvica, transversa, de ombros etc. Mesmo entre os que estão em posição cefálica, a face pode estar apontando para baixo, para cima, para os lados, ou mesmo pode estar de frente. São essas pequenas surpresas que mantêm o obstetra ou a obstetriz alertas a cada parto aparentemente de rotina. Na categoria cefálica, a forma da pelve da mãe pode determinar de que maneira a cabeça está colocada.

A maneira mais comum é com a face para baixo — OA — e esta permite a medida mais fácil para liberar a pelve. Se a face está para baixo, você pode muito bem perguntar, o que exatamente está para cima, ou em posição anterior? O occipício é a parte ínfero-posterior da cabeça de seu bebê, e todas as referências à posição cefálica se baseiam onde a parte posterior da cabeça está. Logo, se ela está em posição anterior ou para cima, segue que a face está em posição posterior — para baixo.

A posição OA é extremamente útil porque a parte posterior da cabeça pode servir de apoio contra o osso pubiano, permitindo que o aparecimento do queixo termine a expulsão de toda a cabeça. Você faz isto toda vez que passa a cabeça por um suéter com a gola um pouco estreita.

De face para cima, OP (a parte posterior da cabeça para baixo), o parto é mais difícil porque seu bebê não consegue flexionar a cabeça na saída. É como dar à luz um bebê que tem meio quilo a mais. Isso não é impossível, mas é mais difícil empurrar com eficiência, e o estágio de expulsão do trabalho de parto pode durar mais tempo que o usual. Se a cabeça está de lado, OT, então a rotação necessária para o parto é incompleta. A cabeça geralmente pode ser rodada gentilmente pelo obstetra para que a face fique para baixo (OA) e se tenha um parto normal.

Assinclitismo é uma palavra que descreve uma posição cefálica com a cabeça inclinada para a direita ou para a esquerda da linha média, semelhante à posição que você ficaria se estivesse com torcicolo. Muitas pessoas acham que uma peridural dada antes de a cabeça ter descido bem e se encaixado na pelve faz os músculos maternos, que normalmente guiam a cabeça para baixo corretamente, ficarem relaxados, resultando em uma descida desalinhada, desorientada. É um posicionamento difícil para se trabalhar e, como foi discutido antes, pode levar à necessidade de uma cesárea.

E então, depois de todas as posições cefálicas, vêm todas as demais.

Pélvica refere-se à apresentação de pés ou quadris primeiro. Esse é um verdadeiro dilema para o obstetra porque, como foi mencionado anteriormente, a parte maior do bebê é a cabeça. Logo, o parto em que os pés ou os quadris saem primeiro cria um cenário em que partes cada vez maiores do bebê ainda têm de provar a capacidade de passar pela pelve. Em outras palavras, se a cabeça não sair, isso pode levar à segunda opção — a cesárea. Mas, em um parto pélvico, se a cabeça não sair, o restante do bebê já saiu. O cordão está fora e está comprimido no canal de parto até a placenta. Essa é uma emergência tal que a maioria dos obstetras acha que a apresentação pélvica deve ser levada sempre para cesárea.

Ultimamente, a literatura médica tem oferecido estudos quanto aos critérios que têm sido estabelecidos para permitir um parto vaginal de um bebê em posição pélvica. Alguns obstetras corajosos (não sou um deles) estão fazendo partos vaginais de bebês em posição pélvica, mas isso é inaceitável, a não ser que se estime que o bebê tenha, pelo menos, meio quilo a menos que o maior bebê que a mãe teve anteriormente, que o bebê esteja em posição pélvica franca e as medidas pélvicas maternas sejam generosas. Não como obstetra, mas como pai que sabe o que os obstetras sabem, minha recomendação não oficial é que todas as posições pélvicas sejam feitas por cesárea, não obstante os critérios. Isso se baseia em constatações que indicam que sinais neurológicos "leves", como dislexia, transtorno de déficit de atenção e distúrbios comportamentais, podem ser vistos mais freqüentemente em bebês em posição pélvica nascidos em parto normal. Os estudos são documentados, mas é você que tem de criar seu filho. Isso é algo suficientemente importante para ser defendido?

Mas por que alguns bebês assumem a posição cefálica (apresentação em vértice) e outros assumem a posição pélvica? Seu bebê tende a buscar a posição mais confortável dentro de seu útero. Se a parte maior dele for a cabeça, então com o tempo ele ficará irrequieto (ah, como ele ficará agitado) e ficará se virando até que a cabeça gravite para o espaço mais amplo. Esse espaço mais generoso é o espaço uterino inferior. E, geralmente, com 32 semanas essa posição se fixará.

Quando o útero inferior não é o espaço maior, a posição pélvica e outras apresentações menos prováveis ocorrem. Por exemplo, uma placenta com implantação baixa ou placenta prévia pode ocupar espaço suficiente na parte inferior, de modo que haja mais espaço acima. Também as anormalidades congênitas podem fazer das outras partes do bebê a parte maior, e essa parte se apresentar e na parte mais baixa.

Em uma posição pélvica incompleta, os quadris vêm primeiro. Em uma posição pélvica com os pés posicionados, os pés vêm primeiro — há a pélvica em que um pé vem primeiro e aquela em que dois pés estão posicionados. A diferença depende de os joelhos estarem dobrados ou não. Em ambas, os quadris estão flexionados, mas, se os joelhos não estão flexionados, então as pernas e as coxas estão dobradas sobre o abdômen do bebê. Se os joelhos estão dobrados, então os pés estão posicionados em direção à cérvice e ao mundo exterior.

Felizmente, a maioria das posições pélvicas está em posição incompleta. Às vezes, encontro um bebê em uma posição maluca, como transversa (o corpo todo de lado), ou os ombros primeiro. A cesárea é a maneira mais segura de lidar com essas apresentações ruins; isso é bom senso quando as forças vetoriais unificadas do trabalho de parto não empurram a cabeça do bebê para fora, mas, em vez disso, comprimem um bebê que não está apontando diretamente para baixo.

Responderei ao Restante de Suas Perguntas sobre Parto Agora

O restante do capítulo trata de questões comuns que surgem ao longo do processo de parto.

O Que É Esse Negócio de Episiotomia? Quando uma Força Irresistível Encontra um Objeto Imóvel

A episiotomia tem sido referida como tudo, desde obstetrícia racional à mutilação genital. A maneira mais simples de descrevê-la é como uma incisão realizada pelo médico para evitar uma laceração não muito reta que parece iminente na ocasião do parto. É uma forma não natural, como qualquer cirurgia eletiva. A maioria das mulheres, sem dúvida, prefere não ser cortada por alguma razão. Mas só por não ser natural isso não significa que seja injustificado. É realmente um procedimento útil, juntamente com os outros recursos não naturais usados no trabalho de parto e parto — peridurais, aplicações intravenosas etc. Uma episiotomia envolve fazer uma incisão vertical no tecido localizado entre o assoalho da vagina e o reto, aumentando a circunferência da saída para a cabeça do bebê na hora do parto. É indolor quando feita com peridural, anestésico local ou bloqueio do (nervo) pudendo. Mesmo sem anestésico, a parturiente nem a sente, quando esta é feita na hora em que a cabeça está apontando e a pele está tão esticada que elimina muito da sensação de dor proveniente do corte. Com uma episiotomia, o círculo de tecido que é a saída para o bebê é aumentado e a chance de laceração é menor.

Uma vez que é mais fácil reparar uma incisão cirúrgica que uma laceração traumática, a decisão de fazer uma episiotomia é tomada no último momento, quando parece haver chance de laceração se não for feita episiotomia. Dessa forma, ela deve ser vista como preventiva. Mas ela só previne lacerações superficiais. Uma episiotomia — um aumento na circunferência apenas da saída vaginal — não evitará lacerações profundas se a força do parto (devida a uma cabeça grande, fórceps ou expulsão impetuosa) exceder a elasticidade dos tecidos da pelve. Algo terá de ceder, e geralmente é a cabeça do bebê que vence.

A elasticidade do tecido é uma coisa surpreendente. Acho que, em circunstâncias ideais, seus tecidos vaginais podem evitar facilmente uma episiotomia sem estarem sujeitos a qualquer laceração. Mas somente em circunstâncias ideais.

Esse ideal é fácil de esquecer em toda a excitação do trabalho de parto que atinge seu clímax, quando o índice inerente de expulsão da cabeça de seu bebê ignora qualquer critério de elasticidade, esticando seus tecidos externos rápido demais para que eles alcancem a elasticidade adequada. Mesmo que seu médico controle com a mão, basta um solavanco na manobra de seu bebê para causar uma laceração em seu tecido.

Apesar do que você ouviu no curso de pré-natal e do que você leu em outros livros, seu médico não faria uma episiotomia à toa porque suturar depois é mais um trabalho para ele. Certamente, ele preferirá reparar um corte limpo a um amontoado de camadas de tecidos desalinhadas.

Não se irrite. A maioria das vezes em que você pensa em membranas mucosas, está pensando em muco, secreção e todos aqueles tipos de substâncias repugnantes. E, certamente, uma vez que você é uma dama, essas coisas têm tanto a ver com você quanto unicórnios. Mas o muco é uma parte importante de sua vida e de seu corpo, e, se você duvida disso, espere até seu bebê chegar em casa — você ainda não viu nada! A importância do muco e do tecido que o produz é que esse será um tipo de tecido que favorece a recuperação. Tudo cicatriza muito melhor quando há muco à volta, o que provavelmente não seja resultado do muco, mas do tipo de tecido que produz o muco.

Sua vagina é um órgão mucoso, como seu nariz. De fato, se você tivesse de comparar a parede vaginal com o tecido nasal em um microscópio, eles pareceriam iguais. É um benefício para sua sobrevivência como espécie que a evolução tenha decidido que o nascimento seja por um tecido mucoso. Este torna mais nascimentos possíveis porque até as lacerações mais extensas fecham bem, e os níveis se alinham perfeitamente, as bordas também, tudo se reagrupa da maneira como deveria. Afinal, não havia sutura centenas e milhares de anos atrás.

Agora, vamos falar de organização. É claro que você vai sarar, mas, quando os tecidos são auxiliados com a sutura (absorvível, graças a Deus), você tem um bom começo. Além disso, tecidos abertos, embora aguardem o fechamento espontâneo, podem ser expostos à possibilidade de infecção. Isso compensa a vantagem das suturas que seu médico fará se houver uma laceração ou episiotomia. O medo de infecção, no entanto, não é tão grande. Há algo na imunologia da área que parece protegê-la melhor de infecção que qualquer outra região. Todas as membranas mucosas apresentam essa característica, e provavelmente seja por isso que elas cicatrizam tão bem. Você pode cortar o braço e então ir nadar em uma piscina tratada com cloro, e verá pelo menos uma infecção superficial. Se você morde a língua, ela sara bem dentro de sua boca, um dos locais mais sujos de seu corpo. Se houver fezes e sangue nas lacerações da vagina, na maior parte das vezes os piores efeitos são apenas estéticos.

Você pode muito bem perguntar: *O que pode acontecer se a episiotomia não for feita quando necessária?*

Você pode sofrer uma laceração. Mas a única vantagem de uma episiotomia é a prevenção de lacerações superficiais, que são fáceis de fechar e a recuperação não é difícil demais.

Você pode perguntar: *E se for feita uma episiotomia sem necessidade?*

Então você fez episiotomia para nada, mas essa é uma visão retrospectiva, por uma bola de cristal, por isso, nem pense nisso.

DICA RÁPIDA

Uma episiotomia é uma incisão feita na borda do assoalho vaginal, aumentando a circunferência da saída para a passagem da cabeça de seu bebê. É feita para evitar lacerações superficiais. Esta não evitará lacerações profundas. Ela pode não ser necessária, mas é mais fácil se recuperar de uma episiotomia limpa do que de uma laceração rota.
Colocando em ordem de facilidade de recuperação:
Nenhuma episiotomia, nenhuma laceração — *é mais fácil que* uma pequena episiotomia, sem lacerações — *é mais fácil que* nenhuma episiotomia, mas com lacerações — *é mais fácil que* grandes lacerações, com ou sem episiotomia.

Você pode muito bem perguntar: *Uma episiotomia pode causar algum problema em meu tecido, deixando-o mais suscetível a lacerações posteriores?*

Talvez, mas é a cabeça de seu bebê que provocará a lesão.

Alguns defendem a não realização de uma episiotomia. Embora essa postura não cause danos profundos, os superficiais podem exigir mais tempo de recuperação. Um jogo aqui, evidentemente, é saber se uma paciente vai sair livre de qualquer reparação cirúrgica. Isso é tentador, mas, sem dúvida, a reparação cirúrgica de uma incisão reta lesa menos e cura mais rápido que um desarranjo de um tecido que se rompeu em várias direções.

Você pode muito bem perguntar: *Qual é a melhor conduta?*

Deixe isso para seu obstetra — é por isso que você escolhe seu médico. Discuta a questão antes, para que vocês tenham um plano em comum bem claro. Mas lembre-se de que seu médico não faz episiotomias se não forem necessárias. Elas estão incluídas no preço global; por isso, não há incentivo financeiro, e é mais trabalhoso fazer uma reparação que não fazer. Logo, se houver a suspeita de que o bebê nascerá sem provocar um estiramento e um risco excessivos, seu médico ficará satisfeito por não precisar fazer a episiotomia. Se houver chance de trauma, uma episiotomia — a mínima necessária — será usada para o seu benefício.

Sutura absorvível significa que você não precisa remover os pontos. A imunologia singular da área significa que a infecção é rara. Uma vez que essa área cicatriza tão bem, mesmo quando houve laceração, freqüentemente é difícil dizer se uma mulher fez episiotomia, pelo exame. O afinamento do assoalho da vagina, se for visto posteriormente, vem da passagem do bebê, e não da decisão de fazer ou não episiotomia.

Deve-se lembrar que o parto é um fenômeno surpreendente da física, pressionando a capacidade do corpo ao máximo. Comparada ao parto, a episiotomia pode ser considerada uma inconveniência ou uma vantagem, dependendo do que poderia acontecer com ou sem ela. Mas é uma segunda consideração quando uma força irritável — o bebê — encontra um objeto imóvel — você.

O Que É Esse Negócio de Laceração Vaginal?

As lacerações profundas, mesmo as lacerações no seu reto, podem ser reparadas e bem reparadas. Isso faz parte da especialidade dos obstetras. Uma vez que todo o inchaço desapareceu e a cicatrização está boa, raramente nota-se algo na área, diferentemente do que você supunha notar. Você pode andar como cowbói por uns tempos, mas ficará bem. Na verdade, há infecções que prejudicam a reparação, mas essas são extremamente raras, como foi explicado anteriormente.

Ultimamente, têm surgido evidências de que os partos vaginais estiram tanto as camadas musculares em torno do reto e da vagina que esta é a causa de incontinência e de relaxamento pélvico, reparável apenas com cirurgia. Isso costumava ser usado como argumento em defesa da cesárea como "opção da mãe". Sou oficialmente neutro a isso, mas acho sinceramente que uma mulher tem o direito, excetuando-se qualquer risco indevido, de escolher como terá seu bebê.

O Que É Esse Negócio de "Ponto do Marido"?

Não posso lhe dizer quantas vezes, enquanto suturava o tecido vaginal logo depois do parto, um marido me disse: "Ei, doutor, que tal dar aquele ponto extra?" E então ele me manda um sorriso maroto que eu devo partilhar, porque afinal, faço parte do clube.

Exceto eu, evidentemente, os homens, às vezes, são uns asnos. Mas, fazendo justiça, eles ficam um pouco bobos com os acontecimentos da vida que os movem.

Só para registrar, o ponto do marido é um mito.

Na verdade, a região está tão inchada que tudo o que seu médico pode fazer é agir corretamente. Nada de ponto extra. Mesmo que fosse uma reparação plástica para eliminar tecido redundante, que foi esticado, a distorção na anatomia tornaria isso desaconselhável por duas razões. Em primeiro lugar, o que poderia parecer simétrico agora não parecerá, por causa do inchaço. Segundo, na gravidez, tudo sangra mais, por isso, acrescentar mais cirurgia além do que é necessário é bobagem.

"Ah, sim, o ponto extra", eu falo. "Este será extra." E então há uma pausa desconfortável, quebrada quando a nova mãe arrasa com ele. Esse é o modo de ela dizer que, se fossem as bolas dele que tivessem ficados rotas, a última coisa que ele pensaria seria em melhorar as coisas.

REGRAS DA GRAVIDEZ PARA MARIDOS

Regra nº 8: Durante aquela experiência sagrada e profunda de testemunhar os primeiros momentos preciosos da vida de seu filho, sua esposa nunca se esquecerá de que você só estava preocupado em como se sentiria ainda melhor quando fosse para a cama. Se o sexo tem algo a ver com gravidez, só pode ser uma criança. Não faça isso.

O Que É Esse Negócio de Fórceps?

O fórceps obstétrico, com formato suavemente curvo, são finos instrumentos usados para ajudar a puxar a cabeça de um bebê. Muitas pessoas o temem, e as pacientes tendem a ter uma reação negativa quando se pensa em usar fórceps. Mas eles têm sido responsáveis por salvar as vidas de muitos bebês, principalmente quando o parto é urgente durante sofrimento fetal. No que concerne à segurança, não é diferente de qualquer outro instrumento, técnica ou medicamento médico: usado incorretamente, pode causar sérios danos; usado corretamente, possibilita que a cabeça de um bebê saia com mais facilidade que se não for usado. Há maneiras de verificar a aplicação correta, e, quando os critérios não são atendidos, um parto a fórceps não deve ocorrer. É simples. Mas, quando os critérios são atendidos, o fórceps é prático para efetuar um parto oportuno, em situação de emergência, como em caso de sofrimento fetal, ou quando o parto não pode ser espontâneo, como no estágio dois em que não há evolução do trabalho de parto.

A colocação adequada fornece um halo de metal em volta do crânio do bebê, para protegê-lo. Toda a força é aplicada nos ossos da face. Dessa forma, o cérebro do bebê não está sujeito às forças de compressão-descompressão que as laterais da vagina exercem contra ele, quando sua cabeça desce. Toda a força é distribuída pelo halo de metal. Então, por que não desejaríamos usar fórceps em todos os partos?

Apesar de a pressão que o canal do parto faz sobre a pequena cabeça de um bebê ainda não nascido parecer difícil de suportar, na realidade somos feitos para suportá-la muito bem. A maioria de nós começou nossas vidas escapando desse aperto sozinhos, sem o uso de halos, de metal ou seja o que for. De fato, essa é a vantagem de os ossos do crânio não estarem solidamente fundidos, de modo que eles podem amoldar sua forma à medida que o parto prossegue. Outra razão para o fórceps não ser usado em todo mundo é porque, às vezes, ele pode ser mais traumático para o tecido vaginal que um parto espontâneo, causando a extensão de uma episiotomia. Além disso, ocasionalmente podem resultar lacerações adicionais, tornando mais demorada a recuperação para a nova mãe. Claramente, o fórceps é indicado quando o parto rápido é necessário em uma emergência. E, quando usado no ponto mais baixo possível da descida da cabeça do bebê (fórceps de saída baixa), abrevia o fim de um trabalho de parto exaustivo.

Alternativas ao uso necessário de fórceps incluem a cesárea ou o vácuo-extrator. Este envolve um dispositivo de sucção que é aplicado ao escalpe do bebê, de modo que o obstetra possa puxá-lo gentilmente para fora. As vantagens do extrator a vácuo são que este pode ser usado com um pouco mais de segurança do que o fórceps, e permite a rotação espontânea da cabeça descendo quando o parto acontece.

O Que É Esse Negócio de Vácuo-extrator?

Pense no vácuo-extrator como uma versão mais generosa e gentil do fórceps. Um instrumento de sucção é aplicado ao topo da cabeça de seu bebê. Possui uma característica de segurança que lhe permite soltar se for usada tração demais, por isso, não é tão efetivo quanto o fórceps em fazer o parto de um bebê teimoso. Mas é mais fácil para você.

As complicações do vácuo estão relacionadas a danos no escalpe, mas, se usado com critério, isso é raro. Há orientações sobre quantas vezes um médico deve aplicá-lo e por quanto tempo.

O Que É Esse Negócio de Sofrimento Fetal?

Não importam as palavras que você use, não se pode fazer o sofrimento fetal parecer algo bom. Esta é uma consideração de importância crucial e é uma paranóia que joga todos os proponentes do parto natural contra todos os métodos de obstetrícia intervencionista. Como eu disse anteriormente, aqueles que defendem a não intervenção olham para o trabalho de parto e para o parto de frente. Seu médico carrega um cérebro com ele que é o seu legado de obstetrícia — o que pode dar errado e maneiras de evitar e de lidar com isso. Assim como em palestras sobre doenças sexualmente transmissíveis em que dizemos que quando você faz sexo desprotegido é o mesmo que fazer sexo com todo mundo com quem seu parceiro fez sexo antes, quando você tem o parto sob a direção de um médico você está sendo avaliado para toda complicação que ele já viu antes. Isso não quer dizer que os médicos mais velhos sejam melhores no que fazem, porque 99% das complicações sérias para um médico aconteceram durante a residência.

O sofrimento fetal é algo muito sério, evidentemente, em razão do que está em jogo — a vida de seu filho. O campo da obstetrícia tem se aperfeiçoado em captar sinais de sofrimento fetal, mas há muitos sinais confusos além de alarmes falsos que ainda fazem do parto mais uma arte que uma ciência. Essa arte costuma correr secretamente na mente de seu médico, juntamente com suas meras expectativas inocentes de um resultado natural, de um acontecimento natural.

Estudos têm mostrado que, quando os padrões mínimos de vigilância durante o trabalho de parto são seguidos, as complicações também são mínimas. O que são padrões mínimos de vigilância? De acordo com o *American College of Obstetricians and Gynecologists*, é recomendado que o batimento cardíaco de seu bebê seja registrado, pelo menos, a cada 30 minutos durante o estágio dois. É obrigatório que o batimento cardíaco seja ouvido imediatamente após uma contração porque esse é o momento mais estressante para o bebê. Se o batimento cardíaco fetal for consistentemente menor que 110 batimentos por minuto, o monitoramento contínuo é necessário. Se o batimento cardíaco for menos de 100, o sofrimento fetal é provável.

Eu mesmo sou muito covarde. Como você não está fazendo nada mais naquele dia, como você pode se contentar em ficar deitada, eu prefiro que você tenha monitoramento contínuo. Os padrões mínimos são bastante confiáveis, mas não são seguidos firmemente por algumas obstetrizes como os padrões máximos necessários, se você está buscando o acontecimento lindo, quintessencial.

O que não é bonito, no entanto, é levar seu filho para especialistas durante toda a infância em nome da busca dessa beleza, e é nisso que seu médico pensa até o parto. Na verdade, alguns médicos passam dos limites, insistindo no monitoramento contínuo, nada de andar e outras medidas ditatoriais. Na pior das hipóteses, essa postura lhe nega sua bela experiência. Mas o extremo oposto pode colocar seu bebê em risco. Porém, quando você chega nesse ponto, você e seu médico devem ter combinado como as coisas serão encaminhadas.

17

Complicações

O Que Poderia Dar Errado?

Eu gostaria que você lesse esta seção e depois esquecesse o assunto, porque vou apresentar coisas raras, estranhas, que provavelmente não vão acontecer. Eu as incluí porque, no caso improvável de você passar por uma dessas complicações, você terá uma vaga lembrança de ter lido alguma coisa sobre o assunto e poderá consultar o livro. Então, deixe os olhos semicerrados, de modo que os espaços entre as palavras se tornem linhas tortuosas na página... você está ficando sonolenta... não está preocupada...

Distócia do Ombro — Quando o Ombro do Bebê Bloqueia a Passagem

Isso acontece quando a circunferência do ombro de seu bebê é larga demais, fazendo-o ficar preso no meio do parto, a cabeça para fora, mas os ombros entalados. Nessa posição, foi alcançado um ponto sem retorno: o cordão umbilical está sendo comprimido pelo peito e pelos ombros de seu bebê e, com o peito comprimido pelas paredes vaginais, os pulmões não podem se expandir para inspirar o ar.

Nos velhos tempos — ou seja, alguns anos atrás — a distócia do ombro freqüentemente resultava em lesão ao bebê, pela demora em realizar o parto. A paralisia do nervo do braço resultante da tração frenética e danos cerebrais ou resultados sutis da privação de oxigênio podiam se seguir a um parto difícil que envolvesse essa complicação.

Depois da tração em direções diferentes seguiam-se manobras de rotação complicadas em uma série de tentativas de concluir o parto. O tempo passava. A clavícula do bebê, um osso delicado situado no ombro, cedia de forma acidental ou forçada, de modo a possibilitar a passagem do ombro. Todas essas razões justificavam uma situação tensa.

Agora usamos uma técnica chamada de manobra de McRoberts. Nessa técnica, as pernas da mulher são fletidas. Além disso, um assistente aplica pressão bem acima do osso pubiano. A manobra das pernas faz o anel pélvico dobrar-se para cima para provocar a liberação do ombro e aumenta a pressão expulsiva dentro do útero. A pressão no ombro do bebê, feita sobre o osso pubiano da mãe, força o ombro para fora, em direção ao médico que está puxando com força adicional. Muito freqüentemente, esses bebês nascem logo após se reconhecer o problema. Em minha experiência, mesmo as distócias mais acentuadas de ombro tendem a se resolver imediatamente com a manobra de McRoberts combinada com a pressão feita sobre o osso pubiano.

A técnica tem o nome do Dr. William McRoberts Jr., que a popularizou, e é difícil dar o crédito merecido a essa manobra. Seria impossível tabular quantas lesões ou mesmo quantos óbitos foram evitados. Suponho que as comissões julgadoras do prêmio Nobel sejam refinadas demais para considerar a premiação de algo que seja uma variação da expulsão de um bebê, mas, quando se considera a qualidade de vida que isso significou em todo o mundo, desde 1983, sua revelação não parece menos milagrosa que as vitaminas. Essa técnica simples é um lembrete poderoso de que, por todos os seus intrincados processos bioquímicos e desenvolvimentos genéticos milagrosos, o nascimento ainda é um processo com mecânica relativamente simples.

A distócia do ombro é um fator de risco para todos os bebês com aproximadamente 4 quilos. Seu obstetra sabe que as chances de sua ocorrência aumentam quando a gestante tem uma história anterior de distócia de ombro, uma história de bebês grandes ou de diabete. Após a expulsão da cabeça, que é tida como a maior parte no parto, supõe-se que o corpinho do bebê siga automaticamente; a distócia do ombro costuma ser uma surpresa. Mas há sinais sutis que podem dar indícios dessa complicação ao seu médico. O lento progresso do trabalho de parto deveria ser um aviso para não ajudar a saída da cabeça com fórceps. Esse pode, de fato, ser um convite à distócia, e nenhum parto vaginal seria preferível nessa condição. Uma cesárea, embora seja uma segunda opção, é melhor do que se tentar um parto vaginal à custa da saúde de seu filho.

A manobra de McRoberts funciona bem. Ainda pode haver uma clavícula quebrada incidentalmente de vez em quando, o que pode ser detectado após o parto e que costuma colar bem. As leis da física, no entanto, são usadas com vantagem para impedir conseqüências terríveis dessa complicação, que costumava ser uma das mais temidas. Essa manobra não vai garantir um parto sem lesões, mas diminuirá as chances de lesão, porque geralmente possibilita a realização do parto.

Atonia Uterina

O prefixo *a-* significa sem. A palavra tono refere-se ao tônus muscular. *Atonus*, ou *atonia*, é quando seu útero não se contrai depois do nascimento do bebê. Normalmente, depois que seu filho nasce, o útero se contrai para expelir a placenta. Quando o útero está completamente esvaziado, as contrações continuam e promovem o clampeamento das aberturas de sangramento que tinham colocado sua própria circulação adjacente à placenta. Essa é uma estratégia de sobrevivência de nossa espécie — o parto e a vida depois dele, para se contar a história. Esse reflexo é auxiliado em grande extensão pelo aleitamento materno, e as contrações que você sente com a sucção são as famosas dores após o parto. Você não precisa gostar delas, mas deve ser grata a elas.

Quando o trabalho de parto é longo demais, fazendo o tecido muscular de seu útero parar de trabalhar, ou quando seu bebê é tão grande que força o útero a se esticar demais, causando o seu afinamento do tecido uterino, as contrações após o parto podem ser fracas. Uma vez que não há constrição suficiente do leito vascular uterino, sobre o qual a placenta repousa, e o útero está fraco — atônico — o sangramento pode ser profuso. Felizmente, sabemos dessas coisas e podemos tomar medidas para minimizar a perda de sangue. A simples massagem do útero geralmente funciona. Um gotejamento de Pitocina, a mesma substância usada para induções, também fará seu útero se contrair mais vigorosamente. A prostaglandina por supositório vaginal ou por via intravenosa é outro estimulante poderoso das contrações. Se o seu útero continua apresentando sangramento, a cirurgia pode ser necessária para clipar os vasos sangüíneos e reduzir o sangramento. Isso dificilmente acontece; logo, não é algo que deva preocupá-la.

Inversão Uterina

Se a placenta está firmemente presa dentro de seu útero, a remoção dela pode puxar o útero para fora. Condições como essa em que a placenta realmente cresce dentro de seu útero são muito raras. Essas são chamadas de placenta acreta, increta e percreta, designações que se referem às várias profundidades de invasão da placenta.

Há duas razões para isso ser perigoso. Primeira, se o seu útero está invertido — puxado de dentro para fora — o revestimento dele está estirado. Há um reflexo atípico de nervos desse revestimento que pode resultar em uma queda severa da pressão sangüínea. Segundo, quando a placenta não é eliminada naturalmente, a área sangra profusamente. A resolução desse problema envolve separar a placenta o máximo possível e, então, inserir seu útero de volta em sua posição anatômica normal. Isso causa dor, mas, se você fez peridural, estará anestesiada.

Às vezes, o que acontece não é um caso de placenta acreta; o cordão é puxado em excesso para remover a placenta antes de ela estar realmente separada, ou o útero está muito frouxo, por causa de um trabalho de parto prolongado, e inverte-se facilmente. Minha tendência é pensar que há uma tenacidade incomum da placenta ou que o útero está tão atônico que se inverte até mesmo com uma tração normal no cordão.

Rompimento do Cordão ao Tentar Remover a Placenta

Em geral, a inserção do cordão umbilical é bastante forte, mas, às vezes, os vasos do cordão podem começar a alargar bem em cima da inserção na placenta. Isso enfraquece a base e o tecido adelgaçado pode se romper com a tração normal aplicada ao cordão, que ajuda a expulsar a placenta.

Isso acontece, mas não é tão importante. A não ser que sua placenta encontre a saída por si mesma, seu médico terá de encontrá-la dentro do útero e puxá-la gentilmente para fora. Não é uma visão muito bonita, mas não é nada perigoso.

Produtos da Concepção Retidos — Retenção da Placenta

Dependendo da inserção da placenta, pode haver algumas partes dela que permanecem ligadas, mesmo quando esta parece ter saído inteira. Isso causa sangramento prolongado. O diagnóstico pode ser feito com uma ultra-sonografia. Se o fragmento placentário for bastante grande, pode ser expulso espontaneamente com Pitocina, mas, se forem fragmentos menores, você pode precisar de uma curetagem. A maioria dos casos de placenta retida é um achado incidental em que uma paciente liga para seu médico e pergunta o que foi aquele pedaço de tecido que saiu, e então o problema está resolvido.

Falta de Progresso

Se durante o curso de seu trabalho de parto você passa duas horas sem haver aumento da dilatação do colo, nem a descida da cabeça do bebê (três horas com peridural), você cumpriu os critérios para o diagnóstico de "falta de progresso". Esse é motivo para cesárea. Se o seu bebê não está reclamando, com sofrimento fetal, você pode esperar, porque às vezes acontecem algumas surpresas. Mas, mesmo que você comece a ter algum progresso, há preocupação com a possibilidade de distócia do ombro e de cordão muito curto, e o sofrimento fetal pode começar.

Sofrimento Fetal

O significado de sofrimento fetal é claro. Um bebê em boas condições não terá reduções prolongadas do batimento cardíaco fetal (desacelerações) e terá uma boa variabilidade entre os batimentos, ou seja, pequenas oscilações na freqüência cardíaca que indicam que seu bebê está compensando tudo de um momento para outro — um sinal de bem-estar fetal. Diminuições na freqüência cardíaca fetal, com ou sem perda de variabilidade nos batimentos, exigem muita vigilância.

Há dois tipos de sofrimento fetal (minhas designações):

- A mera reclamação. Neste tipo, os batimentos cardíacos de seu bebê diminuirão com as contrações, mas vão se recuperar bem após cada uma. E as desacelerações acompanham as contrações. Estas são chamadas desacelerações precoces, e a variabilidade de batimentos cardíacos permanecerá boa. Notamos essa reclamação com a falta de progresso no parto. Você reclamaria demais se alguém empurrasse sua cabeça contra o osso pubiano, durante horas.
- O verdadeiro perigo fetal. Neste tipo, a capacidade de tolerância de seu bebê ao trabalho de parto está comprometida. Enquanto as desacelerações precoces resultantes da mera reclamação se resolvem por si mesmas, juntamente com o relaxamento da contração, no risco fetal real a recuperação da freqüência cardíaca só acontece depois da contração (desacelerações tardias). A perda de variabilidade de batimento cardíaco indica risco aumentado. Isso significa que seu bebê não está mais se acomodando ao estresse de seu trabalho de parto. A não ser que um trabalho de parto rápido lhe permita um parto vaginal rápido, você precisará de uma cesárea.

Mecônio

O *mecônio* é a liberação do conteúdo intestinal do bebê no líquido amniótico. É formado de pêlos fetais (lanugem), pele descamada e elementos inflamatórios. Há duas escolas de pensamento.

DICA RÁPIDA

As complicações no trabalho de parto incluem:

- Distócia do ombro — rara
- Atonia uterina — rara
- Inversão uterina — muito rara
- Rompimento do cordão — raro
- Retenção de fragmentos placentários — rara
- Falta de progresso
- Sofrimento fetal — desacelerações tardias, perda da variabilidade de batimentos, ou mecônio
- Mecônio
- Amniotite — rara
- Sangramento — raro

A primeira escola de pensamento: Se um bebê recém-nascido precisasse de oxigênio por alguma razão, ou não estivesse recebendo oxigênio suficiente do cordão umbilical ou da placenta, ou se uma condição fetal exigisse mais oxigênio do que estaria disponível, poderia lhe faltar ar. Isso envolve uma depressão repentina de seu diafragma, e é pelo diafragma que eu e você respiramos. Esse movimento repentino pode pessionar o trato intestinal do bebê, levando o conteúdo intestinal a ser expelido no líquido amniótico. O conteúdo intestinal dele são os debris celulares semelhantes a muco, citados anteriormente.

FATOR A

A falta de progresso e o sofrimento fetal são as indicações mais comuns de cesárea. Uma delas geralmente ocorre em cerca de um em cada oito trabalhos de parto. As outras complicações são extremamente raras.

A segunda escola de pensamento: As idéias mais recentes sugerem que, por ser irritante, o mecônio pode causar inflamação das superfícies do cordão umbilical e dos vasos fetais, e diminuir a quantidade de geléia de Wharton, a substância espessa que ajuda a impedir a obstrução dos vasos umbilicais. Essa inflamação dos vasos fetais pode causar sofrimento fetal como resultado da diminuição da oxigenação. Em outras palavras, o mecônio não resulta do sofrimento fetal, mas é a causa dele.

Independentemente do significado, o mecônio pode trazer sérias implicações. A primeira delas é que, além de não gostarmos de constatar a presença dele, isso significa que aconteceu ou está acontecendo algum distúrbio na gravidez que pode pôr em risco a saúde do bebê. A segunda é que, quando ele nascer, sua primeira respiração e inalação poderá levar um pouco dessa substância semelhante a muco para os pulmões, o que pode provocar irritação do tecido pulmonar e causar séria inflamação dos pulmões. Às vezes, é necessário usar respirador nesses casos.

Com um aviso, podem ser tomadas precauções. Um dos aspectos práticos em se dar um pique na bolsa enquanto você está em trabalho de parto é que o líquido pode ser observado. O mecônio é um material bastante distinto, esverdeado, e é facilmente identificado. Isso alerta seu atendente, médico ou enfermeiro-obstetra a aspirar a garganta e as narinas do bebê cuidadosamente antes até mesmo de sua primeira respiração, para remover o mecônio.

Ninguém gosta de notar a presença de mecônio, porque isso exige atenção ao trabalho de parto, inclusive o monitoramento contínuo, de preferência com um monitor interno. Sinais de desacelerações tardias ou de perda da boa variabilidade de batimentos cardíacos alertarão seu médico para a necessidade de uma cesárea. Mas já vi inúmeros trabalhos de parto com mecônio que evoluíram como se nada tivesse acontecido, resultando em partos vaginais e em bebês sadios. A segunda escola de pensamento poderia mudar tudo e levar os clínicos a efetuar o parto da maneira mais rápida possível (cesárea), uma vez que essa teoria implica danos à placenta quando o mecônio é notado, e não apenas uma preocupação com a primeira respiração de seu bebê.

Uma técnica recente chamada amnioinfusão consiste em se usar um tubo fino de líquido para irrigar seu bebê em trabalho de parto e prevenir a compressão do cordão umbilical com membranas rotas ou diluir o mecônio.

Amniotite

A infecção em torno de seu bebê durante o trabalho de parto vai afetá-lo e acelerar seu trabalho de parto, o que mostra a sabedoria de seu corpo. De fato, o trabalho de parto torna-se tão eficiente que muitas vezes é difícil fazer uma cesárea antes de se iniciar o parto vaginal. Esses bebês são examinados cuidadosamente para se detectar sinais de infecção e recebem antibióticos, se for justificável. Em geral, eles passam bem, mas a septicemia pelo streptococo do grupo B Beta-hemolítico ainda é letal, por isso, se há possibilidade de infecção, é melhor um pediatra errar por administrar antibióticos do que por não prescrevê-los.

Sangramento

As mesmas condições se aplicam em caso de amniotite. A ocorrência de hemorragia ao termo exige uma cesárea, a não ser que um parto vaginal se inicie espontaneamente.

Agora, quando eu contar até três, você acordará, se sentirá renovada, tendo entendido que as coisas podem dar errado, mas que provavelmente não acontecerão com você, e, se acontecerem, seu médico saberá o que fazer, e você, seu marido e seu filho viverão felizes para sempre, e você contará a todas as suas amigas grávidas que este é o livro que mudou sua vida. Um... dois... três!

O Que É Esse Negócio de Cesárea?

O sofrimento fetal, a falta de progresso, a apresentação pélvica, lesões por herpes... vamos fazer um acordo. E por trás da porta número dois está a cesárea.

A maioria de nós pensa que o termo *cesárea* vem da maneira como Júlio César nasceu, mas isso é um mito. A mãe dele teve parto vaginal porque uma paciente com cesárea naquela época conturbada não sobreviveria. (A história tem muitas referências à mãe de Júlio César após o nascimento dele.)

Cesárea — é uma coisa que certamente causa refluxo esofagiano em qualquer instrutor de Bradley. Se você for a mãe da Terra Gaia, a fonte da natureza, à primeira vista a cesárea lhe parecerá um antinascimento e esta arruinará a sua vida. Mas depois você vai segurar seu belo bebê e tudo se apagará. Em outras palavras, você vai superar a cesárea. Além disso, você terá uma chance de ter parto vaginal na próxima gestação (chamada PVAC — parto vaginal após cesárea).

E, se você for uma mulher moderna, não tradicional, terá superado toda essa coisa de cesárea, no primeiro trimestre. Quer você tenha um parto vaginal ou uma cesárea, seu médico sentirá o trabalho dele realizado quando tudo der certo. Mas ele não fará uma cesárea só para fechar o ponto. Isso não é um jogo de golfe. Além disso, os dentistas é que jogam golfe.

Além do debate filosófico quanto à cesárea, travado entre os naturalistas e os pragmáticos, há a questão da recuperação. Na verdade, é uma cirurgia; logo, a recuperação leva mais tempo do que um parto vaginal sem complicações. O que você não vai ler nos outros livros, no entanto, é que a recuperação de um parto vaginal complicado é mais difícil do que de uma cesárea sem complicações. Isso significa que há um ponto a partir do qual o heroísmo de se tentar um parto vaginal, além de gerar risco para seu filho, trará compensações cada vez menores.

As indicações de cesárea são:

- Falta de progresso
- Sofrimento fetal
- Erupção de herpes — uma lesão de herpes pode levar vírus para seu bebê por meio da via vaginal tradicional; por isso, fazer cesárea é o método óbvio preventivo.
- Infecção — a amniotite, infecção em torno do bebê, é particularmente perigosa e o tempo pode ser um fator importante. Se o parto vaginal não for iminente, o nascimento pode ser efetuado imediatamente por cesárea.
- Apresentação anormal — posição pélvica, transversa e oblíqua (todos os ângulos) e a gestação múltipla (gêmeos, trigêmeos etc.) têm mais sucesso sem as restrições do canal do parto.
- Cesárea anterior — a não ser que você queira um PVAC, programar uma cesárea repetida é legítimo e deve ser um direito seu. Você e seu médico podem recusar a tentativa de PVAC porque o que aconteceu da última vez que a levou a uma cesárea provavelmente aconteça novamente.
- A escolha materna — ouvimos toda essa conversa hoje sobre escolha reprodutiva, mas isso lida apenas com bebês que têm menos de 2,5 cm de comprimento. E os bebês a termo? Se você teve a opção de ter ou não esse bebê, não deveria escolher como quer que ele nasça? Por que os grupos de Paternidade Planejada calam-se diante disso?

O Que É Esse Negócio de Índices de Cesárea?

A situação — ou como alguns a chamam — a crise — de índices de cesárea é um verdadeiro engodo. Tudo começou como uma crise monetária, quando médicos e hospitais recebiam mais por cesáreas do que por partos vaginais.

E os que tinham mais a perder eram aqueles misóginos mercenários, as empresas de seguro saúde. Então, as especialidades médicas entraram em ação com reclamações não oficiais de que a cesárea agride desnecessariamente as mulheres — afinal, é uma cirurgia e há muita coisa em jogo.

É interessante que o aumento do índice de cesárea coincidiu com mudanças em dois outros índices: o aumento do índice de cirurgia eletiva para aumento da mama — sim, com cirurgia; e o aumento de reclamações de práticas indevidas, por pacientes que processaram profissionais por não terem feito cesárea.

Parece não ter havido uma crise de cirurgias para aumento da mama. Isso pode não ter acontecido porque os executivos das empresas de seguro gostavam de mamas grandes, mas provavelmente foi porque as empresas de seguro não pagam pela cirurgia plástica. Outra razão para não ter havido crise foi porque com os antibióticos e as técnicas cirúrgicas, atualmente a cirurgia eletiva não parece ser tão descabida. No que concerne às reclamações de práticas indevidas, eu nunca vi ninguém processar uma médica por ela ter feito cesárea — já ouvi o oposto. Será que a opção heróica pelo parto vaginal com sinais de advertência aumenta o risco de maus resultados? Por esse prisma, se a sua médica está praticando uma medicina defensiva legalmente, ela não estaria em conflito com seus melhores interesses.

Considere o seguinte: sua obstetra sofre uma pressão incrível para diminuir o número de cesáreas; entretanto, os resultados devem ser os melhores possíveis. Ela tem de passar por reuniões de revisão de colegas durante as quais será advertida caso seu índice de cesáreas esteja acima do normal. No entanto, a prática inadequada continua existindo. Infelizmente, a maioria das pessoas está convencida de que se elas não têm um bebê perfeito, alguém deve ser culpado e deve pagar por isso. Se o seu trabalho de parto vai bem, você deve esperar um parto vaginal. Mas tenho orgulho de dizer, como médico interessado no melhor para você e para seu bebê, que sua médica e eu afastaremos qualquer pensamento sobre os índices de cesárea, se houver qualquer suspeita de sofrimento fetal.

O Que É Esse Negócio de PVAC?

Sem dúvida, não quero dizer que uma cesárea não seja nada. E, por se tratar de uma cirurgia, algumas pessoas consideram inaceitáveis as preocupações adicionais que esta gera, o que as leva a se negarem a fazer outra cesárea. Este pensamento surgiu em meio à pseudocrise do índice de cesárea, alimentada quando os estudos indicaram que era seguro ter um parto vaginal após uma cesárea anterior.

Amedrontados com nossas bandeiras vermelhas sinalizando o índice de cesárea, nós, médicos, começamos a fazer PVAC. As empresas de seguro saúde adoraram isso e patrocinaram muitos seminários sobre como esse era o procedimento correto com as gestantes, como se realmente se importassem com as mulheres e não com o resultado financeiro do ano fiscal. Então nós, obstetras, lutando nas trincheiras, começamos a ver complicações. E comparamos os registros com nossos colegas obstetras, e descobrimos que eles também estavam vendo complicações. E não apenas pequenas complicações, mas coisas como a ruptura do útero, bebês com problemas e outras.

Acredito que, pelo menos durante um período, espero que tenha sido por acaso, foi relatado um índice de complicação do PVAC menor do que o ocorrido. Agora sim estamos falando de causar prejuízo às mulheres!

Agora que muitos desses dados estatísticos foram selecionados, o risco de complicação é de um em cada cem mulheres. Este não é mau, a não ser que evidentemente você seja aquela única mulher entre cem. Por essa razão, a maioria dos obstetras não pressiona mais para fazer o PVAC, mas também não o desencoraja.

Há certos critérios que precisam ser atendidos para que o PVAC seja uma opção realista para você. Em primeiro lugar, os dados estatísticos não são bons, se sua primeira cesárea aconteceu após um trabalho de parto em que você chegou a 6 ou 7 centímetros de dilatação. Isso significa que provavelmente você tentou o trabalho de parto e que esse é um presságio de você ter poucas chances de ser capaz de fazer parto normal da próxima vez. Em segundo lugar, a cicatriz em seu útero (e não em seu abdômen) deve ser horizontal, porque é esta que precisa estar suficientemente forte para suportar um trabalho de parto. Uma cicatriz vertical é uma cicatriz fraca e suscetível à ruptura. E não é preciso dizer que você não deveria ter um PVAC se as condições tornarem o parto vaginal arriscado, como um bebê com apresentação pélvica, gêmeos ou placenta prévia.

Como tudo na medicina, quando um PVAC transcorre bem, é excelente; quando não vai bem, pode evoluir muito mal. Logo, antes de optar pelo PVAC, este tem realmente que escolher você — você tem de ser uma boa candidata para PVAC. Se for, ótimo! É só fazê-lo o mais rápido possível. Se não for boa candidata, faça uma mísera cesárea, tenha um bebê saudável e supere isso, porque as chances de você não ser capaz de ter um bebê saudável sem cesárea não são baixas.

As melhores candidatas para PVAC são mulheres que nunca tiveram uma tentativa adequada de trabalho de parto: os bebês nasceram por cesárea antes de qualquer trabalho de parto, por apresentarem qualquer condição necessária, como posição pélvica, herpes; o sofrimento fetal que impede um excelente trabalho de parto; induções abortadas devido a hipertensão induzida pela gravidez ou outra doença materna. As piores candidatas são aquelas que tiveram uma boa evolução do trabalho de parto, mas fracassaram no parto vaginal. E mulheres com uma cicatriz vertical no útero não são candidatas. Para deixar registrado, 60% de PVACs têm sucesso. Isto não é mau para uma condição que ganhou o *slogan*: "Uma vez cesárea, sempre cesárea". Mas o índice de fracasso de 40% (aquelas que precisam de cesárea repetida) deve levá-la a aceitar a cesárea, caso surja qualquer sinal de risco.

Recuperação do Parto

Quem é mulher de verdade dá à luz e volta à atividade normal naquela mesma tarde, certo? Só se for em Marte.

O parto pode ser uma ocorrência natural, mas é inesquecível. Ocorrem mudanças importantes, transformando-a de uma incubadora materna em uma mãe zelosa. As alterações de líquido já são suficientes para deixá-la em uma condição um pouco inconstante durante alguns dias. Mudanças hormonais também estão ocorrendo, e a preparação para o aleitamento materno é uma das mudanças importantes.

Seu útero ainda está alargado, e a superfície de inserção da placenta vai liberar um fluxo durante alguns dias. Lóquios (*lochia*) é o termo usado para se referir ao fluxo vaginal serossangüíneo originário de seu útero. Dentro de alguns dias, lóquios vermelho-vivo se converterão em lochia alva, uma secreção esbranquiçada, mas algumas mulheres podem ter sangramento vermelho vivo intermitente até seis semanas após o parto.

Se há problema relacionado a sangramento, em geral se deve a infecção, à retenção da placenta ou à subinvolução (o que significa que seu útero não se contrai bem, permanecendo úmido). Uma infecção será acompanhada de dor. A placenta retida causará sangramento, aumentado com o tempo. Esses em geral são problemas menores, se tratados rapidamente, mas podem se tornar importantes se você esperar para informar seu médico.

Se você fez uma pequena episiotomia, a recuperação é rápida, em geral, em uma semana. Se você fez uma episiotomia grande ou teve uma laceração, pode não se sentir confortável antes de seis semanas. Banhos de assento são a melhor coisa para essa convalescença, o calor radiante da água mobiliza todas as suas capacidades de cicatrização. Se você fuma, a cicatrização vai demorar mais porque a nicotina é um vasoconstritor famoso que limita a quantidade de oxigenação que chega ao local da lesão. Seu médico verificará tudo isso depois de um mês, e suspenderá a proibição de intercurso nessa data, se tudo estiver bem.

Se você fez cesárea, a recuperação aguda é mais difícil, mas a parte inferior estará bem. Quando o desconforto da incisão desaparece, você se sentirá melhor com mais rapidez que uma mulher que tenha tido parto vaginal. Complicações pós-operatórias incluem infecções do trato urinário (fáceis de tratar) ou infecção na incisão.

Quer você tenha feito cesárea ou parto vaginal, os lóquios (fluxo genital) são os mesmos. A quantidade do fluxo pode ser grande, por isso tenha um montão de absorventes "mega-maxi-jumbo" disponíveis para quando chegar em casa.

O Que É Esse Negócio de Indução?

Os prós e contras da indução do trabalho de parto foram discutidos na secção sobre o terceiro trimestre. Aqui será adequado tratar dos aspectos básicos.

A indução do trabalho de parto é qualquer processo que inicia o trabalho de parto antes de ele começar espontaneamente. Pode não ser natural, mas é uma técnica totalmente legítima que freqüentemente é necessária para levar a gravidez a uma conclusão feliz, quando complicações médicas podem tornar a continuação da gravidez perigosa para você e para seu bebê.

Uma indução eletiva, embora não seja a maneira natural de as coisas acontecerem, é bastante aceitável se falta apenas uma semana para você chegar na data esperada e sua cérvice estiver amolecida. Seu médico pode concordar com uma indução se os critérios cervicais estiverem certos e se você estiver dentro desse tempo de gestação.

Quanto a questões de as induções levarem a trabalhos de parto mais difíceis que os trabalhos de parto naturais, a resposta é que, se uma indução, por razões médicas ou pessoais, é feita com base em uma boa pontuação de Bishop e a menos de uma semana para a data esperada ou além dela, esta não deve ser mais intensa que um trabalho de parto natural. De fato, seu próprio mecanismo de contração natural geralmente assume o controle nesses casos, permitindo que seu médico suspenda a medicação por gotejamento ou mesmo a suspenda totalmente. Por outro lado, uma indução eletiva sem que a gestante tenha uma boa pontuação de Bishop é uma má idéia, pois tende a levar a um trabalho de parto arrastado, com a iminência de cesárea, se a guerra contra as leis da Física for perdida.

O Que É Esse Negócio de Salvar e Armazenar Sangue do Cordão?

O umbigo é realmente o fim da linha do cordão umbilical? Um dos assuntos mais recentes de interesse em obstetrícia é a recuperação de células-tronco do sangue do cordão umbilical ao nascimento. Não são as células-tronco fetais que geram tanta controvérsia nos debates sobre aborto, mas as células-tronco coletadas com tanta facilidade do cordão umbilical, que permanecem ligadas à placenta (após o nascimento), depois que o cordão tiver sido cortado e o bebê não estiver mais ligado. Há muito considerado um subproduto da gravidez e do processo de nascimento, esse "refugo" começou a despertar interesse quando especialistas em câncer, chamados oncologistas, fizeram parcerias com médicos especialistas em imunologia e em transplante, alegando que o sangue do cordão umbilical do bebê, se armazenado adequadamente logo após o nascimento do bebê, poderia ser usado como um transplante de medula óssea, caso o bebê (ou um membro da família) precisasse de uma radiação para tratamento de câncer, o que causa a destruição da medula óssea.

Todos os elementos do sangue são formados na medula óssea: as células vermelhas (células que transportam oxigênio), as células brancas (células que combatem infecções) e as plaquetas (elementos de coagulação). O sangue do cordão umbilical no nascimento é rico no que são chamadas células-tronco — aquelas que podem se transformar em qualquer um dos três tipos de células sangüíneas mencionadas anteriormente.

Quando sua filha nasce, o sangue dela é bem diferente do sangue de um adulto. Há um tipo totalmente diferente de hemoglobina, que é substituído gradualmente, durante seu primeiro ano de vida, pelo tipo sangüíneo adulto. E há uma concentração bem maior de células-tronco. Portanto, o acesso a essa fonte renderá uma coleção muito rica para armazenamento.

Esse se tornou um desenvolvimento tão interessante nos dois campos, normalmente não relacionados, de obstetrícia e rejeição do enxerto entre doador/receptor, que um setor totalmente novo surgiu para oferecer esse serviço. E os preços de armazenamento despencaram significativamente, de tal modo que qualquer um pode ter acesso a ele.

Esse armazenamento é um tipo de seguro contra câncer? Pergunte aos críticos quais são as chances de isso acontecer. Se você guardasse cem dólares, aproximadamente, por ano, durante vários anos, e comparasse (pelo método de maçãs e laranjas) o custo com as chances de realmente precisar de sangue do cordão, o risco final poderia não corresponder ao benefício médico. Pelo menos é o que dizem.

Mas é realmente uma comparação de maçãs e laranjas, porque, se você for a pessoa que se beneficiará disso, não importa que você seja um caso raro. Na pior das hipóteses, é um luxo, a preços razoáveis. Na melhor das hipóteses, é um salva-vidas.

Mas vamos adicionar alguns melões à mistura de maçãs e laranjas. Se até um membro da família do bebê que teve o sangue do cordão armazenado precisar dele, há ainda uma chance duas vezes maior de aceitação *versus* rejeição, quando comparada com uma doação de fora da família. Logo, dependendo do número de membros da família, as chances de seu "investimento" renderem benefício podem subir acentuadamente.

Há também a questão da simplicidade. Coletar sangue do cordão, caso alguém possa precisar dele um dia, é bem diferente de esperar até conseguir a medula óssea, depois de descobrir que há necessidade dela. Um dos contrastes gritantes em se comparar a recuperação do sangue do cordão com a recuperação da medula óssea é que no sangue do cordão, ao nascimento, a recuperação é indolor, não é dispendiosa e não envolve nenhum risco. Adicione a isso a possibilidade aumentada de sobrevivência com doações de células-tronco a membros da família e, de repente, as objeções dos críticos começam a ficar um pouco insubstanciais.

Eu poderia citar muitas coisas desnecessárias que custam muito mais que o custo de armazenar sangue do cordão, e suponho que devamos todos fazer um levantamento do que é importante nessa vida. Mas concordamos que a vida em si é importante para nós e que o armazenamento do sangue do cordão nos dá uma vantagem para sobrevivermos às pedras e flechas que a sorte nos arremessa.

P&R — Trabalho de Parto e Parto

Cada Trabalho de Parto É Mais Rápido

Pergunta: Tenho trabalhos de parto cada vez mais rápidos. Meu último trabalho de parto levou 28 minutos. Eu gostaria de engravidar outra vez, mas estou assustada. Será que eu devo?

Resposta: A primeira coisa que eu lhe recomendo é uma revisão cuidadosa feita pelos seus médicos para determinar se você teve dilatação prematura antes de entrar nesses trabalhos de parto rápidos como relâmpago. Em caso afirmativo, pode ser que você tenha incompetência do istmo cervical. Em caso negativo, então sim, você realmente tem trabalhos de parto rápidos e da próxima vez é provável que aconteça o mesmo.

Em minhas pacientes que têm uma história semelhante, começo verificando a dilatação cervical algumas semanas antes da época usual, aproximadamente com 32 semanas. Também faço verificações com 20, 24 e 28 semanas, para ter certeza de que não há incompetência do istmo cervical. Supondo que não haja dilatação até o trabalho de parto, eu acharia prudente fazer uma indução eletiva por várias razões — e uma delas é que você não quer ter seu bebê no carro! Não há maneira melhor de deixar a nova minivan em um estado lamentável.

Trabalhos de parto rápidos têm um risco mais alto de ruptura da placenta, logo, uma indução permitiria que as coisas prosseguissem de forma mais controlada, com todos os recursos hospitalares, caso houvesse algum problema devido ao rápido desenvolvimento do parto.

Quanto ao fato de você estar assustada com o que pode acontecer, sua decisão de ter outro filho ou não deve depender de você querer ou não outro filho, e não do que possa acontecer. Deixe essa preocupação para seu médico.

Cordão Umbilical e Natimorto

Pergunta: Minha amiga estava com a mesma data marcada para o parto que eu, mas ela teve um natimorto próximo ao termo porque o cordão umbilical estava apertado demais. Como isso acontece? Meu médico diz que eu posso entrar em trabalho de parto a qualquer dia. Há alguma maneira de evitar isso?

Resposta: Uma vez que tanta coisa depende dessa linha da vida chamada de cordão umbilical, é de surpreender que essa não seja nossa maior preocupação em obstetrícia. Mas há muitas salvaguardas que protegem essa estrutura.

Em primeiro lugar, o cordão é suficientemente longo para não ficar repuxado com a tração indevida. Em segundo, os vasos sangüíneos dentro dele, duas artérias e uma veia são revestidos por um gel chamado geléia de Wharton, que pode impedi-los de ficarem obstruídos mesmo quando o cordão enrola-se, dando um nó. Os verdadeiros nós no cordão são raros, mas a maioria acaba não causando problemas por causa da geléia de Wharton. Há exceções, e essas são as verdadeiras tragédias porque, quando o cordão umbilical pára de fornecer o oxigênio e a troca de nutrientes, o bebê morre.

Um cordão "apertado demais" provavelmente seja apenas uma expressão simplificadora do que aconteceu àquele bebê. Se fosse curto, o que é raro, a maior complicação seria a separação da placenta, quando qualquer movimento do bebê pode repuxar o ponto de inserção do cordão na placenta, causando o rompimento da placenta e o sangramento. Também, no parto, um cordão curto demais poderia tensionar os vasos sangüíneos dentro dele a ponto de ser comprometido, acusando sofrimento fetal no monitor.

Mais do que provavelmente o cordão estava enrolado no pescoço do bebê várias vezes. É comum ele dar uma volta no pescoço (20%) e isso mostra apenas um sofrimento intermitente, moderado, no monitor, com recuperação em seguida. Essa condição é chamada de *circular de cordão*, e pode causar verdadeiro sofrimento quando está enrolado duas vezes ou mais, tornando o comprimento do cordão curto a ponto de causar uma tensão indevida. Certa vez, tive uma paciente que estava evoluindo bem no trabalho de parto até que os batimentos cardíacos fetais pararam. Ao fazer uma cesárea de emergência, descobri uma circular de cordão com quatro voltas (ou seja, quatro voltas pelo pescoço do bebê). Na residência, conheci uma paciente que teve um bebê com sete voltas do cordão pelo seu pescoço! Mas isso provavelmente seja porque esse bebê tinha um cordão umbilical longo demais.

A ultra-sonografia, às vezes, pode mostrar uma circular de cordão, mas marcar uma cesárea antecipada em razão disso é uma precaução exagerada, e os partos cirúrgicos geralmente são recomendados apenas quando há *complicações* de circular de cordão (sofrimento fetal), e não só por causa de uma circular de cordão em si. E, no clima atual de convênio médico, nos EUA, por exemplo, onde tudo é feito para diminuir o índice de cesáreas, uma única circular de cordão não é condição para se marcar uma cesárea antecipadamente.

Às vezes, há um natimorto por uma razão não discernível. Investigações posteriores podem revelar uma infecção por listeria ou uma anormalidade genética sutil. Outras vezes, não haverá razão, e pode ser frustrante que um médico use sua intuição, vendo o cordão como o culpado mais provável — mas isso é uma adivinhação —, uma boa intuição, mas não passa disso. Não deixe que esse evento raro, mas trágico, a desencoraje de pensar na gravidez de um modo otimista. Na maioria dos casos, tudo acaba bem. Nas demais gestações, muitos dos problemas que aparecem podem ser resolvidos. Infelizmente, os maus resultados que ocorrem com poucas gestantes são alvo de mais notícias do que todos os bons resultados.

Viajar no Final da Gravidez

Pergunta: Eu sei que não devo viajar com 37 semanas, mas preciso. Que informações devo levar comigo caso eu entre em trabalho de parto fora da cidade?

Resposta: Tem razão, você não deve viajar no final da gravidez, mas sem dúvida, sei que um caso de morte em família ou um acontecimento semelhante na vida pode exigir sua presença.

Qualquer médico novo gostaria de saber qual é a sua idade, quantos filhos você teve e como, se você tem alergias, condições médicas ou sintomas preocupantes. Você poderia fornecer essa história. Ajudaria saber seu tipo sangüíneo, a data esperada do nascimento e se essa foi determinada por ultrasonografia, e se sua gestação suscitou preocupações específicas, que foram acompanhadas por seu médico.

Lacerações Ocorridas na Gravidez Anterior, a Probabilidade de uma Má Experiência Repetida e Tipos de Episiotomias

Pergunta: Com meu último bebê eu fiz uma episiotomia na linha média, mas, ainda assim, tive uma laceração. Quais as chances de uma laceração no próximo parto?

Resposta: Tudo o que uma episiotomia faz é evitar lacerações superficiais. As lacerações mais profundas geralmente resultam de um bebê grande ou de a pele do períneo não ter tempo suficiente para se esticar devagar.

Prefiro o método de episiotomia da linha média, onde o tecido é mais fino — portanto, quanto menor for o trauma do tecido, menos material haverá para cicatrizar, menos dor. A desvantagem é que se o corte se estender por causa do tamanho do bebê, a laceração chegará até o reto. Mas vai acabar lá. A alternativa é uma episiotomia à direita ou à esquerda, em que o corte pode se rasgar em vários planos através de um tecido muito mais espesso do que aquele na linha média. Pode ser uma confusão. Uma linha média é muito mais fácil de recuperar do que uma médio-lateral, e uma linha média com uma laceração estendendo-se até o reto é mais fácil de recuperar do que uma médio-lateral com várias lacerações estendendo-se ao longo de todo aquele tecido lateral mais espesso.

Se você teve uma laceração anteriormente, as chances de a mesma coisa acontecer são menores, uma vez que os tecidos da vagina e do períneo já foram estirados uma vez. Mas isso em um mundo perfeito em que se supõe que todos os outros parâmetros sejam os mesmos — o mesmo médico, o mesmo tipo de episiotomia, o mesmo tamanho e posição do bebê, o mesmo tipo de trabalho de parto etc. Porém, não há uma gravidez igual a outra, e receio que minha resposta será um "Não sei". Em geral, quanto mais bebês se tiver, menor a probabilidade de se fazer uma episiotomia por precaução (note que eu não disse por necessidade).

O que sei é o seguinte: a maioria dos obstetras — e eu me incluo nisso — adora evitar uma episiotomia. Mas não tenho receio de fazer uma incisão se vejo que é a única coisa que está detendo a cabeça do bebê, sem que haja uma laceração desagradável. É uma opção. Mas em minha prática eu não faço episiotomias automaticamente. Seria uma boa idéia discutir com seu médico os procedimentos adotados quanto à episiotomia — se são feitas automaticamente, se são na linha média ou médio-laterais, se são com fio de sutura absorvível rapidamente ou com sutura com absorção lenta etc.

Suturas Usadas na Episiotomia. Há três tipos principais de sutura usados em episiotomia: a de absorção rápida — geralmente crômica, que se dissolve em aproximadamente duas semanas e atenua-se freqüentemente durante esse período; a de absorção lenta — em geral uma sutura poliglicólica ou poligláctica — que se dissolve em aproximadamente seis a oito semanas ou mais, mas pode se enrijecer e dar uma sensação de repuxo às vezes; e a sutura permanente (não absorvível) — usada quando há infecção e avariações do reparo de uma episiotomia anterior. (Não uso esta. Pelo menos até agora.)

PARTE 6

O Pós-parto

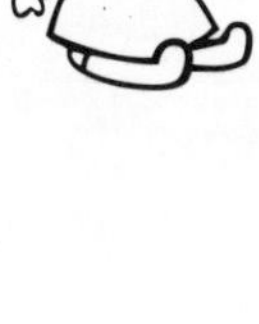

18

O Puerpério

Depois do nascimento de seu filho, seja por parto vaginal ou por cesárea, muitas mudanças acontecem até você voltar ao estado anterior à gestação. Há mudanças dinâmicas nos líquidos que podem levar até duas semanas para se equilibrar, resultando em inchaço durante algum tempo após o parto. Seus tornozelos serão os últimos a se livrar disso. Seu útero, poucas horas após o parto, já está com menos da metade do tamanho que atingiu na gravidez. Lóquios, o sangramento normal pós-parto, pode durar de quatro a seis semanas. Resulta de processos que fazem mais do que apenas eliminar tecido ou sangue, mas preparam seu útero para outra gestação no futuro. Você deve estar pensando no futuro muito, muito distante. Talvez até em uma galáxia longe daqui.

O aleitamento materno (trataremos deste assunto no próximo capítulo), além de fornecer a nutrição completa para seu filho, também está integrado engenhosamente à nossa sobrevivência como espécie, porque ajuda a estimular as contrações de seu útero, diminuindo a quantidade de sangramento proveniente dele. A estimulação do mamilo evoca uma resposta da glândula pituitária no cérebro, que libera ocitocina (a mesma substância usada para induzir ou aumentar o trabalho de parto). Cada vez que você amamenta, inicia-se uma contração uterina, que causa as chamadas dores pós-parto. Portanto, o aleitamento materno e as dores pós-parto têm uma função evolutiva de sobrevivência, ajudando a limitar a perda de sangue do útero pós-parto.

O Processo

Imediatamente após o parto, o pessoal da enfermagem atende às necessidades de seu bebê. Esse é o período conhecido como o terceiro estágio do trabalho de parto, entre o parto e a expulsão de sua placenta. Supondo que não haja problema com a respiração de sua filha, o maior risco dela é a regulação da temperatura. Ela será enxugada, de modo que, com a pele seca, ela não sinta frio. Lembre-se de que ela acaba de sair de 36,6 graus para a temperatura ambiente. Se ela tiver dificuldade para regular sua temperatura, poderá entrar em sofrimento. Essa é uma regra elementar dos cuidados do recém-nascido. Outras ocorrências que podem causar sofrimento ao recém-nascido são a aspiração de mecônio e baixo açúcar no sangue (se você for diabética, o alto fluxo de açúcar é suspenso abruptamente, quando o cordão é cortado). Novamente, isso é básico, e o pessoal da enfermagem e seu médico sabem disso. Se você combinou de fazer o armazenamento do sangue do cordão umbilical, este será acondicionado em recipientes especiais.

DICA RÁPIDA

O terceiro estágio de trabalho de parto começa logo depois do parto de seu bebê e termina com a dequitação da placenta. Enquanto isso está acontecendo, seu bebê será secado para evitar exposição ao frio, aspirado com atenção especial se houver mecônio e examinado para se avaliar seu bem-estar com um barômetro rude, mas prático, chamado nota de APGAR.

O Boletim de APGAR

Dra. Virginia Apgar foi uma anestesista que desenvolveu o boletim de APGAR em 1952, que é o barômetro padrão do bem-estar do recém-nascido, medido no primeiro minuto de vida e cinco minutos após o parto. Cada uma das letras na sigla APGAR representa uma determinada observação e um ou dois pontos são atribuídos. O *A* é Aparência (a cor da pele rosada é boa, azul não é); *P* é Pulso (a freqüência cardíaca, que deve estar acima de cem); *G* é do inglês Grimace (careta, que indica a irritabilidade a reflexo); o segundo *A* é para Atividade (bebês inativos não têm boa nota); e *R* é para respirações (os bebês que choram saem ganhando nesse parâmetro). Com os cinco parâmetros e uma nota possível de 0-2 em cada um, um APGAR acima de 7 é considerado bom.

Os bebês com problemas geralmente têm APGARs baixos. Mas uma pontuação de 1-3 no primeiro minuto pode não ser significativo se o APGAR feito após 5 minutos for normal. Se um APGAR continuar baixo 5 minutos após o nascimento, isso é preocupante. Pontuações de 4-6 são consideradas limítrofes e de 7-10 são consideradas normais.

A pontuação não é um previsor crucial da qual os bebês terão problemas mais tarde; logo, é preciso ter cuidado para interpretá-la como uma avaliação geral, rápida. Mas é fácil e tem a beleza eloqüente de demonstrar o progresso de seu bebê durante o intervalo do primeiro minuto de vida até 5 minutos depois do nascimento. Geralmente, um bebê "cresce" no APGAR entre a nota dada no primeiro minuto e 5 minutos depois. A rotina normal é registrar ambos, por exemplo, um 7/9 e um 9/10. O 9/10 é a nota típica para um bebê excelente. Você não verá APGARs 10/10, exceto em filhos de advogados.

Talvez exista uma, nota DILEO... sim, essa é a mais adequada. Uma nota DILEO incluiria as seguintes áreas:

Desafio: se o seu bebê morde o dedo do médico quando este usa o dedo para abrir e aspirar a boca dele, com um meio ponto adicional por urinar no médico.

Interesse: se o seu bebê está interessado na vida como a conhecemos, demonstrando atividade vigorosa. Chutar e gritar à nova ordem mundial é muito bom.

Leitosa: se a cor da pele de seu bebê é rosada ou se é leitosa (sem cor).

Exalação: esforço respiratório. Se você está exalando, tem de estar inalando.

Órgão do amor: como o coração de seu bebê está batendo. Os pais não devem ser tentados a registrar o DILEO fora da escala, por causa do que acham que seja o órgão do amor.)

A Placenta Desocupou o Imóvel

Contrações fortes depois do parto vão diminuindo a área de ligação da placenta ao útero, até que esta se desprenda. Essas contrações, chamadas de dores pós-parto, continuam após a dequitação da placenta, a fim de controlar o sangramento do útero. Dessa forma, grandes aberturas com vasos sangrando vão se estreitando, o que leva à diminuição da perda de sangue. Para se proteger ainda mais, você produziu sangue adicional durante toda a gravidez.

DICA RÁPIDA

O bebê sai, a placenta sai, você se recupera e finalmente sai do hospital.

A placenta quer se desprender e, quer se mandar. Seu médico pegará o cordão que está solto e o tracionará delicadamente. Isso acelera o processo, o que é bom. Você quer que tudo acabe logo para que a sala seja limpa, você possa estar arrumada, e possa ter a chance de sentir o prazer da maternidade.

O Momento Mágico

Mas há mais coisa acontecendo no período pós-parto que hormônios, tecido e lactação. O nascimento da família começa no instante em que você e seu marido partilham o quarto com seu filho. Mesmo que você não vá amamentar, eu lhe recomendo que faça isso pelo menos nesse momento. Você é maternal, e pode abraçar seu filho que era "seu passageiro" momentos atrás.

De certa forma, a confusão do parto é como sua festa de casamento. Há muita coisa acontecendo, tudo centrado em você, e então a festa acaba. Em breve (alguns minutos depois de você amamentar) os parentes geralmente vão saindo de mansinho, acompanhando o seu bebê até o berçário, e o pessoal que cuidou dele também vai se retirando. Você e seu marido são deixados com o médico e uma enfermeira, e tudo fica silencioso. Seu marido tem a chance de sair para mostrar o bebê para todo mundo, mas recomendo que ele não faça isso. Recomendo que ele fique com você.

Lembrem-se desse momento, pois é um momento mágico em suas vidas, como marido e mulher. Nunca um sorriso dividido entre os que se amam significa tanto quanto nesse momento. É um momento em que você e seu marido partilham o mesmo corpo, ligados por um único pensamento, tanto quanto o intercurso apaixonado os aproxima fisicamente.

O antigo filósofo Philo disse que Deus é uma criatura hermafrodita feita de homem e mulher juntos, e que esse desejo de estar junto cria a atração entre os dois. E agora vocês têm um filho ou filha para completar a metáfora.

O incêndio recente de calorias queimadas, a desidratação e os medicamentos para dor agora se acabam, e você fica sonolenta. Feche as comportas, pois esse é um último momento de calmaria antes de as comportas reabrirem e a corrente turbulenta do resto de sua vida bater forte pelos escaninhos de sua trajetória.

Reserve esse momento com seu marido, pois é realmente fugaz. Haverá outros momentos na vida, sem dúvida, mas esse só acontece uma vez.

Logo seu médico sai, e a enfermeira, por falta de uma descrição melhor, prepara-se para fazer sua assepsia. Depois de todos os lençóis ou toda a roupa-ria ser trocada, de os instrumentos serem levados embora e de sua cama voltar ao esplendor de antes do parto, finalmente você recupera sua dignidade.

Seu Próprio Desfile — Quem São Essas Pessoas?

O *marketing* hábil do hospital, que resultou em salas de parto e de pré e pós-parto, transformou o parto em uma experiência mais confortável. A sala de espera onde os maridos ficavam andando de um lado para outro hoje é um anacronismo tão relevante quanto os dragões. A sala moderna é excelente para receber bem aqueles que querem cumprimentá-la, mas as visitas ininterruptas podem deixá-la louca. Parece que o mundo inteiro está batendo à porta de seu quarto. Você não está se sentindo em sua melhor forma e sabe que não está com a sua melhor aparência. Recomendo-lhe adotar algumas normas. Diga às enfermeiras quantas pessoas você quer que entrem, quais os parentes que não são bem-vindos e quando elas devem desligar as chamadas telefônicas. Elas têm muita experiência em fazer tudo discretamente, sem que percebam que foi você quem determinou isso.

FATOR A

Muito tem sido escrito sobre planos de parto e preferências de trabalho de parto. Muitos casais dão extrema importância ao parto, mas eles também deveriam planejar os momentos após o parto como um momento especial entre marido e mulher.

Haverá tempo suficiente para os admiradores cumprimentarem você e seu bebê mais tarde. Diga suas preferências às enfermeiras quanto aos visitantes nesse momento especial. Deixe o controle da situação por conta delas, de modo que, se alguém ficar ofendido, você não tem nada a ver com isso.

A Recuperação

De um Parto Vaginal

Certamente, as peculiaridades de seu parto determinarão com que facilidade você vai se recuperar dele. Se você tiver um parto vaginal espontâneo, a recuperação não será muito mais que o incômodo no final de sua gravidez. A episiotomia ou lacerações vaginais no períneo podem contribuir para piorar esse incômodo, mas você estará em pé e recuperada em poucas horas. Se você fez peridural, o cateter em suas costas geralmente é retirado logo após o parto.

De uma Cesárea

A recuperação de uma cesárea é outra história. Trata-se de uma operação abdominal, por isso, sua parede abdominal apresenta uma sensibilidade maior. Além disso, seus intestinos são uns grandes fracotes e se fecham só de você olhar feio para eles. A cirurgia faz mais do que isso, e eles levam um bom tempo para voltar a funcionar. Isso adiará qualquer refeição que você está ansiosa para começar a fazer, porque, se você colocar qualquer coisa para dentro, sem colocar nada para fora, vai distender o abdômen e sentir dores provocadas por gases.

A dor proveniente de gases é a pior dor em uma recuperação cirúrgica. Quando severa e associada a distensão abdominal, é chamada de *íleo paralítico*. O íleo paralítico é ainda pior que a dor da incisão. Pelo menos se você ficar deitada, a incisão não vai doer, mas a dor de gases a perseguirá, mesmo que você não queira ligar para ela. O que eu descobri que mais funciona é manter todo tipo de alimentação suspensa até que haja bons ruídos intestinais por todo o abdômen, ouvidos com o estetoscópio, e não haja distensão abdominal nem sensibilidade acentuada. Você só espera meio dia a mais para comer, mas a dor da fome é preferível à dor de gases. Se você puder evitar isso, as coisas não vão ser tão ruins.

Os estudos mais recentes têm indicado que não há diferença na recuperação, se a alimentação ficar suspensa ou se for dada imediatamente. Tentei todas as formas, e não se pode errar por esperar pelos ruídos do intestino.

Os riscos inerentes a qualquer cirurgia abdominal, inclusive a cesárea, são infecção e sangramento. O retorno da função intestinal é um sinal muito bom porque, se há sangramento pós-operatório interno, ou infecção, os intestinos não funcionarão adequadamente. Por isso, se você está eliminando gases (como você é uma dama, sabemos que você não faz isso), então as coisas não podem estar indo mal.

Febre após a cirurgia é sempre uma preocupação. Se isso acontece no dia seguinte, em geral, se deve ao fato de você não expandir os pulmões o suficiente porque dói para fazer isso. Se a febre aparecer alguns dias depois, é mais provável que se deva a infecção na bexiga. Se ocorrer de três a cinco dias do pós-operatório, pode ser uma infecção na incisão. (Os médicos chamarão de infecção no corte, mas isso sempre me pareceu masoquismo. Não uso esse termo. Os cirurgiões gerais grosseiros do tipo "cortarei você por qualquer motivo" me chamariam de fraco, por minha sensibilidade.)

Seu médico está atento a qualquer eventualidade; por isso, se ocorrer algum problema, será cortado pela raiz. Você não notará uma observação tão rigorosa porque seu abdômen será examinado e apalpado com tranqüilidade, em meio a coisas agradáveis como "Então, como está o garotão (ou garota)!" ou, "Nossa, nem parece que você esteve grávida". Seu médico está fazendo sempre várias coisas ao mesmo tempo. Não se deixe enganar pela maneira informal dele — seu médico está trabalhando.

Lóquios — Quanto Sangramento É Normal após Você Ter o Bebê?

À primeira vista, essa parece uma pergunta simples; na verdade, é uma pergunta que envolve todo o período pós-parto — essas seis semanas que nós obstetras chamamos de puerpério. O útero não é apenas concebido engenhosamente para aceitar, carregar e depois expulsar uma gravidez; também é concebido para fazer isso várias vezes. Depois da saída da placenta, o útero passa por um processo chamado de involução, ou encolhimento. Isso é importante porque o local dentro do útero onde a placenta estava ligada é rico em vasos sangüíneos. O encolhimento desse local reduz a superfície da área que pode sangrar.

A involução acontece rapidamente. No entanto, há sangramento e é vermelho vivo por alguns dias (lochia rubra); depois de duas semanas, a secreção não contém sangue suficiente misturado para mantê-lo vermelho, sendo notado um corrimento claro (lochia alva). Geralmente, o sangramento deve diminuir com o tempo, mas pode haver alguns picos de atividade durante até um mês. A maior parte do sangramento, entretanto, deve acabar em alguns dias. Qualquer sangramento irregular depois de um mês é mais do que provavelmente resultado da tentativa de reorganizar seus hormônios. O aleitamento materno adiará essa reorganização ainda mais, o que ajuda (mas não garante) o controle da natalidade.

O local de implantação da placenta não cicatriza durante a involução, caso contrário essa área seria uma zona morta para futuras implantações de óvulos fertilizados. O que acontece na realidade é que seu leito se separa e é eliminado como parte dos lóquios. O tecido sob ele se recupera e o expulsa, o que não é diferente da crosta de uma ferida que finalmente se desprende.

Qualquer sangramento que seja mais que um fluxo menstrual intenso deve ser reportado a seu médico. Lembre-se, no entanto, de que um coágulo grande é apenas a eliminação repentina de sangue parcialmente coagulado que foi se acumulando durante algum tempo. O que você está vendo pode ser a coleção de toda uma noite e, ao levantar-se, você permite que a ação da gravidade o elimine. Coágulos recorrentes, no entanto, não são normais e devem ser informados ao médico.

As causas de sangramento continuado anormal incluem a subinvolução (encolhimento inadequado do local placentário vascular, descrito a seguir), retenção do tecido placentário ou infecção.

FATOR A

A endometrite, infecção de seu útero, é tratada efetivamente com antibióticos. É rara na prática privada. Pode ser perigosa se não tratada, mas seu médico está preparado para identificá-la porque essa é uma das "coisas famosas" que devem ser avaliadas. Ele aprendeu isso em sua aula 101 de Obstetrícia. Ele identificará isso rapidamente.

Complicações na Recuperação

Febre do Puerpério

Qualquer febre acima de 38,5 graus, por duas vezes, em seis horas, é chamada morbidez febril, uma maneira elaborada de dizer que algo está acontecendo. Além da diminuição do esforço pulmonar, de infecção da bexiga ou da infecção no corte, seu médico investigará endometrite, ou infecção de seu útero. A causa em geral é infecção antes do parto e, como drenar um furúnculo, o esvaziamento da cavidade uterina através do parto geralmente resolve isso. Mas, se a febre persiste e seu útero permanece flácido, antibióticos por via intravenosa podem ser necessários.

Subinvolução

Se há involução incompleta do local da placenta, este pode sangrar porque não encolheu. Isso é chamado de subinvolução. Em casos de subinvolução ou de retenção do tecido placentário ou ainda de infecção que esteja causando sangramento prolongado, costumava-se pensar que podia ser indicada uma dilatação e curetagem rápida, mas agora uma mentalidade mais conservadora tem predominado: uma dilatação e curetagem pode traumatizar o revestimento, prejudicando uma implantação subseqüente. Um pedaço de placenta também poderia ter causado o sangramento e, provavelmente, seria eliminado com o episódio repentino de sangramento, resolvendo-se o problema. Recentemente, a ultra-sonografia tem sido usada com grande vantagem para indicar a necessidade de dilatação e curetagem (quando impressões parecidas à placenta são vistas no monitor).

DE VOLTA AO CHARITY HOSPITAL

Febre puerperal é um termo antigo. Quando eu estava no Charity Hospital, houve uma reorganização de registros médicos, a fim de se eliminar registros diferentes acumulados aqui e ali. Vi um daqueles livros em um canto, coberto de pó — era o *Registro de Nascimentos no Charity Hospital*, de 19 de junho de 1852 a 17 de fevereiro de 1891. Passei muitas noites de plantão vendo o livro, fascinado com o fato de que ele continha os registros de nascimentos durante a Guerra Civil. Era literalmente uma câmera de horrores, pois a maioria dos nascimentos na época ocorria em casa, só os casos complicados iam para o hospital. Os nomes registrados eram todos de imigrantes irlandeses, alemães e italianos de primeira geração. Sob os comentários de cada parto, a bela caligrafia das irmãs fazia um contraste gritante com os horrores que estavam registrados. A maioria dos óbitos era causada por febre puerperal. Hoje, temos antibióticos, por isso uma complicação dessas ganharia apenas um parágrafo extra para descrever um resumo da alta.

Perguntei à responsável pelos registros médicos do turno da noite o que eles fariam com aquele livro e com outros como aquele que estavam empilhados tão descuidadamente em um canto. "Provavelmente vamos jogá-los fora", disse ela. Pensei, é só roubar esse livro. Foi um momento em que não se disse uma única palavra.

A sensibilidade, com ou sem febre, nunca é normal (não deve ser confundida com cólicas ou dor pós-parto). A inflamação pode adiar a recuperação normal e os processos de involução, resultando em sangramento. Nesse caso, antibióticos para infecção e medicamentos para contrair o útero são indicados.

Com infecção, uma dilatação e curetagem não podem fazer nada mais que levar infecção ao fluxo sangüíneo. Engolindo o que eu disse, em qualquer uma dessas condições ainda poderia ser necessária uma dilatação e curetagem, se o sangramento forte continuasse apesar da administração de medicamentos indicada anteriormente. Também deve-se considerar o estudo de coágulos, uma vez que o sangramento poderia ser devido a problemas com a capacidade normal de coagulação do sangue e não devido à involução.

DICA RÁPIDA

O puerpério típico é marcado por *lochia rubra* durante alguns dias, ficando mais claro (*lochia alva*) em 10 a 14 dias. O sangramento pode desaparecer e reaparecer durante até seis semanas. Um coágulo ocasional é desculpável, mas coágulos grandes recorrentes ou sangramento importante após alguns dias merecem uma avaliação de seu médico.

Perda de Sangue

Você pode ter parto vaginal ou cesárea, mas vai ter sangramento de qualquer jeito. Se há complicações com sangramento excessivo, você pode precisar de uma transfusão. Mas, antes de você chamar a polícia para ter uma Testemunha de Jeová ao lado de seu leito, entenda que na maior parte das vezes o sangue é seguro. É analisado, de todas as formas. De fato, mesmo que o seu marido desejasse doar sangue para você, o banco de sangue ainda faria todos os testes para HIV, sífilis, hepatite e assim por diante.

Evidentemente, mesmo assim, eles vão fazê-la assinar um papel esclarecendo-a de que você pode morrer. Isso porque nunca se pode dizer quando a hepatite Z será descoberta, mas provavelmente não será no dia em que você precisar de sangue. E você precisará realmente de sangue se o seu médico oferecê-lo, porque este não é mais indicado simplesmente por ser uma boa idéia. A transfusão de sangue feita sem indicação precisa, somente por ser uma boa idéia, é uma má idéia, mas deixar de dar sangue quando você precisa dele é uma idéia pior ainda. Seu tecido precisa de oxigênio para se recuperar e é seu sangue que oferece oxigênio aos tecidos. Se você está precisando de sangue, isso vai adiar sua convalescença e diminuir sua resistência a infecções.

DICA RÁPIDA

As complicações após o parto incluem febre (infecção), sangramento de subinvolução, retenção do tecido placentário ou infecção.

Quais são os critérios usados para a transfusão de sangue? Antigamente, se você perdesse muito sangue, precisaria de muito. Agora, não importa quanto sua contagem seja baixa, seu médico geralmente não fará transfusão, a não ser que você esteja combatendo uma infecção importante ou que você tenha sintomas de anemia aguda, como baixa pressão sangüínea, pulso rápido, ou tontura ao se levantar.

Nós, médicos, detestamos transfusão de sangue. Você não receberá sangue a não ser que realmente precise dele. E, nesse caso, você pode estar certa de que é um caso realmente raro. Os médicos que indicam transfusão de sangue em demasia geralmente são investigados pelas comissões de hospital e devem apresentar uma justificativa.

FATOR A

Você teria de ultrapassar certo limiar de gravidade de febre ou de sangramento para que este fosse sério o suficiente e justificasse a administração de antibióticos por via intravenosa ou de transfusão, e esse limiar raramente é atingido. Quando é alcançado, a moderna assistência pós-parto identifica essa necessidade precocemente.

Infecção

Se você tem parto vaginal, pode ter uma infecção na área da episiotomia ou do reparo da laceração vaginal. Em geral, antibióticos via oral serão efetivos. Uma cesárea representa um risco de infecção na incisão abdominal. As infecções superficiais respondem bem a antibióticos via oral, mas as mais profundas podem ter de ser drenadas e tratadas com antibióticos via intravenosa, adiando sua alta hospitalar. Ambos os tipos de parto podem desenvolver endometrite, que é uma infecção do útero, e pode ser bem séria. Na prática privada, essas infecções são extremamente raras. (No Charity Hospital, quase a metade das pacientes que faziam cesáreas acabavam na ala séptica. De fato, nos referíamos à ala pós-operatória de cesárea como ala séptica. Mas a indigente é vítima da má nutrição e do comprometimento na recuperação. Algumas aparecem sem assistência pré-natal, com tendência a muitas complicações. A melhor proteção contra uma complicação é a boa nutrição e as avaliações vigilantes que a assistência pré-natal oferece.)

Infecções do Trato Urinário

É difícil passar por uma experiência hospitalar sem que lhe passem uma sonda na bexiga. Mas, apesar de haver uma chance de quase 10% de desenvolver infecção na bexiga, os benefícios de sonda compensam, de longe, o risco. A eliminação de urina é uma medida crucial de que tudo vai bem com você após uma experiência como o parto. Por causa da distorção de sua anatomia enquanto você se recompõe, você pode ter problemas para urinar. Uma sonda vesical após cesárea é necessária para registrar a eliminação de urina a cada hora, até a manhã seguinte. Assim como o bem-estar fetal de seu bebê pode ser determinado pela avaliação da quantidade de líquido amniótico (formado em grande parte de urina fetal), seu bem-estar também é avaliado. Se você consegue urinar sem sonda após o parto vaginal, melhor. Mas, se você se beneficiar de uma sonda, geralmente vale a pena. No entanto, qualquer queimação ao urinar ou freqüência ou urgência de urinar deve ser informada ao médico, para que ele descarte uma infecção na bexiga. Também vale a pena notar que a gravidez e o parto a tornam suscetível à infecção na bexiga, mesmo quando não é usada sonda vesical.

Embora uma infecção urinária não seja de grande importância na escala cósmica das coisas, esta pode trazer desconforto à paciente; por isso, é melhor cortar o mal pela raiz. Uma vez que a maioria dos antibióticos leva um dia para começar a fazer efeito, quanto antes melhor.

Depressão Pós-parto

Ter um bebê é como sonhar com aquelas férias na Europa. É maravilhoso, mas também é terrível, no sentido de que exige muito trabalho, você não se sente muito bem e é você quem faz e desfaz as malas. Certamente, haverá tensão entre você e seu marido em algum momento, durante a internação no hospital. Isso é normal. Concentrar-se no que vocês dois produziram á superar de longe o fato de que ele teve o descaramento de ir trabalhar durante algumas horas no dia seguinte.

FATOR A
A depressão pós-parto é normal e temporária. Sentir-se imprestável é uma coisa, mas ter pensamentos malévolos é outra. Se a depressão pós-parto a faz ter pensamentos estranhos de machucar seu bebê, essa é uma emergência — comunique isso imediatamente ao médico. A verdadeira psicose é rara e dá vários avisos.

Mas, você terá meios de liberar tudo isso. Seus hormônios a farão pagar primeiro, fazendo-a chorar algumas vezes, mas depois você vai melhorar o moral misteriosamente, da mesma forma como ficou deprimida.

Porém, culpar o bebê pela maneira como você se sente não é normal. Nem sentir arrependimento, raiva ou fantasias de machucar o bebê ou de se ferir. Se seus pensamentos se tornarem realmente inconvenientes, relate isso a seu médico imediatamente. Ainda não sabemos por que a tristeza (depressão) pós-parto, às vezes, se transforma em psicose. Mas há sinais de aviso. E você saberá que não é você mesma — é como se você estivesse fora de seu corpo. Se a sua consciência lhe diz que há vibrações ruins em sua cabeça, esse é um caso de emergência psiquiátrica. Você não quer aparecer na primeira página do jornal e, não importa quanto você seja boa, meiga e religiosa, você não tem proteção especial para tornar-se imune às armadilhas de uma psicose.

Tromboflebite

Temida tanto antes quanto após o parto, a tromboflebite (inflamação das veias profundas da perna que podem gerar coágulos de sangue) é uma complicação séria que exige anticoagulantes (substâncias que afinam o sangue). Mas, uma vez que seu bebê nasceu, você pode receber anticoagulantes via oral, em vez de injeções ou aplicações intravenosas necessárias antes do parto.

19

Aleitamento Materno e Outras Preocupações Pós-parto

A Arte Mamífera do Aleitamento Materno

Por sermos mamíferos, retivemos várias características físicas que são pináculos de evolução. Nada protege mais a nossa espécie que o aleitamento materno. Além da óbvia superioridade imunológica sobre fórmulas de leite em pó, há também o vínculo, o afeto e o calor entre mãe e recém-nascido que o aconchego permite.

A face de seu bebê, onde a maior parte dos nervos sensíveis está centrada, toca o seu peito materno — um ato físico de amor. E desse ato de amor a vida flui, literalmente. O seio lactante responde à boca de seu filho, satisfazendo o vazio que a sucção preenche.

A melhor alimentação é o aleitamento materno, realmente. A incidência de diarréia, de infecções respiratórias, de outras infecções, distúrbios intestinais e possivelmente de ocorrências como a síndrome da morte súbita infantil é mais baixa em bebês alimentados pela mãe. Há, sem dúvida, um benefício imunológico.

DICA RÁPIDA

Durante o aleitamento materno, mantenha-se bem hidratada e continue as vitaminas do pré-natal.

Se você quer amamentar, ficará desapontada se não der certo. Você pode não conseguir amamentar seu filho, mas isso é raro. Na maior parte das vezes, isso ocorre por causa da dor que você sente e da impaciência, ou das preocupações com a quantidade do fluxo de leite. Vários são os hormônios e os processos necessários para a formação do leite; por isso, como mãe inexperiente, você deve conceder um período após o nascimento para que o processo se engrene. E você ficará aliviada em saber que não precisa se preocupar com a possível privação nutricional de seu filho, porque o bebê nascido a termo tem alguns dias de reserva alimentar; logo, qualquer sucesso na amamentação é extra nesse período. Dentro de alguns dias, qualquer preocupação quanto às necessidades nutricionais do bebê pode ser esclarecida pelo seu pediatra.

DICA RÁPIDA

O colostro começa dois dias após o parto ou antes (até mesmo antes do parto), e se dilui no leite durante o mês seguinte. O colostro tem anticorpos maternos que o tornam superior ao leite em pó industrializado.

O colostro, precursor do leite mais diluído, é uma proteção imunológica para o bebê, que fornece anticorpos maternos que propiciam uma vantagem no combate a infecções. Também é rico em minerais, proteína e gordura. É quase sempre produzido ao redor do segundo dia após o parto e então dura uma semana, convertendo-se lentamente em leite no decorrer de um mês. Pode demorar até 4 dias após o parto, para que você tenha o fluxo pleno de leite; por isso, durante esse período você deve relaxar, enquanto a interação entre seu bebê e o peito vai se aprimorando.

A mecânica do aleitamento materno é basicamente a seguinte: cada peito pode ser drenado em torno de 10 minutos, estando na última parte a maior quantidade de gordura. Uma vez que foi estabelecido um ritmo, a maioria dos esquemas de amamentação segue um intervalo de duas a quatro horas. Você deve tomar muito líquido nesse período, para não ficar desidratada, e pode verificar se o seu bebê está sendo adequadamente hidratado e nutrido, esperando trocar de seis a sete fraldas por dia. Com paciência e determinação, a maioria das tentativas de amamentação acaba em uma experiência satisfatória entre mãe e filho. Mas, mais do que demonstrar interesse, é preciso se empenhar.

FATOR-A

O verdadeiro fracasso na amamentação é raro, geralmente se deve à impaciência ou à necessidade de se retomar o trabalho. Os bebês nascidos a termo têm por alguns dias certa reserva nutricional que não os deixa passar fome; por isso, não entre em pânico se demorar um pouco até a amamentação engrenar.

Complementar a amamentação com mamadeira freqüentemente não dá certo porque seu bebê pode preferir a mamadeira por ser mais fácil sugar. Por essa razão, a parada temporária devido a infecção da mama (mastite) freqüentemente causará o fim da amamentação. Nessas situações, recomenda-se que você continue amamentando, apesar da infecção. É seguro para seu bebê porque a infecção provavelmente se originou na própria boca de seu filho.

Minimenopausa

Quando você está amamentando, seu estrógeno despenca e seus ciclos normais são suspensos, o que não é muito diferente do que será a menopausa. A diminuição de hormônios pode causar dores de cabeça, mau humor (embora isso seja sempre culpa de seu marido — e você insiste em afirmar isso) e secura vaginal. Uma vagina seca interfere na lubrificação durante a relação sexual, mas isso pode ser superado com uma estimulação adequada ou com gel. A incontinência urinária também pode ser um problema porque, além da distorção de sua anatomia que ainda não voltou ao normal, os tecidos vaginais ressecados, mais finos, oferecem menos suporte para o seu esfíncter urinário, que normalmente é protegido para mantê-la seca. Os exercícios de Kegel podem ajudar nisso, mas não é uma mágica. (Os exercícios de Kegel envolvem o fortalecimento dos músculos que você usaria para interromper a micção.) Às vezes, o tecido vaginal fica bastante fino e isso causa irritação (vaginite atrófica).

FATOR A

Durante o aleitamento materno, seu corpo pensa que você é maníaca por amamentação, e o resto de seus hormônios despenca. Mas você não vai secar como se tivesse sido sugada por um monstro; tenha calma que isso passa.

Seu médico lhe dará sugestões que podem ajudá-la em todos esses problemas, mas a verdadeira cura vem quando você pára de amamentar e recomeça o ciclo menstrual. A boa notícia é que você não está sujeita a todos esses efeitos colaterais e, de fato, você pode não apresentar nenhum deles.

O Cuidado da Mama

O fato de seu seio e mamilo serem feitos para amamentar facilita o cuidado com eles. A limpeza simples da área do mamilo (aréola), com um sabonete neutro e água, deve ser feita antes e depois da amamentação. Pelo fato de seu leite ser rico em carboidratos, pode aparecer candidíase, por isso, você deve prestar atenção a qualquer sinal de irritação ou fissuras. Essas irritações podem ser infectadas facilmente com bactérias, causando a mastite que pode envolver o sistema do ducto do leite. Ocasionalmente até se formam abscessos. Estes são fáceis de tratar porque a maior parte das infecções bacterianas no seio é sensível até mesmo aos antibióticos mais antigos. Protetores para os mamilos são úteis quando a aréola está sensível.

Sua mama pesará mais durante a lactação, por isso, um sutiã bem reforçado não só ajudará a evitar dores no seio como nas costas também. A maior parte do ingurgitamento da mama chegará a um pico após os primeiros cinco dias, mas essa dor pode durar até duas semanas.

DICA RÁPIDA

Mantenha as áreas da mama e do mamilo limpas e, quando não estiver amamentando, o mais secas possível. Problemas como fissuras e mamilos invertidos justificam apenas medicamentos comuns.
Hoje, não usamos medicamentos para secar o leite. A droga Parlodel não é mais usada comumente em razão do alto risco de sérias complicações. Mas pode ser usada, se o benefício compensar o risco.

Se você não estiver amamentando, não precisa fazer nada, apenas usar um sutiã mais reforçado. Infelizmente, parar o processo não é como apertar um interruptor. Seu corpo, muito feliz com milhões de anos de evolução da glândula mamária, não vai deixar você se safar tão facilmente. Portanto, se a dor do ingurgitamento continuar, tente compressas com gelo. Não bombeie o seio para eliminar o ingurgitamento porque o reflexo de esvaziar o fará encher de novo, como se fosse por vingança. Algumas utilizam outros recursos. Já vi resultados os mais variados e fico pensando se a produção de leite não diminui sozinha.

A bromocriptina (Parlodel) é usada para reduzir os níveis de prolactina, mas hoje só é usada para tumores benignos que produzem prolactina. Costumava ser prescrita para mulheres que não estavam amamentando, mas esse uso foi interrompido quando resultou em problemas (infarto, morte) em mulheres que tinham hipertensão induzida pela gravidez, o que não é raro. Essas complicações por bromocriptina são extremamente raras — eu nunca vi nenhum caso — por isso, se você tem ingurgitamento, todos os outros medicamentos falharem e você não teve hipertensão, pergunte a seu médico sobre o uso de bromocriptina.

DICA RÁPIDA

Prós do aleitamento materno:

- É melhor para o sistema imunológico de seu filho.
- Nutrição excelente.
- Prático e conveniente.
- Vínculo.
- Gravidez menos provável.
- Muito barata — de fato, gratuita.

Contras do aleitamento materno:

- Deixa o pai de fora, a não ser que ele ofereça voluntariamente os mamilos dele de vez em quando (esse é o maior segredo do casamento). Todos concordam — não é a mesma coisa.
- Infecção (mastite) — não é uma razão para decidir-se contra o aleitamento materno. É fácil tratá-la.
- Dor e ingurgitamento. O ingurgitamento atinge um pico e então desaparece em menos de uma semana; por isso, não é grande coisa.
- Ansiedade social. Você quer realmente que fiquem babando em cima de você?
- Ficar amarrada. Este é um *pseudo*contra — pensar que o aleitamento materno vai deixá-la presa. Por que você engravidou? A vida não se resume em um belo encontro amoroso, certo?
- Ainda assim, você pode engravidar.
- Você está em um tipo de estado de menopausa, com baixo estrógeno, o que causa secura vaginal e afeta o seu desejo sexual.

O veredicto: Apesar de qualquer contra, justificável ou suposto, amamentar ainda é melhor do que não amamentar.

A Arte Evasiva de Não Amamentar

De fato, você e o filho que você está amamentando constituem, juntos, um mamífero diferente, uma unidade indivisível. Por isso, com toda essa beleza, é de se perguntar, por que tantas mulheres preferem usar mamadeira?

Antes de mais nada, poucas mulheres recebem instrução adequada sobre essa arte, de suas próprias mães ou de seus médicos. Todos estão tão ocupados, se preparando freneticamente para o novo bebê, que ninguém está se preparando para amamentar. As instruções são esparsas, quando muito, e muitos conselhos consistem em nada mais que deixar o bebê pegar o peito e esperar que a coisa aconteça. O trabalho é o outro inimigo da amamentação. O emprego tem expectativas, e nenhuma delas inclui um intervalo de 30 minutos a cada 2 a 4 horas para o aleitamento materno. O fracasso é a decepção final que manda os novos pais para o supermercado, para se angustiarem com ferro, soja e concentrado.

DICA RÁPIDA ⇩

Prós do uso de mamadeira:

- Qualquer um pode dar mamadeira ao bebê.
- Permite ao pai formar um vínculo e ter um tempo especial com o filho.
- Não vai afetar o desempenho de seu filho na sala de aula, em comparação a crianças que receberam aleitamento materno.
- Você não precisa se expor.
- O sexo será melhor para você porque o estrógeno voltará a fazer parte de sua fórmula pessoal se você usar fórmulas processadas de leite em pó. (O estrógeno em geral diminui substancialmente enquanto você está amamentando.)

Contras do uso de mamadeira:

- É caro.
- Há duas desvantagens no uso do microondas: (1) Essas mamadeiras podem explodir (geralmente às 3 horas da manhã), e (2) Você precisa verificar a temperatura porque não há como ajustar o microondas para 36°C. Você pode escaldar seriamente a garganta de seu bebê.

Então, novamente, pode ser que você não queira amamentar. Talvez você tenha feito isso após uma gravidez anterior e tenha decidido dar mamadeira nesta. Talvez você só queira que toda essa coisa de gravidez acabe. Ao evitar o aleitamento materno, você suportou o desprezo da czarina da lactação no hospital. Para toda desculpa que você deu, ela veio com uma resposta. Talvez finalmente você lhe disse que não queria "porque sim!" E pronto.

E agora, o que você faz? Você tem toda essa indústria de laticínios querendo tirar o seu peito da jogada.

O fato é que as fórmulas modernas são muito próximas do leite materno. As grandes empresas gastaram fortunas para conseguir isso e têm pesquisas para dar suporte ao seu produto. A única coisa em que a fórmula não pode se comparar é ao benefício imunológico, os anticorpos que o leite materno tem. Do ponto de vista humano, você está abrindo mão do aconchego que o aleitamento materno propicia, mas isso não é importante porque você terá outras oportunidades para aconchegar seu filho nos braços. O que é importante, pelo menos é o que alguns dizem, é que você está abrindo mão de saciar o apetite de seu filho que está associado a esse aconchego, uma necessidade de satisfações complexas em vários níveis. Há toda aquela coisa de "algo de mim está em você" que tem sido usado desde o tempo em que Cristo disse: "Comei e bebei".

Pode ser que este seja um bom argumento, mas não acho que se negar a amamentar seja o mesmo que rejeitar Cristo. Aliás, há uma nota histórica interessante: a La Leche League International[1] tomou seu nome de um santuário dedicado pelos exploradores do Novo Mundo Espanhol a "Nuestra Señora de la Leche y Buen Parto", traduzido "Nossa Senhora do Leite e do Bom Parto".

De qualquer forma, desafio qualquer um a me mostrar quem teve aleitamento materno e quem recebeu mamadeira, pela maneira como se tornaram quando adultos. A não ser que, evidentemente, esse adulto, em particular, ainda esteja sendo amamentado.

Não ria. Quanto tempo é tempo demais? Quando seu filho souber desabotoar sua blusa — isso é tempo demais. Quando ele lhe pergunta por que um dos seus seios parece ser um pouco maior que o outro — isso é tempo demais. Quando ele sugere que deveria tentar mamar no seio de outras mulheres — é tempo demais.

Mas vamos voltar à forma como você vai arruinar a vida de seu filho ao se negar a cumprir com os deveres da amamentação do bebê. O leite em pó tem uma enorme vantagem: papai também participa da alimentação. Isso pode parecer um meio de dar um descanso para mamãe, mas, como pai, posso lhe dizer que uma de minhas maiores alegrias na vida foi ter tido aqueles momentos particulares de madrugada, só meu filho e eu. Eram momentos reflexivos para mim. É claro que eu estava cansado, mas estar sonolento, com meu filho nos braços, fazia parte da mística. Às três da madrugada, não há nada mais a fazer senão estar com seu filho e sonhar com o futuro. Falando de modo egoísta, isso significou tanto para mim com todos meus quatro filhos que aleitamento materno parece ser injusto com os pais.

1 Organização internacional, sem fins lucrativos, que foi fundada em 1956 para fornecer informação, encorajamento e apoio, principalmente por meio de ajuda pessoal, a todas as mães que queiram amamentar. (N. do E.)

REGRAS DA GRAVIDEZ PARA MARIDOS

Regra nº 9: Faça isso. Você nunca mais terá esse momento novamente com seu filho. Eu gostaria de ter um capítulo inteiro para fazer essa recomendação, porque isso significou muito para mim.

Refletindo agora, tenho de advertir os novos papais que desejam tirar aquela foto segurando seu filho nu em seu peito nu. É legal e todos os pais fazem isso. Mas, se o seu bebê estiver com fome, a boca dele estará procurando seu mamilo peludo como um míssil que precisa de aquecimento. Esse reflexo nos deixa perplexos. A boca do bebê vai em busca de sua presa e agarra-a, para uma experiência não-paterna. Isso acontece com todo pai, embora nenhum pai admita isso. É um dos segredos mais bem guardados do casamento. É uma sensação muito estranha, e, meu amigo, seu filho fica irritado quando o leite não vem. É melhor que a mamãe esteja preparada.

Qual Seria uma Boa Desculpa para Não Amamentar?

Incluídas em todas as boas razões para não amamentar estão todas as coisas que você não quer, como tuberculose ativa, não tratada, HIV positivo ou AIDs, uso de drogas ilícitas, outras medicações (verifique com seu pediatra, e não com seu obstetra), e câncer de mama. O aleitamento materno não é conveniente se você tem herpes labial, porque essa é uma infecção por herpes que pode causar sérias complicações em seu filho, principalmente se ele tiver menos de um mês.

A amamentação de seu filho e de uma outra criança mais velha ao mesmo tempo, que é defendida pela La Leche League, me deixa nervoso. Isso implica que o aleitamento materno continua enquanto você está grávida de novo. A estimulação do mamilo é poderosa para provocar contrações uterinas, e qualquer gestante com risco de trabalho de parto antes do termo (que pode incluir todas as mulheres grávidas) não deve amamentar durante a gravidez. Esse tema é controverso, mas é minha opinião.

Fumar não é bom, exceto para os fabricantes de tubos torácicos pós-operatórios. Quando a nicotina entra em você, sem dúvida, atinge seu bebê. Mas acho que se você não estiver amamentando só porque fuma, então o pessoal da Philip Morris deve lhe dar o prêmio *A Mãe do Ano da Indústria de Cigarros*. E o prêmio vai também para o papai. Pense que isso seria como a heroína, pai. Você diria realmente "Ah, minha mulher deixou de usar heroína porque ela está amamentando, mas eu continuo usando todo dia. É claro que ela me faz sair de casa"! A respeito de fumar... os sentimentos são ainda mais rancorosos.

Desvantagens do Aleitamento Materno

Mastite

Há dois tipos de infecções, fúngica e bacteriana. O fungo gosta de ambientes úmidos, quentes, por isso a saliva em seus mamilos faz de você um ambiente perfeito. Se você mantiver os mamilos secos nos intervalos da amamentação, no entanto, isso não vai acontecer tão facilmente. Sapinho (candidíase na boca de seu bebê) pode se espalhar como uma infecção fúngica, também, e pode exigir que ambos sejam tratados, o que se faz facilmente. O tecido danificado pela candidíase pode se tornar infectado secundariamente por bactéria e, então, você tem uma confusão em suas mãos (bem, não propriamente em suas mãos). Quer a infecção bacteriana seja um invasor secundário ou esteja associada a candidíase, geralmente vem da boca de seu filho, por isso, o aleitamento materno não só é seguro, mas recomenda-se que a mãe continue a amamentar para que não acrescente o ingurgitamento a seus sintomas.

O corpo humano não gosta de líquidos parados, seja no ouvido médio ou na mama. Infecções bacterianas tendem a se desenvolver. Se o fluxo na mama for insuficiente em uma área, então pode ocorrer uma mastite bacteriana. O antibiótico quase sempre resolve esse problema.

Galactorréia Prolongada

Esse é um caso de se colocar uma tampa, mas de não ser capaz de parar o vazamento depois. A prolactina é o hormônio que produz o leite. Se for elevado, como no aleitamento materno, é claro que você terá leite, o que lhe permite amamentar. É possível que sua mama, às vezes, possa vazar ou que o leite possa escorrer, se os mamilos forem apertados durante anos depois de você ter parado de amamentar. Uma de duas coisas está acontecendo: ou você continuou com grandes quantidades de prolactina ou sua mama permaneceu extremamente sensível a quantidades normais de prolactina. Geralmente é este o caso, e não é raro. De fato, essa condição foi usada no passado para amamentar crianças de mães que não tinham disposição para fazer isso. As amas de leite, como eram chamadas, seguiam a profissão honrosa que exigia uma babá bem qualificada e um talento extra, a capacidade de amamentar. Geralmente eram mulheres bem educadas — elas não eram contratadas apenas pelo serviço fornecido pelos peitos. (Desculpe, eu não conseguir deixar de dizer isso.) Mulheres aristocratas e a realeza contratavam esses serviços para o cuidado das crianças. Até o Rei Tut teve sua ama, a Lady Maia, que por suas responsabilidades com o grande rei teve seu túmulo real.

Ansiedade Social

Se você for a filha dos *baby boomers*, a geração pós-guerra de espírito livre que prega o amor livre, pode não ter problemas em "pôr o peito para fora" e amamentar. Mas não há nada como amamentar em público para confundir os limites entre a nudez, a natureza e a exposição. Eu chamo isso de exposição decente, mas há muitas pessoas que acham que seja uma exposição indecente, e você pode temer os olhares de adultos ou risadas desrespeitosas de crianças que você sabe que estão por perto. Não gosto disso e sou homem.

Historicamente, no entanto, não há nada tão bonito quanto um bebê mamando no seio da mãe. Rembrandt sabia disso. Michelangelo também. Portanto, não acredito que o motorista do ônibus seja qualificado para desaprovar seu ato de beleza durante o trajeto para a cidade.

Mas há maneiras de fazer isso discretamente, e eu não considero que você estará se exibindo, se for discreta. Embora você tenha o direito de gritar para aqueles que estão olhando: "Por que vocês não tiram uma foto — ela vai durar mais", não há razão para dar um *show* para qualquer um, além do que seja necessário para amamentar. Facilite sua vida. Procure informações em *sites* especializados em amamentação para obter informações sobre como amamentar seu filho em público com discrição. Um deles é o www.aleitamento.org.br.

Ficar Presa

Não é bem isso. É fácil sair de casa com um bebê que esteja mamando no peito. Você não precisa de toda aquela parafernália que as atividades extramamárias exigem. Se você estiver amamentando, poderá ir aonde quiser; basta levar apenas algumas fraldas extras e produtos para higiene do bebê. Mesmo a um cinema, acredite ou não. Um recém-nascido só vai reclamar quando estiver com fome, e lá está você, pronta para aquietá-lo.

Atraso na Mamografia

Não é bem isso. Se você precisa fazer uma mamografia, pode fazê-la enquanto está amamentando. A radiação, cerca de 1/100 daquele raio X de tórax, não vai transformar seu bebê naquela Mulher-Colosso ou no Garoto Radioativo. O único problema é que as mamografias são feitas para serem lidas, e sua massa extra fornece muito mais tecido para render falsos alarmes e interfere na qualidade da imagem. Se você realmente precisar fazer uma mamografia, faça logo depois da amamentação. Se houver uma preocupação significativa com alguma coisa que está acontecendo em sua mama, talvez você deva descontinuar o aleitamento para investigar isso.

Gravidez

Eu cito a gravidez como complicação apenas para aquelas que ainda acreditam que é impossível engravidar enquanto estão amamentando. É difícil, e foi isso que ajudou nossa espécie a espaçar nossos filhos, mas não é impossível. Se você acrescentar a camisinha, terá uma proteção dobrada contra a concepção. Mas, mesmo assim, isso não torna uma gravidez impossível. Se isso for um problema para você, leia o próximo parágrafo.

Contracepção durante a Amamentação

A amamentação vai estimular alguns de seus hormônios, mas diminuirá outros, afetando seu ciclo menstrual a ponto de a ovulação ser infreqüente e o revestimento de seu útero não estar muito receptivo, caso haja ovulação e fertilização de um óvulo. Isso constituiu uma tática de sobrevivência da evolução, de modo que uma mulher não precisa estar envolvida nos sérios vai-véns médicos de uma gravidez subseqüente antes de o último bebê ter tido chance de se desligar da sombra da mãe. Mas pode acontecer. E pode acontecer com você.

Em geral, se você não está tendo menstruação enquanto amamenta, então, provavelmente não esteja ovulando regularmente. Entretanto, se você estiver menstruando mensalmente, é provável que esteja ovulando também, e é essa situação que a deixará fértil. (Mesmo mulheres que não menstruam podem liberar um óvulo, por isso, nenhuma regra é absoluta.)

Usadas corretamente, as camisinhas, juntamente com o aleitamento materno, têm funcionado bem para prevenir a gravidez para minhas pacientes. As camisinhas são amaldiçoadas porque seu índice de fracasso leva em consideração aqueles garotos "com os hormônios a mil" que fazem sexo no banco de trás do carro. Em pessoas motivadas (e as mulheres que estão amamentando são pessoas motivadas), as camisinhas em geral são usadas corretamente.

DICA RÁPIDA

Quando estiver amamentando, o que você pode tomar e quando você pode tomar:

- A minipílula — duas a três semanas após o parto.
- A pílula anticoncepcional regular (versões de dosagem baixa) — seis semanas após o parto.
- Depo-Provera — seis semanas após o parto.
- Abstinência — contanto que você queira. (Diga qualquer coisa a seu marido — ele vai engolir.)

Certa vez, uma paciente com 16 anos me disse que era sexualmente ativa, então perguntei se ela usava alguma proteção. Ela estava usando camisinha, e, quando eu a pressionei, ela me assegurou que sabia como usá-las corretamente. Quando fiz o exame vaginal com o espéculo para o Papanicolau, achei duas camisinhas na vagina dela. Quando se trata de vagina, o que entra deve sair, e essa jovem violou a Lei das Vaginas. É por isso que as camisinhas apresentam dados estatísticos ruins. Eu gostaria de ver qual é o índice geral de fracasso para camisinhas, comparado ao índice de fracasso em mulheres casadas com uma história de gravidez anterior.

Usada corretamente, você não deve temer a incerteza da camisinha enquanto está amamentando. Mas, se tiver receio, a amamentação não a impede de usar alguns dos métodos farmacêuticos tradicionais:

FATOR A

Se você engravidar enquanto está exposta ao conteúdo hormonal de contraceptivos prescritos, não há qualquer risco preocupante para seu próximo bebê. (Próximo bebê? Epa!)

Depo-Provera

Essa é uma injeção de progesterona que seu médico pode receitar e você toma a cada três meses. Você pode tomá-la enquanto está amamentando, depois que seu bebê tiver seis semanas. Ela pode interferir na perda de peso tão rapidamente quanto você gostaria.

A Minipílula

Essa é uma única pílula de progesterona. Não tem o estrógeno que a combinação convencional da pílula anticoncepcional tem. Mas, é efetiva, e essa capacidade contraceptiva pode ser aumentada, uma vez que você não deve estar ovulando enquanto está amamentando. Você pode começar a tomá-la quando seu filho tiver de duas a três semanas.

A Combinação do Contraceptivo Oral

Essa é a verdadeira pílula de controle de natalidade, com estrógeno e progesterona. Funciona extremamente bem, evidentemente, mesmo quando você não está amamentando. Pílulas de combinação com baixa dosagem podem ser introduzidas após seis semanas. Isso sempre me deixou um pouco receoso, mas a literatura sustenta isso com segurança, então, acredito que o receio é porque estou agindo como pai e não como médico.

Se você for ousada o suficiente para ler a bula desses medicamentos, geralmente impressa em um papel que parece um fax apagado, com um tamanho de letra só discernível pelo Incrível Homem Que Encolhe, você ficará assustada ao descobrir o que dizem quanto à exposição a esses hormônios durante a gravidez, se você engravidar. Em primeiro lugar, provavelmente você não vai engravidar. Segundo, o risco aos bebês em desenvolvimento causado por esses hormônios é teórico, quando muito, e não foi documentado. Não sue frio por causa disso.

Preocupações Estéticas

Sua mama mudará. Agora você está adorando seu seio, mas eles começarão a murchar depois que você parar de amamentar. Não há dúvida de que a natureza pendular do seio faz qualquer peso aumentado dentro deles causar flacidez, que será mais fácil de notar. Em outras palavras, quanto maiores forem, mais eles cairão mais tarde. Porém, seu seio não acabará nesse estado porque você amamentou, mas porque você engravidou. Lembre-se, eles eram grandes antes de começarem a funcionar.

Outras Preocupações Pós-parto

Quando Se Pode Voltar a Fazer Sexo?

Geralmente depois de seis semanas (mesmo com uma laceração importante) sua vagina estará pronta para receber o visitante. Se não houver lacerações nem episiotomia, você pode recomeçar antes, até quatro semanas após o parto. Seu médico vai liberá-la para o sexo, como se você fosse um 747 e estivesse sendo preparado para voar. Mas um exame ginecológico não é a mesma coisa que sexo, apesar de todos os comentários comuns que ouço em toda reunião de escola.

DICA RÁPIDA

Geralmente você pode voltar a ter relações de quatro a seis semanas após o parto. Mesmo que seu médico a libere, adie as relações se isso a machucar, porque o exame não é substituto da mecânica do sexo. Também espere pela hora certa. Fazer amor deve ser exatamente isso — o restabelecimento da intimidade, e não apenas se excitar para chegar ao clímax.

Nenhum exame pode prever como você vai tolerar a natureza mecânica rítmica, persistente do intercurso. Tudo redunda realmente em conforto. Se o sexo machuca, resguarde-se por mais uma ou duas semanas, apesar do que seu médico lhe diz.

Também recomendo não retomar até você sentir desejo novamente. Um bebê chorando pode estragar o clima com mais rapidez do que ver um rato correndo pela cama. O fato de você estar cansada ou preocupada com o dia seguinte, também fazem você se sentir seca. Além disso, você não tem usado sua vagina, exceto como uma saída.

Não se preocupe, não haverá grandes danos em permitir que seu marido siga a direção oposta ao caminho que seu bebê fez para sair. Mas deixe que as coisas venham em seu favor esperando até que tudo — físico e também psicológico — seja favorável para uma experiência prazerosa. Você pode ter de agüentar o beiço de seu marido que vale um 4+ na escala de Victor Hugo, mas sua vagina é para ambos, e não apenas para ele. (Seus órgãos sexuais estão ligados ao seu cérebro, mas os dele não.)

Algumas mulheres reclamam que perderam a capacidade de ter orgasmo após o parto. Provavelmente, isso se deva às preocupações psicológicas descritas anteriormente, mas também pode ser devido à distorção da anatomia. Quase sempre é um problema temporário.

E o Controle de Natalidade?

Falamos dos métodos de contracepção quando tratamos do aleitamento materno. Basicamente, as opções são as mesmas, exceto que se você não estiver amamentando, não precisa se preocupar com a possível exposição de seu bebê a produtos farmacêuticos; por isso, você pode começar imediatamente. Além da pílula anticoncepcional (combinação de estrógeno/progesterona via oral), a minipílula (só com progesterona), a injeção Depo-Provera e camisinhas, há também uma combinação mais nova de injeção de estrógeno/progesterona. Norplant (a progesterona liberada gradualmente em cápsulas sob a pele) agora está praticamente suspenso por causa de um litígio quanto a seus inconvenientes efeitos colaterais, embora não sejam prejudiciais.

Um diafragma é uma má idéia no período pós-parto recente porque não vai se encaixar bem depois das influências de seu parto recente. Mesmo quando você sente que voltou totalmente ao normal, precisará voltar à forma, caso tenha havido mudança no formato de sua vagina.

Seu médico não discutirá essas opções até fazer o exame final pós-parto, e isso é bom porque você não deve ter relações sexuais até ser liberada.

E a Circuncisão?

A natureza volátil da circuncisão é discutida detalhadamente em *Controvérsias em Obstetrícia*, no Capítulo 22. Eu incluo esse assunto aqui apenas para discutir o momento certo de fazê-la. É melhor fazê-la após 24 horas, para que seu pediatra tenha tempo de examinar seu bebê. Esperar mais tempo permite a seu filho desenvolver melhor a bainha sobre seus nervos que transmitirá melhor a sensação de dor. Mas a janela da experiência prática privada ainda é de vários dias. Hoje, o uso de cremes anestésicos tópicos é incentivado, mas eu não estou convencido dos resultados. Alguns bebês choram, outros não. E eles adormecem imediatamente depois. O único anestésico que tira totalmente a sensibilidade da área envolve a colocação de agulhas na pele em volta das glândulas, mas acho que isso é loucura e é mais uma produção do que o que está envolvido na circuncisão.

DICA RÁPIDA

Não importa quem faz a circuncisão — seu obstetra, o pediatra ou seu rabino.

Provavelmente quem fará a circuncisão será o seu obstetra ou o seu pediatra. O obstetra acha que ele é que deve fazer esse procedimento porque tradicionalmente isso faz parte do processo global de nascimento. O pediatra acha que é ele que deve fazê-la, porque, afinal, seu filho agora é paciente dele. É como uma luta por um território, mas isso não importa — ambos fazem um bom trabalho.

E os Banhos de Banheira?

A grande hipocrisia é que lhe dizem para evitar banhos de banheira, mas, se você tem uma infecção decorrente de uma episiotomia, é aconselhada a fazer banho de assento. Os banhos não são problema, caso contrário eles não seriam recomendados quando há infecção. A vagina é o que é chamado um espaço potencial. Para os homens, isso não significa que ela tenha um grande potencial, mas não é um espaço, a não ser que algo realmente o ocupe. Caso contrário, suas paredes, o assoalho e o teto caem de uma vez. A água não vai entrar, a menos que você abra os lábios da vagina e esguiche água para dentro. Isso seria ruim, causa infecções e justifica as advertências. Mas, isso não acontecerá por acidente, logo, os banhos de banheira são bons. Porém, lembre-se de que os banhos de banheira a tornam mais propensa a infecções urinárias.

E Dirigir?

Você pode dirigir assim que não sentir mais tontura. As mudanças de líquidos e a anemia que pode acompanhar o parto podem deixá-la um pouco instável durante alguns dias. Mas, se você não tiver isso, não há problema em dirigir. O mesmo se aplica a cesáreas, mas, além disso, você deve ter condição de usar o cinto de segurança sem desconforto. Por que passar por todos os problemas de ter um bebê se você não vai usar cinto de segurança?

E as Escadas?

Você pode ter qualquer atividade, inclusive subir escadas, se isso não a machucar nem cansá-la facilmente. Mesmo depois de uma cesárea. Se você ouvir sua avó, ela a fará ficar “de repouso” durante seis semanas. Fique o mais ativa que seu filho deixar. Aquelas que aderem à vida agitada têm recuperação mais rápida.

E as Tesouras?

Não corra com uma tesoura na mão. Mas, agora que você é mãe, já sabe disso.

Os Aspectos Estéticos do Parto

(por Dra. Elizabeth Kinsley, Cirurgiã Plástica)

O peso que você ganhou durante a gravidez, e sua condição física antes da gestação desempenham uma parte importante na maneira como você parecerá depois. E então há a ajuda profissional. Você terá uma orientação breve sobre alguns dos procedimentos cirúrgicos plásticos que podem corrigir ou minimizar os efeitos do parto.

Cloasma Gravídico

Esse é o termo médico para se referir a mudanças na pigmentação da pele do rosto que ocorrem durante a gravidez. Como resultado do aumento desenfreado de hormônios, o cloasma pode deixar sua pele parecendo queimada pelo sol e com manchas. É possível clarear essas manchas (como fez o famoso cantor pop) usando vários cremes. O agente efetivo é a hidroquinona, que promoverá o clareamento das manchas durante várias semanas ou até meses. Este não deve ser usado enquanto você está amamentando. Se não der resultado, o próximo passo é um peeling químico, que geralmente a deixará com um tom de pele mais uniforme. É importante consultar um médico para tratamento do cloasma, já que os produtos vendidos sem receita médica não contêm a força adequada de ingredientes ativos.

Varizes

As varizes aumentam mais em suas pernas. Há basicamente dois métodos de tratar essa condição, lasers e injeções. Ambos são ligeiramente confortáveis e nenhum deles erradicará totalmente as veias, mas você notará uma melhora significativa na aparência de suas pernas após o tratamento. Ambos os métodos requerem várias seções e cerca de seis semanas para você notar os resultados. Prefiro injetar agente esclerosante que as faz secar e eventualmente desaparecer porque os resultados são mais previsíveis.

Mamas

Se você amamenta ou não, há boas chances de sua mama não ter a mesma aparência que tinha antes de você engravidar. O aumento de peso e o ingurgitamento esticam a pele, fazendo com que seu seio pareça ter murchado e, às vezes, ficado penso.

"Não é uma boa aparência", você vai murmurar consigo mesma.

A correção da mama depende de quanto seu seio caiu, uma condição conhecida como ptose. Se o seu mamilo está aproximadamente na mesma posição que seu peito, você precisa de um simples aumento (mamoplastia de aumento).

O aumento da mama é feito como um procedimento, sem exigir internação. Próteses são colocadas sob o músculo do peito ou sob o tecido mamário, sendo que o resultado é mais natural quando colocado sob o músculo do peito.

REGRAS DA GRAVIDEZ PARA MARIDOS

Regra nº 10: Se sua esposa lhe pergunta se precisa de cirurgia plástica e você ainda não terminou de constituir sua família, diga a ela: "É claro que não". Se você já constituiu família, diga: "Você está perfeita para mim, mas faça o que achar que deve fazer para se sentir melhor. Você merece isso". Os maridos grosseiros vão perguntar quanto custa a cirurgia plástica — e depois de tudo o que você passou!

Abdômen

A lipoaspiração é um procedimento escultórico, e não apenas de uma redução. É melhor você perder peso primeiro para conseguir resultados melhores. A plástica de abdômen é um procedimento muito maior e é mais que um investimento na recuperação.

A cirurgia plástica não é mágica. Você tem de conseguir um meio-termo, chegando a ter quase o mesmo peso que antes da gravidez. Além disso, e isto é o mais importante, você deve realmente esperar até ter tido seus filhos antes de se submeter a procedimentos grandes, a não ser que você esteja espaçando bastante seus bebês e não possa viver com a aparência que está nesse intervalo.

P&R — Pós-parto

Bebês com a Cabeça "Pontuda"

Pergunta: Fiquei em trabalho de parto durante muito tempo, mas precisei fazer cesárea. A cabeça de meu bebê está parecendo um cone. Ouvi dizer que as cabeças de bebês que nascem por cesárea são arredondadas. Isso é normal para ele?

Resposta: A cabeça de seu filho não era pontuda, mas assumiu a forma do interior de sua pelve. Foi aí que ele ficou preso, porque você era pequena demais ou porque ele era grande demais, ou por várias outras razões. No entanto, ele ficou parado no caminho.

Uma vez que os ossos do crânio dele não estão fundidos, para que sua cabeça possa crescer, a cabeça dele se "moldou" durante seu trabalho de parto. Freqüentemente, isso funciona bem, permitindo o parto vaginal. A cabeça dele voltará ao formato arredondado em alguns dias. Não se assuste, você não terá um bebê com a cabeça pontuda.

Quantas Cesáreas?

Pergunta: Quantas cesáreas podem ser feitas com segurança? Ouvi dizer que são três, mas quero um quarto filho.

Resposta: Não há respostas gerais para isso. Tudo depende de como seu útero se refez das cesáreas anteriores. Infelizmente, o exame na época da última cesárea é o nosso melhor parâmetro.

Em seu caso particular, eu pediria à sua médica para revisar a ficha cirúrgica para investigar se foi registrada qualquer coisa atípica ou preocupante com o seu segmento uterino inferior da última vez. Com base nisso, ela deve ter condições de lhe dar uma idéia geral quanto à segurança de uma quarta gravidez e uma cesárea. Você não vai ter qualquer garantia, no entanto, porque há casos de ruptura uterina mesmo sem cesárea anterior. Mas as informações dela devem ser suficientes para que você tome sua decisão.

Aleitamento Materno com uma História de Hepatite B

Pergunta: Tive hepatite B e quero amamentar. Posso?

Resposta: Você pode amamentar se o seu filho foi imunizado. Pergunte ao seu pediatra sobre a imunização contra hepatite B.

Vacina contra Rubéola

Pergunta: Posso fazer vacina contra rubéola se estou amamentando?

Resposta: Sim. O *American College of Obstetricians and Gynecologists (ACOG)* recomenda a vacinação de todas as mulheres que não tiveram rubéola, no período imediato após o parto, estejam ou não amamentando. O maior risco para um bebê é de uma semana antes da concepção até a quarta semana de gestação. Nenhum risco a bebês no período pós-parto foi documentado para justificar uma medida que coloque seu filho em perigo.

Ligação Tubária Pós-parto

Pergunta: Tive minha filha ontem, mas meu médico se recusa a fazer uma ligação tubária pós-parto. Não seria mais fácil se ele fizesse isso enquanto eu estivesse no hospital?

Resposta: A ligação das trompas pode ser um assunto delicado. Isso deveria ser discutido bem antes do parto. Um médico pode ter razões religiosas para não fazer isso. Ou pode acreditar na controvertida "síndrome pós-tubária" (veja *Controvérsias em Obstetrícia*, no Capítulo 22), como uma razão médica para evitar o procedimento. Você está certa, na medida em que faria sentido de um ponto de vista logístico cuidar disso enquanto você estivesse internada no hospital, mas vou partilhar com você minhas próprias razões para não fazer ligações tubárias.

O período mais arriscado na vida de seu bebê é a primeira semana. De fato, os índices de mortalidade neonatal são definidos com base no número de óbitos neonatais durante esse período. Com esse procedimento você ficará estéril, enquanto sua filha é pequena demais, antes de ela sair da sombra da estatística viciosa. E não importa quanto você não queira outro filho — não importa o quê — você ainda não pode prever como se sentirá ao ficar estéril, se o seu bebê tiver complicações. Meu segundo conselho é ir para casa com sua filha, garantir que ela tenha um bom desenvolvimento e, depois de um ano, fazer a ligadura, se você precisar.

Se o seu marido está lendo isso, por cima de seus ombros, feche o livro e dê uma desculpa como, por exemplo, que você tem de ir ao banheiro, e leve o livro com você.

Muito bem. Você está aí? Sozinha? Ótimo. Meu conselho básico, se você está procurando esterilização permanente, é esperar, como expliquei anteriormente e, então, fazer isso pela vasectomia. Não há com que se preocupar com a síndrome da ligação tubária, é mais barato e, para fazer uma vasectomia, o médico não tem de entrar em uma cavidade corpórea importante, embora você nunca seja capaz de convencer um homem de que o escroto dele não é uma cavidade corpórea de grande importância.

Se você está fazendo uma ligação tubária/cesárea, isso torna meu argumento menos atraente porque seu médico já está lá — em sua importante cavidade corpórea. Mas o medo de complicações neonatais se aplica aqui também e faz o mesmo sentido aguardar.

Uma ligação tubária é um procedimento legítimo, mas uma vasectomia é o mínimo que o bruto insensível pode fazer depois de tudo o que você passou. Agora você pode voltar para o lugar em que estava antes. Mas destaque esta página.

Intervalos Longos entre os Filhos

Pergunta: O intervalo perfeito entre irmãos, por razões sociológicas, deve ser de dois anos? Existe alguma razão médica para que haja um intervalo ideal e se assegure a recuperação completa entre as gestações?

Resposta: Não há um intervalo ideal entre um filho e outro, por razões sociológicas. O ambiente, a qualidade do relacionamento entre pais e filhos, uma base moral para ensinar o comportamento civilizado, a religião e o status econômico, tudo desempenha um papel importante. Conheci muitas pessoas que defendem todos os tipos de intervalos entre os filhos e nunca fui capaz de detectar uma tendência entre os generosos e os intolerantes. Se um intervalo muito curto entre um filho e outro fosse prejudicial do ponto de vista sociológico, então todos os gêmeos seriam uns babacas. Faça o que é certo com base em sua recuperação médica, condição financeira, desejo de ficar um tempo com seu primeiro filho e em sua idade.

Em termos médicos, isso também é confuso, embora recentemente tenha havido suspeita de que o risco de trabalho de parto pré-termo seja maior se você conceber antes de um ano após seu parto anterior. A cesárea acrescenta um medo estrutural ao quadro de recuperação porque se supõe que a incisão no segmento uterino inferior deva ter tempo para cicatrizar adequadamente antes de esticar de novo com uma gravidez subseqüente. A maioria dos obstetras prefere ver pelo menos dois anos entre cesáreas, mas essa é uma suposição intuitiva.

PARTE 7

Gravidez em Risco

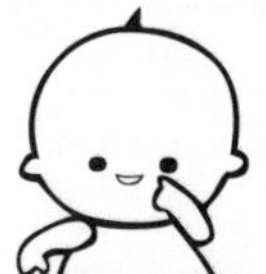

20

Complicações Específicas da Gravidez

A principal premissa deste livro — mesmo o título — é aliviar a ansiedade, por isso, é com certo receio que incluo, a contragosto, este capítulo e o seguinte, descrevendo em maiores detalhes aquelas condições que poderiam colocar você e seu bebê em risco. Embora possam surgir complicações na gravidez, na maior parte elas podem ser identificadas e tratadas — mas haverá as exceções que podem passar despercebidas por um médico. Felizmente, estas são raras, e, uma vez que nenhum livro está completo sem elas, vou me conter e incluí-las.

Quando muito, estes capítulos demonstrarão o que seu médico, o obstetra preocupado, considera em cada gravidez, erguendo a sobrancelha ao perceber sinais que passariam despercebidos por um casal que está curtindo a gravidez. Na pior das hipóteses, você poderá acabar consultando esta parte do livro para ler sobre uma condição específica que complicou sua gravidez. Nesse caso, essa discussão lhe dará uma visão geral dessas complicações, e não apenas uma lista estéril de todas as coisas que não dão certo.

Trabalho de Parto Pré-termo

A assistência pré-natal é a câmara de compensação — a torre de controle de tráfego aéreo — que vai impedir chegadas indesejáveis, prematuras ou outras.

De todas as preocupações que os obstetras têm, a prematuridade é a mais temerosa. As repercussões do parto pré-termo são tão assustadoras que o prejuízo pode não ser realmente avaliado: 70 ou 80 anos de qualidade de vida de um ser humano severamente alterada, além do sofrimento emocional de pais e irmãos, para não mencionar os custos econômicos que afetam a segurança financeira de toda uma família e da comunidade — isso é insuperável. De fato, com tanta coisa em jogo, a assistência pré-natal para identificar o trabalho de parto prematuro é um dos desenvolvimentos mais importantes no século XX.

Embora muitas dessas crianças acabem bem, vemos outras que foram afligidas pela penalidade injusta do trabalho de parto prematuro. Podemos, de fato, sentir compaixão por elas, mas esse é um sentimento passageiro. Para aqueles que vivem o problema, entretanto, o transtorno em suas vidas é diário. São esses os pensamentos de seu obstetra, quando ele enfrenta o trabalho de parto prematuro.

Há muitas razões em que, mesmo não sendo bom, ainda assim é melhor o trabalho de parto prematuro prosseguir. Provocações importantes para o parto são o descolamento prematuro da placenta, infecção, a sobrecarga de gêmeos ou trigêmeos e a hipertensão induzida pela gravidez (pré-eclâmpsia). Há também inúmeras outras causas menos prováveis nas quais não se pode interferir.

Apesar de ainda não conhecermos todas as razões para as pacientes terem trabalho de parto pré-termo, há muitas delas que sabemos que podem provocá-lo:

- Infecção do útero ou da gravidez (amniotite), freqüentemente com o estreptococo Beta do grupo B.
- Gravidez múltipla — gêmeos, trigêmeos etc., que leva o útero a atingir a massa crítica mais cedo, e, então, este tenta expulsar o conteúdo como o faria com uma única gravidez a termo.
- Incompetência do istmo cervical, em que a integridade estrutural da cérvice não pode ser mantida (a dilatação pode invocar vários reflexos neurológicos e químicos capazes de provocar o trabalho de parto para continuar o processo).
- Sangramento intrauterino, geralmente causado pelo descolamento da placenta (separação prematura antes do parto).
- Infecções vaginais (isso ainda não foi provado conclusivamente), como candidíase, vaginose bacteriana etc. — infecções geralmente inconseqüentes em mulheres não grávidas.
- Infecções do trato urinário — bexiga ou rins.
- Outras infecções sistêmicas, como pneumonia, peritonite, apendicite etc.
- História anterior de trabalho de parto pré-termo em gravidez anterior.
- A categoria mais ampla: razões desconhecidas.

A condução do trabalho de parto pré-termo é um sério desafio para qualquer obstetra. Muitas vezes, a causa de contrações antes do termo nunca é encontrada. Também, freqüentemente, até mesmo as contrações mais rítmicas e persistentes parecem não ser prejudiciais, resultando em um tratamento desnecessário. O problema é que, muitas vezes, os médicos não sabem quando estão tratando desnecessariamente, e, se conseguimos levar um bebê a termo, nunca saberemos se o tratamento foi ou não desnecessário. Mas então, novamente, preferimos que um mistério se resolva bem a ter uma causa "conhecida" mal resolvida.

Somos covardes. E, se intervimos desnecessariamente para conseguir um bebê saudável, que seja. A verdade é que nós realmente não sabemos qual é o risco do falso trabalho de parto em situações pré-termo. Pode não ser tão inofensivo quanto é ao termo. Se as contrações pré-termo mantêm um ritmo constante, preferimos agir preventivamente. Outro ponto que gera confusão é o que está realmente acontecendo dentro do útero. Para empurrar efetivamente um bebê contra a cérvice como uma força dilatadora, deve haver uma força vetorial resultante em uma única direção — para fora. Pode haver, de fato, contrações aparentemente fortes, mas as forças vetoriais seguem em direções diferentes, de modo que a força resultante não será impulsionada em uma única direção. As contrações estão acontecendo, mas sem um propósito, e a cérvice não mostra alteração nenhuma. Mas, mantendo a mesma covardia, não sabemos quando essas forças vetoriais finalmente vão se organizar em uma direção.

Atualmente, uma guerra silenciosa está sendo travada entre os acadêmicos e aqueles profissionais que exercem a medicina na prática privada, quanto ao diagnóstico e tratamentos do trabalho de parto pré-termo. Muitos dos métodos descritos neste livro para testar e resolver complicações são caros e, de acordo com a mentalidade de contenção de custos, própria dos administradores de convênios, a justificativa deve ser muito convincente para que esse dinheiro seja gasto só para salvar alguns bebês a mais.

Apenas alguns bebês a mais? Nem vou tratar desse assunto, porque para mim a vida de um bebê não tem preço, mesmo que isso custe tanto quanto uma bomba B-2. Mas, infelizmente, estes são os tempos em que estamos vivendo. A moderna medicina, com todos esses aprimoramentos caros, é muito dispendiosa, e um estudo atrás do outro tenta determinar qual é a melhor forma de distribuir os custos, para que se faça o melhor com o mínimo de endividamento financeiro. Trata-se de uma situação terrível, mas pode ser a única maneira de se oferecer realmente uma boa assistência.

Enquanto isso, nós na prática privada não somos obrigados a viver a filosofia da contenção de custos. Nossas pacientes não são a população anônima de um estudo. São faces que veremos muitas vezes, e temos a responsabilidade com mulheres porque cada uma delas representa uma relação única médico–paciente.

Se o seu médico está tendo ter uma conduta exagerada, isso é melhor que deixar de ter uma conduta. A fórmula ideal é: Reação Ligeiramente Exagerada + Bom Senso + Critério = Condução Correta da Paciente.

Às vezes, um trabalho prematuro pode ocorrer sem razão aparente, e um exame aprofundado descarta todas as causas identificáveis. Por mais desconcertante que isso seja, quando a causa permanece desconhecida, ainda dá a seu médico sanção para usar uma ou mais medicações que sejam comprovadamente efetivas no controle das contrações. Mesmo que o tratamento fracasse, ganhar uma semana ou duas a mais de maturidade para seu bebê, às vezes, pode fazer toda a diferença do mundo.

Medicação Usada no Trabalho de Parto Pré-termo

Os medicamentos que diminuem a força das contrações uterinas são chamados tocolíticos. O uso deles é chamado de terapia tocolítica. Os tocolíticos mais usados são:

Sulfato de Magnésio

Este é um relaxante muscular, dado por via intravenosa. Costumava ser usado para tratar ataques de pré-eclâmpsia (hipertensão induzida pela gravidez). Essa ainda é a forma preventiva dominante nesses casos, mas sua capacidade de relaxar os músculos, incluindo o músculo uterino, fez dessa substância a primeira opção para interromper o trabalho de parto pré-termo. Sua administração é perigosa se sua dosagem for alta demais, porque ele também pode relaxar os músculos da respiração, e essa seria sua reclamação se você fosse capaz de dizer qualquer palavra. Seu registro incrível de segurança, no entanto, vem da capacidade de medi-lo em sua corrente sangüínea, de modo que níveis muito elevados não ocorram. Por essa razão, a administração de sulfato de magnésio é muito simples e, feita corretamente, é muito segura.

A hidratação acompanha a terapia do sulfato de magnésio, uma vez que o medicamento deve ser administrado juntamente com o soro intravenoso. Uma vez que a hidratação por si só pode reduzir as contrações, o sulfato de magnésio acrescenta um efeito secundário de diminuir a atividade uterina.

Nifedipina

Este é um medicamento para pressão sangüínea que age para diminuir a hipertensão relaxando a camada muscular que cerca suas artérias. Bloqueia o cálcio no nível molecular nesses músculos, causando o relaxamento. O útero também fica relaxado. As vantagens da Nifedipina são que esta pode ser ingerida na forma de pílula sem necessidade de internar a paciente e também ser dada em uma única dosagem por dia. Deve-se ter cautela quando esta for misturada com sulfato de magnésio, uma vez que isso poderia aumentar o efeito hipotensivo.

Terbutalina

A terbutalina é um remédio para asma que relaxa o tono muscular de seus brônquios para tratar o broncoespasmo como se vê freqüentemente na asma. Ela vai relaxar seu útero também, aquietando o trabalho de parto pré-termo. Também estimulará seu coração a bater mais rapidamente, e o pulso rápido se torna um bom indicador de que você está recebendo medicação suficiente.

Mesmo que você esteja ingerindo o que são consideradas doses freqüentes de terbutalina, se as contrações começarem antes de a dose seguinte ser tomada e seu batimento cardíaco for inferior a cem por minuto, será seguro antecipar a próxima dose. Em geral, um nível sangüíneo adequado de terbutalina está associado com uma freqüência cardíaca de pelo menos 110. Sim, isso fará você sentir-se realmente imprestável, como as palpitações fazem, mas é inofensivo e vale os inconvenientes para segurar seu bebê imaturo.

A combinação da terbutalina para parar as contrações e os esteróides para ajudar a acelerar a maturidade dos pulmões de seu bebê pode levar à má combinação de rápido batimento cardíaco e retenção de líquido. Essa combinação pode acumular líquido nos pulmões, levando ao chamado edema pulmonar, que é tão debilitante quanto a pneumonia. Não fique alarmada se você recebeu essa combinação de drogas; seu médico sabe tudo sobre esse famoso efeito colateral. Se você precisa delas, vai recebê-las. Vale o risco. Mas, se for notado um princípio de edema pulmonar, a medicação é suspensa — você não será candidata a continuar a terbutalina.

Uma vez que a terbutalina é assimilada, provocando o efeito repentino de acelerar o coração, tem havido esforços para reduzir essa administração, o que, evidentemente, levaria a um controle tocolítico mais leve do trabalho de parto pré-termo. Com essa finalidade, atualmente há uma bomba de terbutalina ("T-pump") que administra a droga por meio de um pequeno cateter em sua perna e que você pode usar como uma meia em casa. Há empresas que fornecem suporte contínuo por números de telefone com ligação gratuita para ajudar a monitorar as dosagens e as contrações.

Agentes Mais Novos

Ainda não existe um medicamento perfeito para o trabalho de parto pré-termo. Não há dúvida de que haverá uma porção deles daqui a dez anos, mas, por enquanto, as drogas mais usadas são sulfato de magnésio, nifedipina e terbutalina.

Se por um lado há uma boa razão para você ter seu bebê, por outro, a terapia tocolítica não lhe faz bem. Sangramento, infecção e outras causas de trabalho de parto pré-termo que não melhoram até o parto podem impor um risco considerável se os tocolíticos forem usados. O verdadeiro sucesso para controlar o trabalho de parto pré-termo ocorre quando seu médico consegue prolongar a gravidez por mais uma ou duas semanas. Se a intervenção médica é bem-sucedida e a gravidez vai até o termo, pode ser que esse não tenha sido realmente um caso de trabalho de parto pré-termo, mas apenas um falso trabalho de parto.

Ter contrações não significa estar em trabalho de parto pré-termo. As contrações têm de ser suficientemente organizadas para causar uma força vetorial líquida para fora, causando o afinamento e a dilatação do colo do útero (o mesmo que no verdadeiro trabalho de parto). As contrações geralmente começam depois de 20 semanas, nas gestações normais. Só que elas são tão leves que geralmente nem são sentidas, e não causam mal nenhum.

Quando o Trabalho de Parto É Pré-termo? O Sexo Influencia a Maneira Como os Bebês Se Saem em Partos Prematuros?

O trabalho de parto é considerado pré-termo se ocorre antes de 36 a 37 semanas (ou termo). Os esforços de parar o trabalho de parto pré-termo são mais heróicos quanto mais tempo faltar para o bebê atingir maturidade pulmonar. Um trabalho de parto pré-termo com 35 semanas e cinco dias não será conduzido tão agressivamente como um com 28 semanas. Se a gestante estiver de 34 a 36 semanas, esse parto merece intervenção definitiva. A gestação de 32 a 34 semanas merece intervenção agressiva. De fato, qualquer trabalho de parto pré-termo antes de 34 semanas exige a intervenção mais radical, incluindo esteróides.

Não sabemos por quê, mas as meninas se saem melhor com pulmões imaturos que os meninos. E as meninas brancas se saem melhor que as meninas afro-americanas. A ordem é a seguinte: meninas brancas se saem melhor que meninas negras, que se saem melhor que meninos brancos, que se saem melhor que meninos negros.

Desenvolvimentos Modernos para Combater Complicações da Prematuridade

Esteróides

Os esteróides são usados para ajudar a amadurecer os pulmões de um bebê pré-termo. Essas drogas, que são administradas a você e chegam ao bebê pela placenta, não levam à maturidade dos pulmões, mas vão amenizar a gravidade de pulmões imaturos. Geralmente não são dadas depois de 34 semanas porque essa é uma idade gestacional limite para os esteróides fazerem algum bem, e o risco dos esteróides compensa os benefícios.

Costumava-se pensar que os efeitos benéficos do tratamento de esteróides duravam apenas uma semana e que estes deveriam ser repetidos a cada semana. O pensamento atual desafia a limitação da eficácia de uma semana e muitos — inclusive eu — acham que os esteróides trazem benefícios aos pulmões de um bebê durante semanas. Com o risco aumentado de edema pulmonar e a incerteza quanto à duração da eficácia dos esteróides, as doses repetidas não são mais recomendadas, a não ser que haja um sério temor de parto iminente. Não há dúvida de que o tratamento com esteróides tem salvado inúmeros bebês nos últimos 20 anos.

Tocolíticos

Estes foram descritos na seção anterior deste capítulo.

Neonatologia

Um neonatologista é um pediatra que faz um treino extra (residência) para tratar de bebês recém-nascidos de alto risco. Se o seu bebê fosse prematuro, esse médico conduziria o tratamento. Muitas especialidades médicas se gabam de situações em que se salvam vidas, mas todas as outras especialidades juntas não tiram o brilho do que um neonatologista faz diariamente em uma enfermaria Nível III. É realmente uma especialidade que o aproxima de um Deus. E esses caras jamais ganham um bolo de frutas no Natal.

Enfermaria Nível III (Unidade de Cuidados Intensivos do Neonatal)

O mesmo grau de especialização de um neonatologista, comparado a um pediatra, é visto em uma enfermaria Nível III, comparada a de um berçário comum, em que se bate no vidro. (A propósito, por favor, não bata no vidro.)

Para ser designada como Nível III, o hospital deve ter profissionais de todas as especialidades cirúrgicas neonatais em sua equipe, e a própria enfermaria precisa ter o equipamento para tratar até os menores bebês. Bebês de 24 a 25 semanas atualmente estão sobrevivendo quando não sobreviviam dez anos atrás, e não se sabe com quanto tempo a menos se conseguirá garantir a sobrevivência de um neonato. Agora mesmo, uma linha muito tênue separa a idade gestacional considerada legítima ou não para aborto. Esqueça o debate acerca do aborto porque a próxima grande luta será quanto às idades gestacionais que podem ser abortadas, sobrepondo-se às idades gestacionais mais precoces que são capazes de sobreviver.

Mesmo hospitais de porte médio são equipados para lidar com bebês muito pequenos. São chamados pela gíria médica de Nível II1/2. Só pode lhes estar faltando a capacidade de fazerem cirurgia cardiovascular ou neurocirurgia neonatal, para a qual os bebês prematuros podem ser transportados para um centro regional maior com uma enfermaria Nível III totalmente equipada.

Monitoramento da Atividade Uterina em Casa (Antenatal) — Seu Bebê Entra On-line

O monitoramento uterino em casa é uma técnica, usada nos Estados Unidos, em que você usa um cinto que contém um botão sensível a pressão e que é suficientemente delicado para registrar contrações uterinas. Essas informações são gravadas em um pequeno dispositivo eletrônico. A gestante pode acoplar um telefone ao gravador, discar um número de ligação gratuita e, ao pressionar um botão, todas as informações são transmitidas em segundos. As enfermeiras na central de atendimento têm um *software* de computador que interpreta os resultados e isso pode permitir que elas chamem seu médico caso haja qualquer dado preocupante.

Os estudos têm mostrado que, a não ser que você esteja carregando gêmeos (ou mais), esse sistema de aviso avançado não melhora o resultado para a população como um todo. Sua empresa de seguro, evidentemente, não quer pagar por esse serviço caro. Eles não ligam se você é uma entre cem que poderiam se beneficiar realmente desse monitoramento.

A razão para não haver uma melhora generalizada na prevenção do parto pré-termo com o uso desse sistema é porque freqüentemente há erro de diagnóstico — ou, mais exatamente, um número exagerado de diagnósticos — de trabalho de parto pré-termo. O fato de você estar tendo contrações não significa que você esteja em trabalho de parto pré-termo. Os mesmos critérios se aplicam ao trabalho de parto real — uma mudança física indicativa de mover o bebê para fora de você.

O monitoramento uterino em casa é considerado legítimo e eficaz se há queixas de contrações e há uma história de trabalho de parto pré-termo em gestações anteriores, ou, ainda, se há alteração da cérvice conforme determinado pelo médico da paciente. Uma vez que esse é um teste não invasivo que não impõe risco, é difícil se opor ao seu uso nesses casos. Também pode ser prudente monitorar pacientes que tenham fibrose no útero, anormalidades da arquitetura do útero e hipertireoidismo ou arritmias, que usem medicamentos que possam provocar contrações. Todas as gestações múltiplas são indicação para monitoramento uterino em casa.

Usado escrupulosamente, esse sistema é um recurso para conseguir mais tempo para a gravidez. Ele não a acompanhará até a data prevista para o parto, mas, em qualquer bebê que esteja se desenvolvendo, cada dia a mais é importante. A desvantagem do sistema é que ele vai condicioná-la a gravar toda pequena contração, talvez aumentando sua ansiedade e o medo de trabalho de parto iminente. Você pode ficar tão fixada nisso que vai correndo para o hospital a cada padrão falso de trabalho de parto e os médicos tenderão a seguir vários protocolos extras, visando ao controle dessas ocorrências.

Como Seu Bebê Pré-termo Deve Nascer?

Se um trabalho de parto pré-termo complicar sua gravidez, seu médico deve responder a duas perguntas:

Primeira: Seu bebê está melhor dentro ou fora de você?

Segunda: Se a resposta for fora, seu filho vai nascer melhor por parto vaginal ou por cesárea?

A causa de seu trabalho de parto prematuro pode ser direta, e responder a essas duas perguntas pode ser fácil. É o resultado que pode provar ser difícil, logo, seu médico deve responder a essas perguntas o mais cedo possível. A resposta à primeira pergunta geralmente é que seu bebê estará melhor fora se a causa de trabalho de parto pré-termo for conhecida — descolamento, infecção etc. Os trabalhos de parto pré-termo que ocorrem tecnicamente por causas desconhecidas é que dão melhores resultados com a tocólise e outras medidas de controle de trabalho de parto pré-termo porque todas as coisas que pesariam contra continuar a gravidez já foram descartadas.

Se o seu bebê estiver melhor dentro, acelere o tratamento para impedir o parto. Se o seu bebê estiver melhor fora, seu médico vai considerar se há tempo para os esteróides terem efeito — geralmente dentro de 24 horas. Nesse caso, seu médico vai adiará o parto o máximo que puder para conseguir o máximo benefício deles, enquanto vigia seu bebê atentamente, o tempo todo. Se não houver tempo para esteróides, e o parto for efetuado imediatamente como uma emergência, então deve-se usar o caminho mais rápido se a situação for instável (traslado, cesárea se a coisa for de mal a pior, como quando há sangramento). Se você estiver estável, um parto vaginal pode ser tentado.

Escolhendo o Dentista Certo

No começo do livro, discuti a escolha do obstetra certo, do hospital certo e assim por diante. Mas deixei o dentista para agora.

DICA RÁPIDA

Seu bebê está melhor dentro ou fora de você?
Se estiver melhor dentro e continuar a gravidez não representar perigo, você será tratada para parar o trabalho de parto pré-termo. Se for fora, seu filho vai nascer melhor por parto vaginal ou por cesárea?
Se você estiver estabilizada, o parto vaginal induzido é aceitável. Se sua condição ou a condição do bebê estiver piorando, a cesárea é o método mais seguro de parto.

O dentista? Estudos muito alardeados na imprensa dizem que se você tiver problemas com a gengiva, suas chances de trabalho de parto pré-termo aumentam cinco vezes. A primeira vez que ouvi isso, pensei que certamente estivesse relacionado ao tipo de pessoa que não escovasse os dentes nem passasse fio dental regularmente — ou não fazem isso nunca. Certamente, alguém nesse grupo tem maior probabilidade de ter má nutrição e de não ter feito o pré-natal, colocando-se em risco para todas as complicações, inclusive o trabalho de parto pré-termo. Mas os novos estudos alegam que corrigiram qualquer viés com base no nível socioeconômico.

O que isso significa é que qualquer gestante que tenha problemas com os dentes corre o alto risco de trabalho de parto pré-termo; por isso, acrescentar uma visita ao dentista antes de engravidar pode ser tão importante quanto fazer um *check-up* geral. E, sim, você deve continuar a usar fio dental.

Incompetência do Istmo Cervical e Aspectos Mecânicos do Parto Prematuro

Sua cérvice — essa abertura anelar circular, muscular e fibrosa — costuma se manter firme até que as contrações causem força suficiente para empurrar a cabeça de seu bebê contra ela, provocando a força dilatadora bem-sucedida. Quando ela finalmente cede e se abre, você entrou no que é chamado de trabalho de parto. Mas, se há fraqueza em sua integridade estrutural, a cérvice pode abrir-se sem sofrer as forças necessárias usuais. Qualquer cérvice que tenha fraqueza mecânica que diminui sua capacidade de segurar uma gravidez a termo é chamada de incompetente.

O trabalho de parto ao termo é um mecanismo complexo que se assemelha ao alinhamento perfeito das travas de uma fechadura, para conseguirmos virar a chave. Há um momento em que temos o alinhamento dos agentes químicos e fisiológicos, depois que o bebê amadureceu o suficiente para sobreviver. Mas, se a sua cérvice estiver fraca, a própria gravidade pode ser suficiente para permitir que o peso de um bebê prematuro a faça dilatar. O portão se abre, digamos assim, e seu bebê pode seguir, sem ser refreado, para o mundo externo. Quanto mais cedo isso acontece antes do termo, pior para seu bebê, evidentemente.

Causas de Incompetência do Istmo Cervical

As causas de fraqueza na cérvice são:

- Prejuízo à sua integridade estrutural. Parto traumático anterior que lesa a cérvice. Isso pode ocorrer com parto precipitado ou parto a fórceps para salvar a vida do bebê. Também, quando uma cesárea é feita no segundo estágio do trabalho de parto, quando a dilatação chega a 10 centímetros, a cérvice é fina como papel e a saída da cabeça de um bebê que está pressionada contra ela pode causar uma laceração cervical. O tratamento de lesões pré-cancerígenas da cérvice pode, às vezes, embora raramente, resultar no enfraquecimento da cérvice. Com o diagnóstico precoce dessas lesões, um número cada vez maior de mulheres jovens e de adolescentes as elimina com o congelamento (criocirurgia feita em consultório) ou a cauterização (a *laser*).

- Fraqueza congênita, que é extremamente rara, exceto em casos como o efeito DES (Dietilstilbestrol), em que o estrógeno foi administrado a mulheres com ameaça de aborto. O estrógeno não funcionou para prevenir aqueles abortos, mas os bebês do sexo feminino que foram a termo tiveram alterações de seu próprio desenvolvimento genital fetal, incluindo a incompetência do istmo cervical. O DES foi administrado na década de 50, mas, com as filhas de mulheres que tiveram bebês prematuros, esse erro se repercutiu em três gerações. Agora estamos em 2002, e o problema está terminado, exceto para aqueles bebês, agora com seus 20 e 30 anos, que apresentam deficiências causadas pela prematuridade.

Tratamento Agressivo para a Incompetência do Istmo Cervical — Cerclagem

Se um bebê nasce prematuramente por causa do trabalho de parto pré-termo ou da incompetência do istmo cervical, o resultado é o mesmo — é cedo demais para o bebê se sair bem sem intervenção neonatal. O trabalho de parto prematuro é uma advertência em si, mas a incompetência do istmo cervical é uma surpresa em um primeiro filho. (Para segundos filhos, os médicos já ficam de olho.) Certamente, se há história de tratamento cervical envolvendo crio ou laser, seu médico verificará sua cérvice no exame inicial e, novamente, no início do segundo trimestre. Se for indevidamente curta, o tratamento é cirúrgico, e o segundo trimestre é convenientemente qualificado para ser o melhor trimestre para a cirurgia.

A cirurgia, chamada cerclagem, na verdade é a simples inserção de uma fita em forma de anel em volta do perímetro de sua cérvice para mantê-la fechada. Na época adequada, pode-se cortá-la para permitir o parto. Isso é feito pela vagina e geralmente funciona. Se o comprometimento da cérvice for tão profundo que não se tem como fazer a cerclagem, eliminando assim o benefício dessa cirurgia, o repouso prolongado, mesmo em um hospital, pode ser necessário durante meses.

Nesses casos, há outra saída. A colocação usual da cerclagem é feita pela via vaginal, mas, quando não há nada da cérvice para se trabalhar, é possível seguir uma abordagem cirúrgica abdominal para se colocar um anel ou passar um fio em volta da cérvice que se estende internamente pela parede que está atrás da vagina (dentro da pelve). Chamada de cerclagem interna, envolve uma incisão abdominal, e é melhor fazê-la antes da concepção do que depois, porque qualquer cirurgia feita durante a gravidez, principalmente abdominal, é repleta de problemas de sangramento devido ao desenvolvimento de vasos sangüíneos que acompanham a gravidez.

O truque é prever, antes até de as pacientes engravidarem, quais as que não se darão bem com a cerclagem vaginal no segundo trimestre, para que se possa fazer uma cerclagem interna antes da gravidez.

A cerclagem interna apresenta outros problemas. Uma vez que ela é colocada dentro do abdômen por meio de uma operação, fecha a via de nascimento vaginal. Isso significa que, uma vez que a cerclagem é interna, seu médico não poderá retirá-la mais tarde pela vagina e, por isso, deve ser feita uma cesárea. E, embora a cerclagem possa ser deixada para gestações subseqüentes, também estamos falando de cesáreas subseqüentes. Poucos obstetras a fazem e, embora seja um procedimento simples, os médicos podem se sentir pouco à vontade para fazê-la em uma de suas pacientes. Mesmo em minha prática, fiz menos de cinco cerclagens em 20 anos. É realmente uma operação simples, mas mesmo assim é uma cirurgia.

Ao contrário da cerclagem interna, que não é retirada, a cerclagem vaginal é feita quando você já está grávida e deve ser removida próximo ao final de cada gestação — um procedimento feito no consultório —, permitindo o parto vaginal logo em seguida, no hospital. A cerclagem interna é melhor, mas estamos falando em cirurgia, em uma cesárea para cada bebê, depois de feita a cerclagem, e na capacidade preditiva de seu médico que pode não ser possível sem uma bola de cristal.

Embora seja um procedimento um tanto bárbaro pensar em evitar o parto prematuro "mantendo a bolsa fechada", uma cerclagem salva a vida de um bebê e é uma solução intuitivamente óbvia ao problema de incompetência do istmo cervical.

Tratamento Conservador para Incompetência do Istmo Cervical — Repouso (Ficar na Cama Também Tem o Seu Preço)

Não é porque a maioria das pessoas adoraria ficar um pouco mais na cama que isso pareceria tão bom pra você. Não são muitas as especialidades em que o médico prescreve repouso com uma cara séria, mas eu pratico uma especialidade que faz essa prescrição.

Seja pelo insucesso de uma cerclagem, seja por um caso em que a cerclagem não seria indicada, seja por sangramento da placenta ou por trabalho de parto pré-termo, freqüentemente um obstetra deve colocar a futura mãe em repouso. Anular o papel da força da gravidade ao tirar o peso de seu bebê de sua cérvice pode ajudar a prolongar a gravidez. Uma vez que isso é fácil, não apresenta risco e trata-se de bom senso, você acharia que um método tão simples de tratamento seria bem-aceito.

Infelizmente, a vida gira à sua volta quando você está em repouso na cama, ressaltando cruelmente o contraste gritante entre sua inatividade forçada e toda a agitação fora de seu alcance. Se a principal fonte de sustentação da família for você, sua renda vai cair. Você pode ter filhos que precisam ser alimentados ou que insistem em ficar no colo, tarefas que não podem ser ignoradas, além de emergências e acidentes que acontecem em um cômodo da casa. Quando você está em repouso, você não pode fazer nada.

É difícil fazer repouso. Sua médica entenderá perfeitamente o que ela está lhe pedindo para suportar quando lhe dá essa sentença. Você pode não ter pais nem sogros para ajudá-la. Seu marido pode ter de viajar a trabalho, deixando a outra cabeça da família — você — sozinha para administrar a casa de uma posição horizontal. Freqüentemente, é impossível realizar a terapia mais bem-intencionada de repouso em casa, e a hospitalização pode ser exigida. Isso é difícil quando você é a matriarca.

O maior risco do repouso na gravidez é psiquiátrico. Os hormônios podem acentuar sentimentos de inutilidade quando você está deitada, ridiculamente impotente — o tempo se passando fora de seu quarto. Você só notará o passar das horas porque não está suficientemente distraída para evitar olhar para o relógio. É fácil você se irritar quando vê algo conduzido de maneira diferente do modo que você gostaria que fosse feito. Se o repouso for no hospital, há também as surpresas intermináveis de exames de sangue e os incômodos diários de monitores e dos ruídos do hospital. A depressão também pode aparecer.

E então há a incerteza. Raramente seu obstetra saberá exatamente quando poderá conceder o perdão, permitindo-lhe retomar sua vida normal. Se o repouso for substancialmente longo, a fisioterapia pode ajudar a reforçar a movimentação com movimentos e exercícios passivos.

Ser colocada na cama por uma complicação da gravidez é uma das terapias mais cruéis em medicina. Será que o queridinho vai reconhecer isso? É claro que não. Todo o sacrifício que você fez não vai ser lembrado quando seu filho lhe pedir seu carro emprestado anos mais tarde. Mas vale a pena? É claro que sim, por razões que transcendem diferenças de opinião quanto ao uso do carro, *piercings* na língua e os amigos com quem seu filho escolhe andar.

Ruptura Prematura de Membranas

A bolsa que envolve seu bebê em desenvolvimento, o saco amniótico, desempenha muitas funções. Além de manter seu bebê dentro dela, afasta infecções. Esta também tem um papel na reposição e reabsorção do líquido, com grande quantidade de urina do bebê. Além disso, a pressão dentro dessa coleção líquida tem um papel no desenvolvimento dos pulmões do bebê. A bolsa amniótica é formada das membranas chamadas comumente de "bolsa de água". É uma estrutura bem importante. Por isso, quando ela se rompe antes de seu bebê estar maturo, pode haver perigo tanto para você quanto para seu bebê porque, se o líquido vazar, pode ocorrer infecção.

Quando as membranas se rompem antes do início do trabalho de parto, os obstetras se referem a isso como ruptura prematura das membranas. Considera-se que a infecção ou o trabalho de parto ativo, iminente, ou ambos, provavelmente provoquem essa condição. (A ruptura prematura das membranas que resulta em complicações do parto prematuro, às vezes, tem sido associada ao estreptococo grupo B.) Quando a ruptura ocorre, o trabalho de parto geralmente se desenvolve espontaneamente, o que é perigoso para o prematuro, mas provavelmente seja prudente para um bebê a termo. Em muitos desses casos, a infecção que causou a ruptura das membranas provavelmente cause a irritação que provoca o trabalho de parto. A infecção não faz bem para o bebê, sendo a doença pulmonar e a meningite os temores principais nessa situação. E, se a ruptura das membranas não estiver relacionada com infecção, então há a via para bactérias. Obviamente, a ruptura prematura de membranas ou mesmo a perda de líquido das membranas é considerada uma situação que deve ser tratada sem hesitação.

Se a ruptura das membranas acontece durante a parte final da gravidez e o trabalho de parto não é iniciado espontaneamente, então este pode ser induzido para a realização do parto antes de qualquer infecção se instalar. Isso deve ser feito porque, após a ruptura da membrana, o início de infecção em seu bebê em muitos casos depende do tempo de exposição. Essa infecção também pode ser prejudicial a você, possivelmente pondo seu útero em perigo.

Há tabelas de fluxo que os obstetras seguem para conduzir esses casos. A seguir está um exemplo disso, mas há variações sutis de um médico para outro. As várias mudanças de protocolos para conduzir a ruptura prematura das membranas, feitas pela *American College of Obstetricians and Gynecologists* nas duas últimas décadas, ressaltam o fato de ainda não termos uma forma perfeita para a condução desta.

Condução da Ruptura Prematura das Membranas

Termo

Se você já passou de 37 semanas ou completou até 40 semanas, a indução do trabalho de parto é procedente, caso não se tenha iniciado espontaneamente. Os obstetras foram treinados a esperar até 24 horas após a ruptura das membranas, iniciando a cesárea se o parto vaginal não ocorreu. Embora a regra de 24 horas não esteja gravada em pedra, a infecção se torna mais provável com o passar do tempo. Recomenda-se que os exames pélvicos sejam mantidos a um mínimo, já que isso pode propiciar infecção. Se o seu bebê está próximo do termo ou já chegou lá, e você já fez cesárea antes (você decidiu não fazer o parto vaginal após cesárea), os planos podem ser de realizar nova cesárea logo após a ruptura.

Ruptura Prematura Antes de 32 Semanas

Se você sofre de ruptura prematura das membranas antes de 32 a 34 semanas (de seis a oito semanas para chegar ao termo), a condução pode ser conservadora porque induzir o parto pode colocar seu bebê prematuro em mais risco no mundo externo do que dentro de seu útero. Isso só é considerado, entretanto, se não há sinais de infecção. Qualquer infecção deve levar a um plano de parto não importa quanto seja cedo. Como parece óbvio, a hospitalização, o repouso e os antibióticos são indiscutíveis nessas situações.

Ruptura Prematura entre 32 e 36 Semanas

O período entre 32 e 36 semanas é aquele onde os riscos se equilibram com os benefícios para se ponderar se é melhor fazer o parto ou aguardar. Quanto mais próxima você estiver de 36 a 37 semanas, menor a preocupação com complicações da prematuridade. Analisando sob outra perspectiva, quanto mais próxima de 32 semanas você estiver, mais preocupante será a situação, e seu médico pode chegar a extremos para tentar evitar ativamente o trabalho de parto. Mais uma vez, todos esses quadros envolvem o uso de antibióticos para evitar infecção enquanto se ganha um pouco mais de tempo. Se o parto pode ser evitado por um ou dois dias, pode haver tempo para os esteróides funcionarem e ajudarem a amadurecer os pulmões de seu bebê. Esse protocolo é recomendado apenas antes de 34 semanas, e é contra-indicado quando há infecção.

Problemas com a Pressão Sangüínea: Hipertensão Crônica e Hipertensão Induzida pela Gravidez

A hipertensão induzida pela gravidez e a hipertensão crônica durante a gravidez são realmente condições bem diferentes.

Gravidez Complicada pela Hipertensão Crônica

Há três tipos distintos de pressão alta que podem complicar a gravidez. Um deles, não relacionado com a gravidez, é chamado de hipertensão crônica e tem impacto mínimo em uma gravidez, se for bem controlado.

A hipertensão crônica é a pressão elevada de modo constante, em geral maior que 140/90. A pressão alta é conhecida por bater com violência nos vasos sangüíneos e nos órgãos supridos por eles, o que não seria diferente de uma lavagem de carro com esguicho de pressão. A paciente hipertensiva, que se sentiu bem durante anos, pode correr o risco de sofrer um derrame, ataque cardíaco ou lesão renal. Os derrames e ataques cardíacos são bastante graves, mas a lesão renal pode agravar a hipertensão porque os rins desempenham um papel importante na manutenção da pressão sangüínea normal em pessoas saudáveis.

As angiotensinas fazem parte de uma série de substâncias presentes nos rins e são importantes para elevar a pressão sangüínea, comumente mantendo níveis normais em condições saudáveis. Logo, não é de surpreender que um dos tipos mais novos de drogas para tratar a hipertensão seja um medicamento que bloqueia as reações químicas de que as angiotensinas tomam parte. Elas são chamadas inibidores da ECA (Enzima Conversora de Angiotensina), e incluem o captopril e o enalapril.

Mas há suspeita de que esses medicamentos populares causem deformidades nos bebês, especificamente se prescritos nos últimos trimestres; por isso, as pacientes grávidas com pressão alta mantêm os tratamentos antigos. Felizmente, há muitos deles, e ainda podem funcionar muito bem.

DICA RÁPIDA

Três tipos de problemas de pressão podem ocorrer na gravidez:

- Hipertensão crônica
- Hipertensão induzida pela gravidez (pré-eclâmpsia ou toxemia)
- Combinação das duas

Por exemplo, o metoprolol e o labetalol agem bloqueando os nervos que contraem os músculos em artérias e aumentam os esforços de contração do coração, diminuindo a pressão sangüínea. O metildopa funciona de modo similar, mas é menos seletivo, afetando um número maior de nervos, o que significa que pode haver mais efeitos colaterais.

Além de ser perigosa para você, a hipertensão não tratada também pode afetar seu bebê. Os mesmos efeitos prejudiciais aos seus vasos sangüíneos também podem prejudicar o suprimento de sangue envolvido na troca de oxigênio placentária e na nutrição. Isto pode envelhecer a placenta prematuramente, e o resultado nas gestações hipertensivas é a restrição ao crescimento intra-uterino (bebês pequenos) e oligoâmnio (baixa quantidade de líquido amniótico). Ironicamente, a hipertensão em você pode bloquear a troca nutricional normal a tal ponto que seu bebê teria o problema oposto — hipotensão (baixa pressão sangüínea) —, o que colocaria em risco os rins fetais, diminuindo a quantidade de urina que o bebê não nascido produz. Uma vez que a urina é a parte mais significativa do líquido amniótico, isto explica o oligoâmnio.

Os inibidores da ECA vão agravar consideravelmente o fenômeno hipotensivo em seu bebê, por isso recomenda-se que estes sejam descontinuados assim que a gravidez é diagnosticada. As pacientes que engravidaram recentemente e tomaram inibidores da ECA podem ficar tranqüilas porque o perigo parece estar na última parte da gravidez; então, basta deixar de tomá-los no início da gravidez para afastar qualquer preocupação.

FATOR A

Se você foi tratada com inibidores da ECA (como enalapril) antes de saber que estava grávida, não entre em pânico. Isso só parece ser perigoso nos últimos trimestres. Há tempo de sobra para trocar para um anti-hipertensivo seguro, e há várias opções.

Com exceção dos inibidores da ECA, provavelmente você não precise parar qualquer um dos medicamentos anti-hipertensivos que você possa estar tomando se a sua pressão estiver bem controlada.

Hipertensão Induzida pela Gravidez — A Conspiração Piora

Uma condição particular da gravidez é a hipertensão induzida pela gravidez, que é bem diferente do tipo crônico discutido anteriormente. A hipertensão induzida pela gravidez é um termo novo para a velha pré-eclâmpsia e para a toxemia da gravidez, um termo mais velho ainda. Embora a causa exata dela seja desconhecida, parece ser uma reação imunológica ou rejeição à gravidez, em que o bebê e a placenta são tratados como substâncias estranhas pelo sistema imunológico. Essa é uma condição muito mais séria que a hipertensão crônica porque há muito mais alterações no corpo materno além da pressão alta. Sua capacidade de coagular pode estar alterada, seu volume vascular será afetado e o crescimento de seu bebê pode ficar mais lento por causa da deterioração da placenta. Há uma série de reações químicas desecandeadas que podem levar até a ataques e à morte, se o problema for ignorado. Por outro lado, mesmo na gravidez, a hipertensão crônica é um problema que se desenvolve lentamente e que permite muito tempo para ser controlado, raramente impedindo que a gravidez chegue ao termo. A hipertensão crônica é a tartaruga; a hipertensão induzida pela gravidez é a lebre. Nessa corrida, não há vencedores, mas, como obstetra, eu prefiro ir com a tartaruga.

Na gravidez, há realmente três condições que envolvem a hipertensão: a hipertensão crônica (a mais controlável das três), a hipertensão induzida pela gravidez (muito mais problemática) e a hipertensão crônica mais a hipertensão induzida pela gravidez (o resultado é maior que a mera adição das partes).

Diferenciando entre a Hipertensão Crônica e a Hipertensão Induzida pela Gravidez

Um dos desafios básicos para um obstetra é diferenciar entre a hipertensão crônica e a hipertensão induzida pela gravidez quando uma paciente apresenta hipertensão.

Em primeiro lugar, o que é pressão normal? Eu sempre disse a minhas pacientes que a melhor pressão é a mais baixa que você puder ter sem desmaiar. No estado gravídico, nós, médicos, gostamos de ver pressões abaixo de 140/90. Na gravidez, as pressões tendem a ser um pouco mais baixas, em torno de 90/50 a 110/70.

Uma paciente com hipertensão crônica em geral começará a gravidez com medicação anti-hipertensiva de outro médico (um sinal). A não ser que haja mudanças importantes durante a gravidez (como quando a paciente passa a apresentar hipertensão induzida pela gravidez), a pressão de uma paciente hipertensa crônica geralmente se comportará bem, subindo apenas ligeiramente no decorrer da gravidez.

Por outro lado, uma paciente que desenvolva hipertensão induzida pela gravidez começará sua gestação com pressão normal, mas esta subirá no terceiro trimestre em casos típicos, ou antes, em casos graves. Os critérios reais que precisam ser atendidos antes de se suspeitar de hipertensão induzida pela gravidez são a elevação no número sistólico (o valor mais alto) de 30 e/ou uma elevação no número diastólico (o valor mais baixo) de 15. Por exemplo, uma pressão sangüínea que geralmente seja de 100/60 e passa para 140/84 levantaria suspeita.

Essas mudanças na pressão fazem parte de uma tétrade clássica de sinais que estão associados com o termo mais antigo, pré-eclâmpsia. Esses quatro sinais e sintomas que merecem ser notados são:

A. Pressão alta, definida pelos critérios citados.
B. Edema, ou inchaço — mais sugestivo da hipertensão induzida pela gravidez se for central (a face incha) em vez de periférica (inchaço dos tornozelos).
C. Hiperproteinúria, ou a eliminação de proteína na urina.
D. Hiperreflexia, ou reflexos exagerados do tendão profundo (o solavanco do joelho, por exemplo).

Um dos testes mais sensíveis da hipertensão induzida pela gravidez envolve coletar urina de 24 horas (sua) para proteína. Na hipertensão induzida pela gravidez, a quantidade de proteína eliminada pela urina aumenta por causa das mudanças nos rins que são resultado da doença. A quantidade de proteína pode ser medida e certos limiares usados para determinar a gravidade da doença. A hipertensão crônica geralmente não envolve a eliminação de proteína na urina, e a urina de 24 horas pode ser usada para se distinguir entre os dois tipos de hipertensão.

Não Há Cura para a Hipertensão Induzida pela Gravidez; o Tratamento É o Parto

No famoso Lying-in Hospital em Chicago há um lugar na parede onde estão gravados os nomes de importantes pesquisadores na área médica. Ainda há um lugar em branco esperando por aquele que descobrir a causa da pré-eclâmpsia (hipertensão induzida pela gravidez). Uma boa aposta é que provavelmente não serei eu, mas também se pode apostar que as causas podem não ser descobertas nunca. Essa é uma condição tão complexa que a resposta final à sua causa será um livro muito grosso, que envolverá disciplinas tão diversas quanto imunologia, bioquímica, genética e embriologia. Será um desafio imenso colocar os nomes de milhares de pesquisadores cujos conhecimentos combinados levarão à identificação da causa. É melhor reservar uma ou duas paredes.

Se a hipertensão induzida pela gravidez é chamada de "pré" eclâmpsia, e você deve estar pensando que, se a "pré" já é tão ruim, então certamente você não desejará a eclâmpsia, ou seja o que for, e você está certa. Antes dos protocolos modernos de assistência pré-natal serem estabelecidos, as mulheres freqüentemente apareciam no hospital tendo um ataque ou depois que já o tinham tido. A eclâmpsia se refere à condição na gravidez em que houve ataque. Os ataques ocorrem por causa do inchaço do cérebro, por isso a eclâmpsia pode matá-la ou causar lesão cerebral. Quando você ouve falar sobre mulheres que morreram no parto naqueles velhos tempos, se não foi devido a hemorragia ou a infecção, então a culpada foi a eclâmpsia. Então, se você está sendo acompanhada por causa da hipertensão induzida pela gravidez, entenda que esta é uma situação de alto risco que exige muita atenção — geralmente hospitalização. Nesse caso, a saída será promover a maturidade de seu bebê antes de o médico ser forçado a "descarregar", em razão da hipertensão induzida pela gravidez.

Testando Você e Avaliando a Saúde de Seu Filho na Hipertensão Induzida pela Gravidez

A saúde fetal é avaliada pelo teste de vitalidade fetal, pela prova de aceleração cardíaca fetal, ultra-sonografia ou pelo Perfil Biofísico Fetal combinados.

Esfigmomania

O esfigmomanômetro, aquele aparelho usado para tirar sua pressão, terá muitas milhas de mercúrio se você estiver sendo acompanhada por causa da hipertensão induzida pela gravidez. Dependendo da estabilidade da doença, determinada pelas pressão sangüínea tirada regularmente e por testes de urina de 24 horas, suas visitas e as leituras da pressão sangüínea se repetirão a cada semana, ou em intervalos mais curtos, que podem ser até diários.

O Exame de Urina de 24 Horas para Proteína

Esse teste, mencionado antes, se tornará parte de sua rotina semanal se o seu médico suspeitar de hipertensão induzida pela gravidez. Não é o mais glamoroso dos testes, uma vez que você tem de manter o recipiente de urina coletada na geladeira até chegar a hora de levá-la para o laboratório. Faça o que quiser, mas não prepare limonada nesse período — poderá haver uma confusão lamentável.

Reflexos Profundos do Tendão

A quantidade de hiper-reflexia — a extensão do reflexo de seu joelho — é uma maneira bastante subjetiva de indicar hipertensão induzida pela gravidez. Mas conta.

Edema

O inchaço provavelmente é o indicador menos confiável porque todas as gestações envolvem um certo inchaço. Mas, quando o inchaço central da face aparece, geralmente há coisas suficientes acontecendo para que esse achado corrobore para o fechamento do diagnóstico.

Hospitalização

Não há maneira melhor de se ter uma noção da continuidade dessa doença que fazer os testes diariamente em hospital. A recomendação acadêmica de que todas as pacientes com hipertensão induzida pela gravidez sejam hospitalizadas foi abandonada pelo falso deus do convênio médico. Isso provavelmente não seja um problema, desde que você e seu bebê possam ser acompanhados atentamente. Mas, quando as coisas começam a piorar, sua médica não estará exagerando se quiser hospitalizá-la.

Tratamento da Hipertensão Induzida pela Gravidez

A hipertensão induzida pela gravidez considerada moderada, geralmente tem um acompanhamento conservador, porém há aqueles que afirmam não haver hipertensão moderada e aconselham o parto assim que o pulmão de seu bebê seja considerado desenvolvido. O repouso, a dieta hipossódica e a paz e tranqüilidade são o tratamento para a hipertensão moderada, induzida pela gravidez, e há mais de cem anos esse regime não muda. Evidentemente, a observação atenta, medidas freqüentes da pressão e coletas de urina de 24 horas para exame acompanham o tratamento conservador. É assim que sua médica a vigiará. Para observar seu bebê, ela fará provas de aceleração cardíaca fetal e perfis biofísicos. Assim que sua cérvice puder ser induzida próximo ao termo, a indução para o parto é recomendada porque esse quadro não vai melhorar.

Se você desenvolver hipertensão severa induzida pela gravidez, o parto será indicado independentemente da idade gestacional, talvez criando perigo para seu bebê se for cedo demais. Mas seu bebê não estará bem se você não estiver; por isso, quando a incubadora ficar doente, é hora de trocar de incubadora.

Em casos de gravidade intermediária, o critério de seu obstetra e a rapidez com que sua situação for se agravando vão determinar os cursos de ação individualizada para sua situação específica.

O sulfato de magnésio é um relaxante muscular usado para competir com o cálcio, diminuindo o risco de ataque. É a mesma substância mencionada antes, usada para controlar o trabalho de parto pré-termo. A dosagem usada é aumentada até que o reflexo patelar desapareça (mas é realmente ajustada com base nos níveis sangüíneos). É uma medicação segura, mas precisa de monitoramento cuidadoso — níveis altos demais causarão depressão respiratória.

O tratamento com anti-hipertensivos não vai melhorar a hipertensão induzida pela gravidez. Fazer a pressão abaixar não acabará com a doença. O dano e o perigo ainda existem no fundo. Na hipertensão induzida pela gravidez a pressão alta não é a doença, mas um efeito dela. Na hipertensão crônica, na maior parte, a pressão alta certamente é a doença.

Quanto maior o tempo de gestação, mais severa a hipertensão induzida pela gravidez pode se tornar. Não se trata de sua idade gestacional, mas do "quanto" está grávida. O que quero dizer é que gêmeos e trigêmeos podem causar esse problema antes do usual, e a gravidade pode aumentar com mais rapidez que o usual. Essas já são condições de alto risco para o parto prematuro; por isso, adicionar a complicação da hipertensão induzida pela gravidez torna a gestação múltipla ainda mais perigosa.

Uma Doença Ruim Piora — A Síndrome HELLP

Há algumas formas particularmente sinistras de hipertensão induzida pela gravidez. A trombocitopenia (baixa contagem de plaquetas) pode aparecer como um problema isolado. Uma vez que as plaquetas fazem parte de seu sistema de coagulação sangüínea, a hemorragia e os derrames podem ocorrer se a contagem de sua plaqueta estiver baixa. Isso não vai acontecer com uma boa assistência pré-natal. A síndrome HELLP (baixa plaqueta associada a doença hepática) é uma emergência obstétrica e exige o parto imediato. Pode acontecer até com a assistência pré-natal mais cuidadosa porque pode se desenvolver muito rapidamente. O *H* representa hemólise, que significa a destruição das células sangüíneas; *EL* representa enzimas hepáticas (do inglês *elevated liver enzimes*), que sobem indicando mau funcionamento do fígado (o seu); *LP* representa plaquetas baixas (do inglês *low platelets*) — a trombocitopenia descrita acima.

HELLP pode se tornar muito perigosa rapidamente, e o parto precisa ser feito de qualquer maneira. É uma verdadeira emergência obstétrica, e seu médico sabe tudo sobre isso.

Uma vez que seu fígado está envolvido, dor na região superior direita do abdômen deve ser reportada imediatamente a seu médico. Também o inchaço em suas retinas pode causar as famosas manchas em seus olhos, chamadas escotomas. Todas essas coisas devem ser tratadas com URGÊNCIA.

Resumo da Hipertensão Induzida pela Gravidez

A hipertensão induzida pela gravidez é um fenômeno mais comum nas primeiras gestações, nas gestações tardias (mulheres de 35 a 45 anos) e em condições em que uma paciente é "mais" grávida que o normal — gêmeos, trigêmeos etc. Em um programa de pré-natal bem conduzido, a hipertensão induzida pela gravidez não vem de surpresa, e a intervenção geralmente não envolve conflitos quanto à decisão de fazer ou não o parto de seu bebê prematuramente. A pré-eclâmpsia moderada pode ser acompanhada conservadoramente se ocorrer próximo ao final de sua gravidez porque a cura é iminente. A cura é o parto.

Diabetes Gestacional

Assim como a hipertensão na gravidez, há dois tipos de diabetes que podem se apresentar na gravidez: o *diabetes mellitus* que independe de insulina (IDDM), uma condição preexistente, e o diabetes gestacional, uma complicação da gravidez. Há também uma combinação das duas em que o controle da IDDM é dificultado por causa da existência de diabetes gestacional.

Diabetes Mellitus Gestacional

A gravidez causa um fenômeno chamado resistência à insulina, que, pela falta de uma explicação melhor, significa que uma mulher grávida produz insulina extra quando as quantidades regulares não parecem ser suficientes. Isso é atribuído à tendência que a gravidez tem de tornar o metabolismo do açúcar menos sensível a ela, daí o nome resistência à insulina. Na gravidez, a insulina não reage tão bem a receptores no nível celular, o que significa que é necessária mais insulina para que esta faça o que deve fazer — levar açúcar para as células, para obter energia. Estar acima do peso piora a situação. Na gravidez, quando a insulina produzida não dá mais conta, chamamos isso de diabetes mellitus gestacional. Uma vez que a insulina não é tão poderosa, uma dieta baixa em açúcar e em carboidratos significará menos açúcar no sistema; menos açúcar no sistema significa que restará menos ainda com o metabolismo defeituoso da insulina. A isso chamamos de diabetes gestacional controlado com dieta, e de fato funciona muito bem com essa condição.

Uma vez que a dieta funciona bem, muito poucas mulheres precisam de injeções de insulina no diabetes mellitus gestacional. Até 1 entre 10 a 20 gestantes terá essa condição. Costumava ser uma doença pouco detectada até que começamos a fazer o exame de glicemia em todas as gestantes com o teste de O'Sullivan (uma determinação de glicose de uma hora após ingestão de açúcar). Daquelas com exame anormal, um exame de tolerância a glicose de três horas (seguido de três medidas subseqüentes após uma ingestão de açúcar) selecionará as pacientes com diabetes mellitus gestacional. Essa condição pode acarretar a mesma complicação que o diabetes regular — bebês grandes — por isso, é importante controlá-lo agressivamente.

E então há as realmente diabéticas.

Diabetes Mellitus

O problema não é a produção de insulina, mas a produção insuficiente de insulina. Quando não há insulina suficiente para levar açúcar de sua corrente sangüínea (sua corrente sangüínea é o que você come) para seu tecido, ele se acumula no sangue, prejudicando o funcionamento. Isso afeta o suprimento sangüíneo de seus órgãos, resultando em lesão renal, dos olhos etc.

Mulheres que são diabéticas quando concebem têm o risco duas vezes maior de fetos anormais, mesmo quando o açúcar do sangue está bem controlado. (Mas, mesmo com esse risco dobrado, as chances de ter um bebê com anormalidades congênitas são de apenas quatro ou cinco em cem.) Mas mulheres diabéticas que têm açúcar no sangue que não é bem controlado apresentam um aumento surpreendente em seu risco — de aproximadamente dez vezes o que seria seu risco normal para um estado diabético bem controlado. Logo, o verdadeiro diferencial aqui é o bom controle antes da concepção.

Felizmente, há um teste que pode dizer como o diabetes está sendo controlado. É chamado de HbAic (Hemoglobina Aic) e mede quanto açúcar está ligado a uma certa molécula de hemoglobina em suas células sangüíneas. A beleza dessa relação entre hemoglobina e glicose é que se trata de uma interação constante, o que significa que esta reflete como o diabetes está sendo controlado há algum tempo, geralmente meses.

Logo, um HbAic normal no primeiro trimestre vai tranqüilizar uma paciente diabética grávida. E o risco de anormalidades congênitas e de aborto está diretamente relacionado à elevação do HbAic acima do normal. Por isso, esse é o teste mais importante no pré-natal (e antes da concepção!), além da medida de glicose sérica, no caso de uma gravidez evoluir com diabetes.

Mas, mesmo com um bom controle antes da concepção e durante o primeiro trimestre, os dois inimigos naturais, gravidez e diabetes, começam a lutar. O que pode causar essa variação normal, conhecida como diabetes gestacional, pode tornar o diabetes dependente de insulina mais difícil de controlar, aumentando a necessidade de insulina. A gravidez com diabetes geralmente é um desafio médico contínuo, um alerta de perigo.

Bebês grandes dificultam o parto vaginal. Além do risco de desproporção céfalo-pélvica (bebê grande demais para sair) e de distócia do ombro (a cabeça sai, mas os ombros ficam entalados), há também risco aumentado de descolamento da placenta (separação prematura). Uma vez que o índice de cesárea é mais alto em pacientes diabéticas por todas essas razões, é importante saber que a cesárea não é a resposta perfeita a problemas de uma diabética gestante. As mulheres diabéticas não se recuperam bem após a cirurgia e suas chances de infecção são muito maiores.

Apesar de todas essas preocupações, uma mulher cujos açúcares estão bem controlados pode tomar medidas para se proteger, principalmente se for avaliada antes de engravidar. Mas o diabetes é, sem dúvida, um problema na gravidez que exige diligência por parte do obstetra e a obediência estrita por parte da paciente.

Complicações Devidas à Idade Materna Avançada

Qualquer mãe expectante que tenha 35 anos na ocasião do parto é considerada gestante com idade avançada. Essa expressão é um retrocesso aos tempos em que as mulheres se casavam na adolescência e começavam a ter filhos com muito menos idade. Em tempos modernos, com as mulheres desempenhando papéis importantes no mercado de trabalho ao lado dos homens e protelando a constituição de família por razões pessoais e profissionais, o número mágico 35 ainda indica a necessidade de vigilância no pré-natal, porque essa idade marca a entrada em um grupo particular de alto risco com os fatores de risco relacionados à idade. Em minha prática, eu nunca usei termos como "idade avançada". De fato, não posso pensar em um único eufemismo que me livre de olhares atravessados, por isso, gaguejo e balbucio uma frase ou duas, e a idéia geral é que são recomendados exames extras "neste ponto de sua carreira como procriadora".

Síndrome de Down

Aos 33 anos a chance de ter um filho com síndrome de Down é de 1 para 625. Dois anos depois, aos 35 anos, o risco é dobrado e acelera-se daí em diante. É por isso que 30 e 35 parecem ficar entalados na garganta nesse ponto de sua carreira como procriadora, e seu obstetra deve prestar atenção especial para detectar gestações anormais de causa cromossômica, fazendo a ultra-sonografia e possivelmente a amniocentese ou uma mostragem de vilosidade coriônica. É importante, no entanto, ponderar se a sua atitude mudaria com essas informações. Mulheres que nunca fariam um aborto, não importa o que aconteça, podem não desejar submeter um bebê provavelmente normal aos riscos muito pequenos associados a procedimentos invasivos. Mesmo aos 40 anos, o risco de síndrome de Down é de 1 para 109.

Faz sentido que problemas cromossômicos apareçam mais freqüentemente com a idade materna mais avançada porque o óvulo que você concebe é tão velho quanto você. Você nasceu com todos os óvulos que ovulará para o resto de sua vida pós-púbere, pré-menopáusica. Logo, se você tem 30 anos, e sua mãe tinha 30 anos quando a concebeu, então você é o produto de um óvulo que se desenvolveu 60 anos atrás! Isso não é deprimente?

Ou talvez não. Talvez você pense que está bem demais para ter 60 anos. Mas a questão é que quanto mais velha você ficar, mais velhos serão seus óvulos e seus cromossomos, e essa é a razão para o risco relacionado à idade.

Os espermatozóides, por outro lado, são jovens insignificantes, por isso não desempenham um papel no risco da síndrome de Down relacionado à idade paterna. A idade do pai, no entanto, influenciará as chances de outras doenças genéticas (autossômicas dominantes), como a síndrome de Marfan, a coréia de Huntington, a doença de von Willebrand e, possivelmente, a esquizofrenia.

Gêmeos Nesse Ponto de Sua Carreira Procriadora

Gêmeos idênticos (monozigotos ou gêmeos de um único óvulo fertilizado) acontecem espontaneamente em uma de cada 250 gestações. Isso não é afetado pela idade, pela raça ou por qualquer outro fator. Os gêmeos fraternos (dizigotos ou gêmeos da fertilização de dois óvulos), no entanto, são uma história diferente.

Em gêmeos dizigotos, não só a idade materna mas também o número de gestações anteriores ("paridade") aumentam as chances de ter esse tipo de gravidez. Gêmeos são três vezes mais prováveis em mulheres acima de 35 anos com, pelo menos, quatro outros filhos que em mulheres com menos de 20 que estão grávidas pela primeira vez. Tomando a paridade isoladamente, a chance de gêmeos dobra da primeira gravidez para a quarta. Em termos raciais, mulheres afro-americanas têm 1 chance em 79 de ter gêmeos; caucasianas, 1 em 100; asiáticas, mais raramente, 1 em 155 gestações.

Quando as mulheres interrompem pela primeira vez a pílula anticoncepcional, a glândula pituitária aumenta a produção com quantidades mais altas de estimulação do que o usual; então, a chance de terem gêmeos é maior se a concepção ocorrer no primeiro mês após a suspensão da pílula.

A idade gestacional em que é feita a ultra-sonografia está começando a revelar uma surpresa. Agora que a ultra-sonografia está sendo feita como rotina no início da gravidez, está ficando óbvio que a ocorrência de gêmeos pode ser mais alta que o que tem sido observado tradicionalmente. O fenômeno de gêmeos absorvidos tem sido observado mais freqüentemente do que se pensava. Ocasionalmente, um dos gêmeos não vinga, morre silenciosamente e é absorvido. Isso pode se apresentar como um sangramento no primeiro trimestre, chamado de ameaça de aborto. A morte fetal mesmo próxima ao final do primeiro trimestre pode não ser percebida, não mostrando evidências na ocasião do parto do único bebê a termo.

Outros Riscos

Há uma tendência aumentada para hipertensão induzida pela gravidez com gestações mais tardias. Também o diabetes gestacional, o descolamento da placenta e mesmo algumas ocorrências desastrosas, como derrame, representam um risco maior com a idade avançada da mãe. Mas, como tem havido um número crescente de gestações acima de 35 anos, a vigilância tem aumentado. Hoje, os obstetras não temem particularmente mulheres grávidas com quase 40 anos — elas têm seu conjunto especial de fatores de risco, como as adolescentes que estão grávidas apresentam riscos específicos.

Teste Genético: Diagnóstico Pré-natal Invasivo

Além da síndrome de Down, outros problemas genéticos podem ser diagnosticados no pré-natal com amostragem da vilosidade coriônica ou a amniocentese. Em geral, a primeira é feita por volta de dez semanas de gestação e envolve fazer uma biópsia minúscula de tecido gravídico não fetal (placenta), introduzindo-se uma agulha através da cérvice. A amniocentese, tipicamente feita com 15 semanas, consiste no exame do líquido do saco amniótico, através de seu abdômen, guiado por ultra-sonografia. A vantagem da amostragem da vilosidade coriônica é que pode ser feita um mês antes da amniocentese, fornecendo as respostas mais cedo.

Teoricamente, há problemas genéticos de anatomia ou de metabolismo que poderiam tornar o tratamento pré-natal possível, se diagnosticado pela amniocentese, mas na maior parte, esta é oferecida como rotina para mulheres acima de 35 anos para diagnosticar aqueles problemas genéticos relacionados para os quais o aborto é o único remédio. Uma postura contrária ao aborto significa que uma paciente pode basear sua decisão em se fazer ou não uma amostragem da vilosidade coriônica ou uma amniocentese de acordo com sua filosofia de vida.

As chances de aborto são muito baixas com a amniocentese, mas esse risco é freqüentemente maior que o risco de se ter um bebê com problemas genéticos, dependendo de sua idade. As pessoas que não se opõem ao aborto dizem que, embora isso possa ser verdade, ainda assim a realidade de um problema genético é tão devastadora quanto inaceitável.

É interessante que, mesmo casais contrários ao aborto, às vezes, aceitam uma amniocentese puramente para se tranqüilizarem ou para saber desde cedo de qualquer problema, de modo que podem se preparar para seu filho e para os problemas que virão. Não posso refutar isso. Acho que saber de um problema sério lhe dá tempo para pensar como lidar com ele. Dessa forma, testes invasivos não precisam ser uma missão de busca e destruição, mas um vínculo com aquelas crianças que precisarão da ajuda extra e de mais tempo para os pais avaliarem uma circunstância especial. Isso é importante para se arriscar a pequena chance de provocar danos a uma criança? Não há resposta objetiva a essa pergunta porque essa decisão vem do coração.

Procedimentos Médicos Recomendados *Versus* Procedimentos Médicos Necessários

Em termos médicos, há uma grande diferença entre um procedimento necessário e um procedimento recomendado. A ciência médica tem avançado a ponto de uma má concepção poder ser eliminada, mas essa é a realidade médica e tecnológica. A posição pessoal por parte dos futuros pais também deve ser levada em consideração. A recomendação médica é uma recomendação profissional e a prática negligente pode ser alegada se ela não informá-la de que você pode fazer a amniocentese e que esta é recomendada. Quer você seja a favor ou contra o aborto, sua médica é obrigada a informá-la de suas opções como parte da rotina da assistência pré-natal adequada. Mas, se há posições das quais você não pode se desviar, essas se tornam sua missão — em termos médicos, éticos, legais e intelectuais.

Sensibilidade a Rh, Sangue Rh-negativo — A Hematologia da Vila Sésamo

Encorajamos nossos filhos a evitar estranhos. No entanto, assim como sua filha é um corpo estranho ao seu sistema imunológico, você também é uma estranha para ela. Às vezes, você é vista — imunologicamente — como uma estranha tão perigosa quanto o ambulante que pára na guia da calçada para lhe oferecer balas. Uma vez que a reprodução não é mágica, mas um sistema complexo de regras e conseqüências, às vezes, você não pode ter tudo. A reação do hospedeiro *versus* enxerto entre mãe e filho chega perto de estragar tudo.

Felizmente, boas cercas fazem bons vizinhos. O sistema pelo qual seu sangue e o sangue de seu bebê permanecem separados e as membranas que segregam sua gravidez do restante de seu corpo agem para manter a coexistência pacífica até o parto. Mas há alguns furos no sistema.

Os anticorpos que você produz podem ser suficientemente pequenos para passar pela rede de trocas para seu filho. Os antígenos, no entanto, geralmente estão ligados a estruturas maiores, como as células sangüíneas vermelhas, e são grandes demais para passar do seu bebê para você. As células vermelhas do bebê, geralmente diferentes do tipo que você tem — graças àquele grande corpo estranho, seu marido —, não chegam até você nem produzem os antígenos que abrigam. Então, por sua vez, você não gera anticorpos, o que é bom, porque eles são suficientemente pequenos para voltar para o seu bebê.

Por que as incompatibilidades de grupo sangüíneo nunca foram ensinadas na Vila Sésamo é um mistério para mim, uma vez que tudo envolve o ABC. Há os tipos principais A, B, AB e O. O A é só A, o que significa que não pode se misturar com B, AB (brigará pela parte B do AB), ou com O (que vê tanto A como B como estranhos). O mesmo acontece com B. AB só pode se misturar com AB (AB discordará de A, por exemplo, mostrando-lhe a parte B hostil). E o solitário O só pode receber outro O, considerando A, B ou AB como estranhos (embora A, B e AB possam aceitar O). Isso acontece porque eles são chamados A, B ou AB, porque têm o antígeno A, B ou AB que vai gerar uma resposta contra o estrangeiro, e ninguém fica bem com uma guerra acontecendo dentro de si.

Há ainda o sistema CDE. O D, em particular, é uma preocupação por causa de sua freqüência e possível gravidade da conseqüência. As incompatibilidades ABO entre você e seu filho são freqüentes, mas a resposta geralmente é moderada, o que mantém a indústria de luz UV funcionando. Quando você vê luzes azuis no berçário, isso se chama fototerapia, o que quebrará a bilirrubina que é liberada na guerra do sangue que está acontecendo dentro de seu bebê.

A incompatibilidade D, entretanto, pode ser muito séria. Esse anticorpo é chamado de anticorpo D Rhesus por causa da pesquisa inicial feita com macacos Rhesus. C, c, E, e e também estão no grupo de anticorpos Rhesus, mas estes geralmente são menos severos. É o D que é o problema.

Se o seu bebê acaba sendo Rh-negativo como você, então não há problema. Se você for Rh positivo (D-positivo), não há problema. Mas, se você for D-negativo (negativo Rhesus, ou Rh-negativo), isso vai bem até o seu sangue encontrar o sangue que é D-positivo (Rh positivo), geralmente quando o seu sangue e o do bebê finalmente se misturam, semelhante ao que aconteceria se espalhasse sangue pelo ventilador, conhecido como separação placentária. Então, tudo fica solto em sua corrente sangüínea. As células do sangue fetal esbarram em seu sistema, evocando muita indignação, que resulta na produção de seus anticorpos para combatê-las. Elas perdem, mas isso não tem conseqüências porque seu bebê está fora do quadro de incompatibilidade sangüínea, sendo fotografado pelos parentes, pela janela do berçário. Seus anticorpos permanecem — tantos anticorpos e tão pouco a fazer — até a sua próxima gravidez.

Seus anticorpos, capazes de passar para seu próximo filho, fazem exatamente isso. Como foi dito acima, a incompatibilidade ABO é moderada, mas se você for Rh-negativo e seu bebê for Rh positivo, você estará enviando seu exército de anti-Rh para a batalha, e o campo de batalha está situado dentro de seu filho. As células vermelhas dele, que abrigam o antígeno Rh, serão atacadas e com o tempo seu bebê ficará anêmico. Isso não é bom para um bebê que está tentando crescer e se desenvolver. A destruição aumentada de células sangüíneas fetais estimula uma superprodução para compensar o déficit, o que causa inchaço no fígado e no baço do feto. Esse problema, chamado de *eritroblastose fetal*, pode piorar e, quando o líquido se acumula nos espaços fetais (abdômen, peito etc.), isso é chamado de *hidropsia fetal*. Uma vez que essa anemia e repercussões da anemia podem causar sérias lesões ou a morte fetal, ela é tratada agressivamente, efetuando-se uma transfusão de sangue (orientada por ultra-sonografia) para seu bebê. Uma transfusão fetal envolve inserir células vermelhas através de agulha no abdômen de seu filho, onde elas são absorvidas no sistema dele.

Outra vitória da obstetrícia moderna: hoje a eritroblastose fetal é rara porque damos uma injeção chamada RhoGam a mães Rh-negativas com filhos Rh positivos. RhoGam também é anticorpo anti-Rh positivo. Quando você a recebe, seu corpo é enganado e pensa que já houve uma resposta adequada e não produz anticorpos próprios. Os anticorpos de RhoGam não atacam os bebês subseqüentes porque são moléculas muito maiores e não passam pela placenta do bebê. Essa é uma medida preventiva que reduziu o risco de eritoblastose fetal a uma freqüência negligível.

Em casos como aborto, em que a quantidade de mistura de sangue é teórica, há um teste chamado de Kleinhauer-Betke (um exame de sangue feito em você), que pode quantificar a quantidade de sangue misturado que pode ter ocorrido. Isso também é útil quando ocorre sangramento, durante uma gravidez, como no descolamento da placenta estável, moderado.

Além desses, você tem outros antígenos sangüíneos. Geralmente, levam os nomes de seus descobridores e são raros, e somente alguns colocam seu bebê em risco. (O único antígeno DiLeo é para couves-de-Bruxelas.)

Mais uma vez, a assistência pré-natal é fundamental.

Dor no Quadrante Superior Direito

Se você fizesse uma cruz em seu abdômen, imaginando uma linha vertical e uma horizontal que se interceptam sobre seu umbigo, você teria os quatro quadrantes que os médicos tomam freqüentemente como referência para localizar sintomas. Estes são os quadrantes esquerdo e direito superiores acima do umbigo (a *sua* esquerda e direita — e não da perspectiva do médico) e os quadrantes esquerdo e direito inferiores abaixo dele. É verdade que qualquer um pode ter dor no quadrante superior direito, mas em obstetrícia esse quadrante tem uma importância particular, e é por isso que eu o incluo aqui. Você não vai encontrar dor no quadrante superior direito em outros livros sobre gravidez que partilham a estante com o meu, porque a maioria deles não é escrito por médicos. Mas, se você for realmente do tipo investigativo, seria terrível perder a chance de vasculhar a dor em uma área dessas.

O quadrante superior direito é onde seu fígado está situado e onde sua vesícula biliar faz o que faz (concentra bile). Também, principalmente no final da gravidez, o apêndice esconde-se lá, de sua localização normal no quadrante inferior direito. Logo, vê-se facilmente que, quando uma paciente grávida reclama de dor no quadrante superior direito, um obstetra trata dessa queixa com mais seriedade. A hipertensão induzida pela gravidez se manifesta freqüentemente como envolvimento do fígado. Ninguém sabe a razão exata para uma mulher rejeitar uma gravidez com a hipertensão induzida pela gravidez, mas é óbvio que há problemas no paraíso, porque a cura é o parto. Mesmo sem a pressão alta vista normalmente na hipertensão induzida pela gravidez, o fígado pode ser o órgão que avisa seu médico de que algo está errado. Na variação severa da hipertensão induzida pela gravidez, chamada de síndrome HELLP, o nível de enzimas de seu fígado pode subir demais, e você vai se queixar de dor no quadrante superior direito, geralmente como resultado de inchaço no fígado contra a cápsula sensível do fígado (lembra aquela dor que você sente quando corre durante muito tempo?). Com esse tipo de apresentação, geralmente é necessário efetuar o parto imediatamente, porque isso pode ameaçar a vida e não vai melhorar até seu bebê sair.

A gravidez (e as pílulas anticoncepcionais também) pode causar o esvaziamento de sua vesícula biliar. Sintomas de vesícula biliar — e até pedra — podem se apresentar como dor no quadrante superior direito, mas o exame de sangue para enzimas geralmente pode excluir a síndrome HELLP descrita acima. A dor na vesícula biliar irradia-se freqüentemente para o ombro direito e pune a dieta errada; esses sintomas diferenciam a doença hepática mais séria da gravidez. A ultra-sonografia, famosa por lhe mostrar seu bebê, também pode mostrar seus cálculos, se você os tiver. Tudo o que o profissional que faz a ultra-sonografia precisa fazer é girar o transdutor do aparelho para o norte. O tratamento da doença da vesícula biliar geralmente é conservador e adiado para depois da gravidez. Despeça-se do frango frito até lá.

Aquela velha cólica também pode atingir seu quadrante superior direito porque uma parte de seu intestino grosso dá uma volta em seu fígado, e o intestino delgado está por toda parte, inclusive por esse quadrante. Uma infecção renal, geralmente mais sintomática na parte média da coluna, pode produzir dor no lado direito das costas; pode ser muito difícil para você discriminar entre onde termina o lado direito de suas costas e onde começa o quadrante abdominal superior direito. Portanto, descartar infecção renal é necessário com essa queixa.

E então há o apêndice difícil de detectar. No final da gravidez, seu útero aumentado pressiona tudo para cima. O apêndice também é pressionado. Infelizmente, essa localização estranha pode atrasar o diagnóstico, o que significa que há muitos mais casos de apêndice supurado na gravidez que em pacientes não grávidas.

Eu mencionei trabalho de parto? Eu estava tão ocupado descrevendo as coisas estranhas que não mencionei que as contrações irregulares podem ocorrer em qualquer parte do útero, e na parte superior direita também. O descolamento prematuro de uma parte da placenta pode gerar dor em qualquer local, mas geralmente isso é bastante sensível no próprio útero. Isso significa que seu obstetra deve fazer todas as verificações para diferenciar entre o falso trabalho de parto e as complicações discutidas. Felizmente, é isso o que ele faz para viver e é o que ele faz melhor.

Lembrei-me de um *cartoon* de Gary Larson em que três homens da caverna olham sem entender para um mamute morto, no chão, que caiu com uma única flecha minúscula em sua pele. Um deles diz para o outro: "Devemos marcar esse ponto". Os médicos em treinamento aprenderam cedo qual o ponto que devem marcar. O quadrante superior direito é um local especial para o obstetra.

Bebês Pequenos Demais e Bebês Grandes Demais

A beleza da assistência pré-natal é que, se a sua gravidez evolui mal, isso pode ser revertido. É importante acompanhar o crescimento de seu bebê. Os bebês menores do que deveriam ser estão sujeitos ao que chamamos de retardo do crescimento intra-uterino; quando são maiores que o normal, são chamados de macrossômicos (grandes demais para a idade gestacional).

Retardo do Crescimento Intra-uterino (RCIU) — Bebê Pequeno para a Idade Gestacional

Há muitas razões possíveis para seu bebê não acompanhar o crescimento. Quando seu obstetra suspeita dessa condição, todas as causas devem ser descartadas. Elas incluem as seguintes:

- **Infecção**: geralmente uma infecção que você tenha ou tenha tido, viral ou bacteriana — rubéola, citomegalovírus, hepatite A e B, resfriado, varíola, tuberculose e sífilis. Nesses casos de retardo do crescimento intra-uterino, a causa pode não se evidenciar porque sua própria doença pode não ser notada sem a assistência pré-natal.
- **Hipertensão**: seja a hipertensão crônica, seja a hipertensão induzida pela gravidez.
- **Genética**: anomalias cromossômicas apresentam um conjunto de anormalidades do crescimento.
- **Insuficiência uteroplacentária**: diminuição da passagem de oxigênio e de nutrição de seu bebê. O crescimento será afetado primeiro, então o sofrimento fetal pode se desenvolver. O parto pode ser indicado, mesmo com os riscos inerentes à prematuridade.

- **Lúpus coagulante e anticorpos anticardiolipina:** os mesmos anticorpos que podem resultar em aborto recorrente podem afetar seu bebê, se você passar pelo primeiro trimestre. Quando você toma conhecimento de outras pacientes grávidas que tomavam uma aspirina infantil por dia, geralmente é por causa disso.
- **Problemas no cordão:** um bloqueio mecânico parcial no cordão também afeta o que seu bebê recebe.
- **Discordância:** este fenômeno acontece com gêmeos, em que um bebê recebe mais do que a sua parte dos alimentos, deixando o que restou para o irmão. Estranhamente, a sobrecarga no gêmeo ganancioso é tão perigosa quanto a má nutrição do outro.
- **Familiar:** parâmetros de crescimento, como as medidas da perna e do braço, podem desviar da escala da população geral, se um ou ambos os pais são mais baixos que a média.

Retardo do Crescimento Intra-uterino Simétrico *Versus* Assimétrico

No retardo do crescimento intra-uterino simétrico, todas as partes do bebê são simetricamente menores. No assimétrico, o corpo do bebê é menor que a cabeça. Às vezes, isso é referido como retardo do crescimento intra-uterino com proteção da cabeça fetal, o que significa que a maior parte da nutrição e do oxigênio é desviada para o cérebro, para poupar danos cerebrais, com expectativas de que o crescimento corporal acompanhe o crescimento após o parto. Antes achava-se que o retardo assimétrico do crescimento intra-uterino protegia mais o bebê; mas agora é sabido que bebês com retardo do crescimento intra-uterino simétrico saem-se melhor.

Macrossomia

Se o seu bebê for maior que o esperado, seu médico, além de desejar descartar condições que poderiam ser perigosas, também se preocupará com suas chances de parto vaginal. As causas possíveis de macrossomia incluem:

- **Erro na determinação da data estimada para o nascimento:** se a data de nascimento certa é antes da data determinada, seu bebê vai estar sempre fora da escala. Esse não é um caso verdadeiro de macrossomia.
- **Pós-datismo:** se você passa da data esperada, seu bebê crescerá pelo menos de 250 gramas a 500 gramas por semana, e continuará crescendo

até que a placenta envelhecida não consiga mais acompanhar a demanda. Então, você terá um problema diferente — o sofrimento fetal.

- **Diabetes**: gestacional ou mellitus. Essa alta dosagem de açúcar materno entra facilmente na corrente sangüínea de seu bebê, e ele quer usar tudo para continuar crescendo.
- **Malformações congênitas**: problemas no desenvolvimento de uma parte do bebê causarão distensão ou alargamento dessa parte ou de outras em virtude da perda de equilíbrio (no desenvolvimento).
- **Familiar**: se o seu marido é do tipo jogador de basquete, com 2 metros de altura (não que você queira isso), então você pode ter um bebê grande. Os gráficos da ultra-sonografia se baseiam na população normal, e pessoas tão altas quanto Dennis Rodman não são a norma.
- **Infecção**: na verdade, refere-se a toda gravidez. Por exemplo, na sífilis a placenta pode ter um tamanho exagerado. Certa vez, fiz um parto em que a placenta pesava mais que o bebê!

Infecções Que Afetam a Gravidez

Doenças Sexualmente Transmíssíveis

Costumamos chamá-las de doenças venéreas, sendo Vênus, a deusa do amor, a origem dessa palavra. (É interessante que a palavra venerar também tem a mesma origem.) Hoje, são chamadas doenças sexualmente transmissíveis ou DSTs. Os exames obrigatórios feitos no início da gravidez envolvem um exame para DSTs, e esse assunto já foi tratado antes. Só porque você está grávida não significa que terá proteção especial contra DSTs. De fato, feito o diagnóstico de gravidez, esse exame ainda é mais crucial porque as infecções podem afetar seu bebê.

Herpes

Essa infecção pode ser transmitida para seu bebê pelo contato direto com sua vagina durante o parto vaginal, por isso, é uma indicação comum para a cesárea. O conselho convencional é que, se há lesão recente (faltando menos de duas semanas para o parto), a cesárea é indicada. Se já se passaram mais de duas semanas, o parto vaginal é aceitável (veja *Controvérsias em Obstetrícia*, no Capítulo 22). A metade de todos os bebês nascidos por parto vaginal com lesões de herpes contraía a doença e, daqueles, a metade morria! Mas, com a disponibilidade de cesárea e do Zovirax (e remédios como este), o óbito do recém-nascido agora é muito raro.

Hepatite

É fácil diagnosticar hepatite pelo exame de sangue, mas esta é difícil de tratar e pode ser transmitida para seu bebê.

AIDS

Também é fácil diagnosticar AIDS pelo exame de sangue. A doença ainda é fatal, mas tem havido grandes progressos na prevenção da transmissão a bebês com o uso de drogas anti-retrovirais usadas no pré-natal, como zidovudine, e fazendo-se cesárea para prevenir a inoculação direta (o que é chamado de transmissão vertical).

Gonorréia

A gonorréia congênita pode causar lesão nos olhos de seu recém-nascido. A maioria dos estados americanos possui leis que tornam obrigatório o uso de colírios com antibiótico porque o diagnóstico pode não ser feito. (As culturas não são totalmente seguras, os sintomas não aparecem necessariamente e uma história médico-sexual freqüentemente não é confiável. Evidentemente, estamos falando daquelas outras pessoas e não de você.) É fácil de tratar.

Clamídia

Esta tem sido implicada no trabalho de parto pré-termo. Ainda mais difícil de diagnosticar que a gonorréia, a clamídia freqüentemente não apresenta sintomas. É fácil de tratar.

Papilomavírus Humano ou HPV

Esse é um vírus transmitido sexualmente, detectado no Papanicolau e confirmado na colposcopia. Pode causar a verruga genital e/ou câncer do colo do útero, principalmente em fumantes. Pode passar para o recém-nascido pelo contato com o canal do parto, mas isso é extremamente raro; logo, não é uma forte indicação para a cesárea.

Tricomoníase

Essa infecção é causada por pequenos organismos microscópicos. Se você olhasse um esfregaço vaginal em um microscópio (para fazer esse diagnóstico), veria uma imagem que lembra uma festa, com esses organismos girando, como se estivessem dançando. O tricomonas seria bonitinho se não fosse doença venérea. É inofensivo, embora tenha sido suspeito de causar trabalho de parto pré-termo (não confirmado) e causa vaginite com mau cheiro e queimação. É fácil tratar com comprimidos, mas seu parceiro também deve ser tratado.

Sífilis

Essa doença está voltando porque todos estão fixados na AIDS. É fácil diagnosticar e tratar, mas pode afetar seu bebê, causando problemas neurológicos, se não for tratada. Responde facilmente a antibióticos, mas não pegue sífilis em uma ilha deserta onde ela não será diagnosticada porque seu estágio final, 20 anos depois, é visível e feio.

Molluscum Contagiosum

Esse causa pequenas saliências indolores na pele, em torno da área genital. Podem ser tirados por um dermatologista, o que não é nada grave. Não representam nenhum risco a seu bebê.

Infecções Não Adquiridas Sexualmente

Rubéola

Essa é uma infecção moderada em você, mas pode ser devastadora em seu bebê. É fácil contraí-la, o que significa que provavelmente você a teve e esteja imune; mas também significa que, se você não teve rubéola, corre um grande risco na gravidez. Nesse caso, você deve ser vacinada quando seu bebê nascer.

Há uma síndrome de rubéola congênita oficial que inclui surdez, defeitos cardíacos, retardo do crescimento intra-uterino, anormalidades nos olhos e anormalidades cromossômicas. A gravidade, no entanto, está relacionada ao momento em que você contrai a infecção. Até 11 semanas ou antes é preocupante; as ocorrências da síndrome após 16 semanas são raras.

Toxoplasmose

Para todas vocês que adoram gatos (não que haja algo de errado com eles), é possível contrair toxoplasmose se comerem carne infectada. Mesmo a carne malpassada pode ser um risco. Vocês também podem ter toxoplasmose se não lavarem as mãos após fazer a limpeza da caixa de areia do gato e levarem o dedo à boca e se, por exemplo, roerem unhas. Mas, para aquelas que têm gatos, o que as coloca em risco também as protege. Adoro acreditar na teoria de que quem tem um gato uma vez os terá para o resto da vida. Toda essa exposição provavelmente tenha exposto você à toxoplasmose em algum momento, fornecendo-lhe uma boa imunidade agora. No entanto, qualquer pessoa que tenha gatos deve fazer exame de sangue para detectar anticorpos em laboratórios que verificam imunidade.

Se você não está imunizada, tem de fazer seu marido levar o gato para "dar uma volta"? Não. Você deve ser mais atenta à sua higiene e deve lavar as mãos. E evite festas no quintal, quando o anfitrião não sabe fazer churrasco.

Os bebês contaminados têm baixo peso ao nascer, inflamação nos olhos, anemia, inchaço do fígado/baço e/ou icterícia. Problemas neurológicos severos podem ser convulsões e retardo mental. O que é delicado na toxoplasmose é que, quanto mais cedo você a tem, provavelmente seu bebê será afetado menos (apenas 10% no primeiro trimestre), mas, se isso acontecer, as complicações são mais graves. Quanto mais tarde você contraí-la, é mais provável que seu bebê será afetado (60% no terceiro trimestre), mas, nesse caso, a doença é menos severa.

Quando você tem toxoplasmose, provavelmente nem percebe; por isso, deve perguntar a seu médico se corre esse risco. A boa notícia é que as complicações de toxoplasmose acontecem apenas em uma de cem gestações, por isso, seu gato teria de ser aquele mau caráter.

Listeriose

Uma infecção bacteriana. Um em cada 29 adultos tem essa bactéria em suas fezes, por isso, a infecção é pela via fecal-oral, como a toxoplasmose causada por felinos, e provavelmente esteja em toda parte. Alimentos contaminados com listeria, como queijos moles e produtos não pasteurizados, e carne cortada em bifes ou em pedaços menores podem causar erupções, mas na gravidez ela pode não apresentar sintomas e causar uma doença que pode ser confundida com uma infecção do trato urinário ou apenas com um resfriado que seja tratado com líquidos e acetominofen.

Se contraída no início, a listeriose pode causar aborto. Se a infecção ocorrer mais tarde, pode causar retardo do crescimento intra-uterino (RCIU). No terceiro trimestre, a listeriose pode ser a causa de trabalho de parto prematuro, de parto prematuro e finalmente pode causar bacteremia, meningite e morte neonatal. A meningite no bebê pode até se desenvolver após as primeiras semanas de vida. É uma infecção bacteriana bem fraca, geralmente se instalando em pessoas com comprometimento imunológico, como aquelas que têm AIDS ou em gestantes. Considera-se que a exposição geralmente não causará infecção por ser um germe muito comum.

A verdadeira freqüência de infecção e de infecção que afeta a gravidez é desconhecida por várias razões. Poucos obstetras fazem culturas de rotina em abortos, supondo corretamente que o aborto geralmente seja resultado de problemas genéticos, principalmente na ausência de sintomas maternos. Uma vez que isso não é verificado escrupulosamente e por parecer estar em toda parte em produtos contaminados, as estatísticas de epidemiologia continuam sendo confusas. No mundo real, os obstetras não obtêm culturas de sangue e outros testes para listeriose em toda mulher que apresenta febre baixa, dor de cabeça e dores musculares. Isso não é possível.

Na gravidez, a listeriose geralmente se manifesta como um resfriado, o que pode não surpreender, já que quase toda gestante tem sintomas de resfriado em algum momento da gravidez. Febre baixa, dor de cabeça e dor muscular são comuns, mas pode não haver sintomas. Menos comuns podem ser diarréia e câibra. O parto é indicado no final do terceiro trimestre, para que o tratamento possa ser tentado no recém-nascido. Em casos de prematuridade severa, não há melhor resposta para uma questão difícil.

Estreptococo Beta-hemolítico Grupo B

Embora isso aconteça raramente, pode causar séria infecção, como foi discutido anteriormente, quando associado com a ruptura prematura das membranas ou com o trabalho de parto pré-termo.

Estreptococo Grupo A

Muito raro. Este é o vilão que causa a síndrome do choque tóxico. Não se preocupe com ele, e não me faça engolir o que disse.

Caxumba

Uma doença infantil comum envolvendo as glândulas salivares e, às vezes, outras estruturas, como as gônadas, o pâncreas etc. O tratamento envolve apenas o alívio dos sintomas. É rara na gravidez, porque a maioria das pessoas já está imunizada quando chega na fase adulta. Embora não haja evidências concretas de que esta cause aborto, o único caso em que tive de caxumba na gravidez resultou em aborto. Não é razão para se provocar o aborto porque não parece causar anormalidades em bebês.

Influenza

Não há evidências de que a variedade A, nossa praga perene, possa causar mal a seu bebê. O risco é mais de febre alta no início da gravidez que de infecção real a seu bebê.

Citomegalovírus (CMV)

Este está em toda parte. Quase todos os seres humanos acabam por contraí-lo porque ainda não foi concebida uma maneira de evitar que você o contraia. Aos 3 anos, a maioria das crianças já o contraiu e ficam muito felizes em passá-lo para você, caso tenha escapado até agora. De fato, se você estiver lendo isso, provavelmente já tenha tido. Se você ainda não contraiu esse vírus, provavelmente esteja contraindo-o deste livro, se a última pessoa que estava na livraria vendo livros espirrou sobre ele.

Por estar presente em toda parte, a verdadeira síndrome do citomegalovírus é rara e, daqueles que nasceram com ele, apenas um em cada dez tem prejuízo mental. Outros efeitos incluem a perda da audição e anemia.

Catapora e Herpes-zoster

São, na verdade, a mesma coisa. Ambas são causadas pelo vírus varicela-zoster (VZV), um tipo herpesvírus. A catapora é a infecção inicial. Depois que a pele se recupera das marcas de catapora, o vírus se retrai nas raízes nervosas da espinha e pode migrar anos mais tarde para formar uma erupção irritativa chamada herpes-zoster. O fato de as lesões serem distribuídas mais tarde pela parte do corpo suprida por vias nervosas específicas (os nervos que abrigam o vírus) ajuda no diagnóstico. Ambas as formas de VZV são contagiosas e, se você não estiver imunizada, mais do que provavelmente a contrairá (possivelmente como catapora) se for exposta a familiares; por isso, você deve ficar longe de alguém com catapora ou com herpes-zoster.

A catapora durante a gravidez pode causar lesões congênitas ou, se contraída próximo ao parto, pode afetar seu bebê antes de você ter tido chance de transmitir qualquer anticorpo para ele. Esses recém-nascidos desprotegidos podem ter risco de vida ao contrair a infecção, por isso, todos os recém-nascidos filhos de mães infectadas recentemente recebem anticorpos contra VZV (VZIG).

Na gravidez, a catapora também é extremamente perigosa para você, porque é perigosa em adultos e porque a gravidez altera sua resistência imunológica. Você pode desenvolver pneumonia por varicela que é uma complicação que pode colocá-la em condição crítica.

Recentemente, tive uma paciente grávida que não era imune a VZV. Disse-lhe para ficar longe de compras de Natal, de aglomerados, teatros etc., porque em qualquer aglomerado deve haver VZV. Se você sabe que foi exposta, deve comunicar isso imediatamente, e se está com menos de 20 semanas de gestação, provavelmente possa receber VZIG. Certamente, antes ou depois da gravidez a VZIG deve ser dada para imunizar mulheres em idade reprodutiva.

Em emergências no pré-natal com VZV, o aciclovir, uma droga antiviral que é dada para o herpes genital, pode ser usado em grandes doses. Como não há evidência de o aciclovir causar qualquer dano ao bebê, e porque o medicamento já é administrado há algum tempo, há um registro significativo de segurança.

Você não precisa ficar longe de pessoas com herpes-zoster ou catapora se estiver imunizada. Seu médico pode fazer um exame de sangue simples para lhe dizer se você está ou não imunizada. Se você estiver, ótimo. Se não estiver, pergunte a seu médico sobre imunização após a gravidez.

A Quinta Doença

Uma doença viral comum em crianças, esse vírus recebe o nome científico de *parvovirus B19*. Infectando tipicamente crianças de 5 a 14 anos, causa a exantema, uma vermelhidão parecida ao que seria provocado por um tapa em sua face. É chamada de a quinta doença porque era tradicionalmente a quinta doença descrita em textos médicos sobre doenças infantis que causam uma vermelhidão na pele, sendo as outras (1) sarampo; (2) escarlatina; (3) rubéola; (4) doença do Duke; (5) quinta doença, também chamada eritema infeccioso ou súbito; (6) roséola. A primavera é a época mais comum para surtos, mais freqüentemente atribuídas a se respirar gotículas infectadas ou à contaminação pelas mãos–boca.

Embora possa haver febre, dores de cabeça, inflamação de garganta, diarréia, dores, fraqueza e exantema, algumas crianças não têm sintomas. Nos adultos, a infecção é mais moderada que em crianças; um quarto dos adultos não tem sintomas, mas, quando há sintomas, as dores e a fraqueza reminiscente de uma doença semelhante ao resfriado podem ser acompanhadas de parestesia (formigamento e dormência) nos dedos. Haja ou não sintomas, há uma anemia que provavelmente passará despercebida se o adulto for saudável e se a doença for moderada. Infelizmente, por mais moderada que possa freqüentemente ser com crianças, pode causar preocupação para o seu bebê se o vírus atravessar a placenta.

FATOR A

A quinta doença infecta apenas uma mulher em cada 400 gestações; dessas, infecta 1 bebê em cada 3 casos e pode ou não causar problemas para o bebê. Os resultados são a chance de uma em cada 1.200 de seu bebê ser infectado e, mesmo assim, os efeitos são variáveis.

Não há risco se você já teve eritema infeccioso antes da gravidez, e cerca de 50% de todos os adultos são imunes. Mesmo que você não se lembre de ter tido infecção, pode estar imune, tendo tido uma infecção que não foi reconhecida. Daquelas que são suscetíveis, cerca de 50% têm infecção após contato com um familiar. Em geral, as mulheres em risco de exposição, como professoras, já tiveram infecção e ficaram imunizadas.

Supondo que você pertença à metade dos adultos que não estão imunizados e supondo que você faça parte daquelas que venham a contrair a doença, então há menos de 10% de chance de seu bebê ser seriamente infectado. Fazendo os cálculos, você tem um risco de 2,5% (1 em 40). Ajustando para aquelas que estão grávidas, o risco vai para uma em 400 gestações. Problemas gerados pelo vírus são menos comuns na última metade da gravidez.

E isso se você for exposta. Lembre-se de que, se você for professora ou trabalhar com pediatria, essa é uma doença que dá em surtos e que você saberá que está vindo porque logo se espalham comentários sobre o surto.

O eritema infeccioso, às vezes, reduz a produção de células sangüíneas. Em seu filho, essa redução pode causar anemia grave (baixa contagem de células vermelhas), o que pode levar a uma séria condição chamada de hidropsia fetal, parecida à *hydrops fetalis* vista em complicações Rh-negativos. O eritema infeccioso não parece causar defeitos ao nascimento ou outros problemas, exceto a hidropsia.

FATOR A

Para a maioria das mulheres, o eritema infeccioso não causa problemas em seus bebês.

O aborto espontâneo, a anemia fetal e o inchaço (hidropsia) e também a morte fetal têm sido relatados. Recentemente, as transfusões fetais que corrigem a anemia fetal têm revertido as anormalidades com bebês normais nascidos a termo. A ultra-sonografia costuma apontar sinais de hidropsia. As complicações podem ocorrer semanas após a exposição materna; por isso, uma ultra-sonografia a cada duas semanas, para detectar sinais de anemia fetal (hidropsia), deve ser feita por dois meses. Se são vistos sinais de hidropsia, a transfusão fetal pode salvar a vida do bebê. Para a maioria das mulheres, no entanto, o eritema infeccioso não causa problemas a seus bebês.

Há dois tipos de anticorpos que você desenvolverá se contrair essa doença após exposição. Os anticorpos IgM se desenvolvem primeiro em, aproximadamente, três semanas, durando cerca de quatro meses, e então desaparecem. Os anticorpos IgG se desenvolvem de três a quatro semanas, mas duram anos. Logo, a diferença entre os dois anticorpos pode ser útil para determinar se uma gravidez foi exposta recentemente à doença. Embora essas mulheres em profissões de risco não possam fazer exames semanais para determinação do IgM até chegarem ao termo, as mulheres grávidas que ainda estão em risco devem fazer esse teste juntamente com qualquer outro exame de sangue que precise ser feito. Isso pode ser feito.

Nenhuma vacina é disponível para a quinta doença.

Vaginite

Em geral, candidíase ou vaginose bacteriana, ambas provavelmente provenientes do reto. Uma vez que seu reto está tão próximo da vagina, o efeito estufa pode causar a colonização mesmo com a higiene mais cuidadosa, por isso, não fique ofendida. O uso de cremes na última parte da gravidez é seguro, e a maioria dos médicos vai tratá-la até na primeira parte, sem pensar duas vezes. Acho que é seguro porque sou um desses médicos.

21

Gravidez Complicada por Condições Preexistentes

Seja você a Mercedes-Benz das incubadoras ou apenas um fusquinha, isso é determinado pela forma que você tem para comportar uma gravidez. Mas não importa qual seja a sua fábrica, o ano e o modelo, seu obstetra está preparado para trabalhar nele. Ele terá o suporte do perinatologista, um especialista em medicina materno–fetal, e o consultará quando condições maternas sérias justificarem isso. Vamos examinar aqui as diversas condições que uma mulher poderia apresentar antes de engravidar e que complicam a assistência dada a ela durante a gestação.

Hipertensão Crônica

A pressão alta, às vezes, pode piorar durante a gravidez ou se misturar à hipertensão induzida pela gravidez. Isso foi discutido detalhadamente no Capítulo 20.

Diabetes

O diabetes controlado por dieta, às vezes, pode piorar em casos de dependentes de insulina e essa condição, às vezes, pode piorar na gravidez, aumentando as necessidades de insulina. Isso também foi discutido longamente no Capítulo 20.

Papanicolau Anormal

O fato de estar grávida, não significa que você tenha uma proteção especial contra um Papanicolau anormal. Essa condição costuma ser considerada ginecológica, mas, quando ocorre em uma gestante, é fácil modificar o diagnóstico e o tratamento para não comprometer sua gravidez.

Embora seja verdade que o Papanicolau anormal tão temido possa ir de uma mera inflamação no colo do útero, que é inofensiva (cervicite), até o câncer, em geral é inofensivo. A gravidez tem certos efeitos no pH de sua vagina e no ambiente vaginal como um todo que podem causar alterações inflamatórias que imitam uma doença.

O verdadeiro teste para julgar o mérito do resultado de um Papanicolau é um procedimento feito no consultório chamado colposcopia. Esta, embora não seja nada mais que um microscópio acoplado a bastão, avalia estereoscopicamente toda a área da lâmina do Papanicolau, orientando facilmente seu médico para as áreas que causaram o Papanicolau anormal — áreas em que se faz biópsia com cortes minúsculos — talvez causando uma pequena cólica. Esses cortes, entretanto, não são células espalhadas por uma lâmina como em um Papanicolau. Em vez disso, são pedaços (microscópicos, é claro) de tecido de sua cérvice. O resultado obtido lhe dará certeza de que o achado não será causa de preocupação ou indicará a necessidade de tratamento.

A maioria dos tratamentos envolve simplesmente eliminar o tecido anormal. O lento desenvolvimento do tecido anormal não representa risco para você e pode ser tratado de um a três meses após o parto.

A colposcopia é segura na gravidez mesmo quando há biópsias, porque são feitas na cérvice superficial e não envolvem as camadas mais profundas responsáveis por sustentar a gravidez. Por ser segura, um obstetra é obrigado a usar a colposcopia para fazer o diagnóstico durante a gravidez, da mesma forma que quando a paciente não está grávida.

DICA RÁPIDA

Um esfregaço de Papanicolau é apenas um exame. Um Papanicolau anormal, como outros exames, não significa nada isoladamente e apenas identifica aquelas mulheres que precisam de uma avaliação melhor.

A colposcopia é uma visão microscópica que dará a resposta.

FATOR A

Os exames de Papanicolau anormais podem ser devidos a candidíase ou a outras infecções inofensivas, por isso, não entre em pânico. Mesmo se a colposcopia mostrar que há realmente um problema, este quase sempre pode esperar para ser tratado depois que o bebê nascer.

Raramente há uma condição que justifique a intervenção imediata. Um ginecologista especialista em oncologia pode fazer recomendações que podem incluir uma biópsia em cone para eliminar uma condição tão séria.

Uma biópsia em cone envolve cortar um pedaço da lesão em forma de cone da ponta de sua cérvice, de modo que se possa identificar melhor a gravidade da lesão (diagnóstica) e também se possa eliminar a lesão (terapêutica). Isso não é tão perigoso, mas você está envolvendo tecidos mais profundos da parte estrutural de seu útero que segura sua gravidez. O parto prematuro devido à incompetência do istmo cervical é um risco, mas é raro, atestando à segurança desse procedimento quando feito corretamente e somente quando absolutamente necessário.

A principal causa do verdadeiro Papanicolau é infecção com o vírus do condiloma (verruga genital) — papilomavírus humano adquirido sexualmente (HPV). Também, como se você precisasse de outra razão para parar de fumar na gravidez, a nicotina concentra-se 30 vezes mais no sangue da cérvice que em qualquer outra parte de seu corpo, tornando-a um cocarcinógeno legítimo para o câncer do colo do útero. Você não vê muitos artigos na imprensa sobre isso e eu não entendo por quê.

Linhagens específicas de vírus do condiloma causam tanto a verruga quanto a displasia cervical (uma lesão realmente pré-cancerígena). Nem todas as displasias se tornam cânceres cervicais, mas todos os cânceres cervicais quase certamente começam como displasias. Então, se você ou seu marido tem verrugas genitais, você deve fazer uma colposcopia para descartar displasia, mesmo que seu Papanicolau esteja normal.

Como acontece com todas as preocupações na gravidez, a assistência pré-natal é o padrão de ouro de uma gravidez segura. Qualquer coisa além disso está fora do alcance ou nem é cogitada e pode representar uma bomba-relógio cujo contador não é ouvido.

Asma

A asma é uma condição imunológica em que certas causas irritativas ou desconhecidas resultam no aumento da secreção e em broncoespasmo que interferem em seu movimento de ar. Nos casos graves há hipóxia (baixo oxigênio) e hipercapnia (formado de dióxido de carbono) em seu corpo. A condição de crise asmática, que é a expressão mais grave de asma (asma crônica), pode resultar em morte.

Durante a gravidez, metade das pacientes com asma não sente mudança no curso de sua doença. Um quarto nota melhora, mas outro quarto se queixa de piora do quadro. A maior parte do tratamento de asma durante a gravidez não deve mudar porque o que funcionou para mantê-la respirando bem antes de você engravidar funcionará da mesma forma na gravidez.

Mas, uma vez que a própria gravidez é um desafio para seu estado fisiológico, quando as coisas vão mal (como na crise de asma), podem piorar ainda mais. Portanto, alguns obstetras tomarão condutas mais agressivas com o uso de antibióticos em pacientes grávidas que apresentam ou não infecção respiratória superior sem complicações.

O tratamento para asma, além de eliminar os alérgenos típicos, que são animais de estimação, fumaça de cigarro, pó e alérgenos ambientais (pólen etc.), baseia-se em substâncias parecidas à adrenalina que ajudam a dilatar a árvore bronquial. A terbutalina (veja o Capítulo 20), um agente particular, também é usada para conter as contrações uterinas no trabalho de parto pré-termo. A hidrocortisona e a metilprednisolona, ambas esteróides, podem ser usadas em casos graves. A aminofilina, a mais usada no tratamento crônico, pode ser dada seguramente sob prescrição de seu obstetra.

Um dos maiores riscos de asma na gravidez é quando algum outro problema respiratório é acrescentado, como pneumonia. O aumento dos problemas respiratórios de uma pessoa exige intervenção médica antes de a situação se tornar perigosa demais. Menos oxigênio para você significa menos oxigênio para seu bebê. Por essa razão, seu obstetra preferirá cortar um novo problema pela raiz a aguardar até que esse se torne tão incontrolável a ponto de ser uma ameaça para você e para seu bebê.

Mulheres com asma deveriam antecipar sua vida reprodutiva. Seu médico está bem preparado para lidar com casos até graves, mas existem outros especialistas — pneumonologistas, perinatologistas e médicos de medicina interna —

que podem ser consultados. Não estou dizendo que a asma não seja importante, mas, com poucas exceções, as gestações de mulheres asmáticas podem ser conduzidas sem a intervenção indevida.

Problemas de Estômago

Pirose é o termo médico para queimação, mas ninguém, nem mesmo um médico, diz pirose. É comum na gravidez e as razões são discutidas no Capítulo 3.

Um problema difícil de diagnosticar com qualquer queixa de problemas estomacais na gravidez é que condições do fígado e da vesícula biliar poderiam se apresentar (ou ser descartadas) como simples queimação. A doença hepática decorrente da gravidez deve ser pelo menos considerada para se ter certeza de que os sintomas não estão no quadrante superior direito do abdômen. O mesmo é válido para a vesícula biliar. Mas, se o seu desconforto for uma sensação de queimação na parte média direita do abdômen, logo abaixo do meio de sua caixa torácica, que piora com estômago vazio e quando você se deita, então a simples pirose (queimação) é realmente a culpada, e os remédios prescritos foram indicados no Capítulo 3. Lembre-se, no entanto, de que qualquer queimação não controlada facilmente poderia ser uma úlcera ou outros problemas gastrintestinais que mereçam mais avaliações.

Os tratamentos também podem ser encontrados na seção *Medicamentos na Gravidez e Durante o Aleitamento Materno*, no Capítulo 22.

Condições do Intestino

Não estou falando de constipação e da diarréia comum. A constipação é famosa na gravidez por causa da diminuição na motilidade dos intestinos sob a influência da progesterona. A diarréia comum geralmente é uma breve intercorrência que se resolve por si, não relacionada à gravidez, embora possa ocorrer como sinal entre a fase latente do trabalho de parto e o trabalho de parto ativo. (O mesmo acontece com a náusea.)

O que discuto aqui é a doença inflamatória do intestino materno, que apresenta vários tipos, sendo os mais famosos a doença de Crohn e a colite ulcerativa. Estas, às vezes, são doenças imunológicas debilitantes que causam lesão intestinal, podendo causar dor e anormalidades nutricionais, e podem até levar à cirurgia ou à morte. Hoje, o tratamento (incluindo esteróides e os antibióticos sulfasalazina e metronidazol) tem tornado raras essas complicações.

A doença inflamatória do intestino materno é uma condição crônica, e a maioria das gestantes com esse quadro já chega ao consultório do obstetra com o diagnóstico feito. E, felizmente, engravidar em fases em que essas doenças estão controladas geralmente significa que a gestante passará bem na gravidez. Mas, pode haver as crises agudas tanto da doença de Crohn quanto da colite ulcerativa, mais freqüentemente no primeiro e terceiro trimestres e, então, no pós-parto. Logo, antes de tentar engravidar, uma paciente com essa condição deve consultar tanto sua gineco quanto seu gastroenterologista.

A doença inflamatória do intestino materno, recém-diagnosticada durante uma gravidez, é improvável e, portanto, suspeita, por isso outras causas precisam ser descartadas, como uma apresentação estranha do apêndice. E este tem freqüentemente uma apresentação estranha durante a gravidez, porque o apêndice pode ser deslocado para cima e distanciar-se do famoso quadrante inferior direito do abdômen. Também complicações ovarianas como cistos benignos ou torção (a torção em si) podem apresentar dor abdominal, náusea e diarréia, como a doença inflamatória do intestino materno. Mas seria uma coincidência uma paciente ter o primeiro episódio dessa doença durante a gravidez, por isso um obstetra deve considerar sempre essas outras condições quando ocorrerem sintomas como esse.

Dados estatísticos não ajudam muito na doença inflamatória do intestino porque um terço vai melhorar, um terço manterá um quadro inalterado e um terço apresentará piora. Se você tem essa doença, descobrirá que ninguém pode lhe dizer o que esperar porque essa estatística equilibrada não oferece perspectiva da probabilidade do que poderia acontecer com você.

Por pior que seja o processo da doença inflamatória do intestino, ela não deve proibir a gravidez, se você quer ter filhos. Além disso, os tratamentos para a doença impõem pouco risco para seu bebê, o que significa que crises agudas podem ser tratadas. Essa doença causa um sofrimento profundo, independentemente do fato de a paciente estar ou não grávida. Porém, a doença inflamatória do intestino suscita considerações especiais durante a gravidez. As necessidades nutricionais às vezes são diferentes para pacientes com a doença inflamatória do intestino, principalmente se você teve partes de seu intestino removidas anteriormente. Também é por essa razão que o crescimento de seu bebê deve ser monitorado atentamente com ultra-sonografias, uma vez que uma dieta inadequada pode afetar o crescimento fetal.

A não ser que a doença tenha resultado em distorção de sua anatomia — fístulas do reto ou obliteração do reto cirurgicamente —, um parto vaginal pode ser antecipado. Se essa anatomia for anormal, com chance de piorar com o parto vaginal, às vezes, a cesárea pode ser mais aconselhável. Cada caso deve ser considerado individualmente.

Algumas pacientes com doença inflamatória do intestino também têm depressão, e a maioria dos especialistas acha que a depressão não é apenas porque elas estão com essa doença, mas trata-se de um fenômeno realmente relacionado — um estado de doença associada. Some-se a ela a psicodinâmica da preocupação com uma gravidez de alto risco e a oscilação hormonal, mais os efeitos do hCG (o hormônio da gravidez) contribuindo para um quadro leve de hipertireoidismo, e a saúde mental de uma mulher também deve ser considerada. Se você tem doença inflamatória do intestino, já tem o suficiente.

Problemas Urinários

Em termos simples, sua gravidez e seu trato urinário não conviverão bem. Além da possível retenção urinária do primeiro trimestre e do período pós-parto, há a incontinência do terceiro trimestre. Isso se deve à distorção de sua anatomia, causada quando duas pessoas ocupam um único espaço.

Infecção na Bexiga

Como foi explicado antes, seu corpo não tolera água parada. Se você tem retenção urinária (urina deixada em sua bexiga depois que você a esvaziou), isso oferece um terreno fértil para infecção. A gravidez a torna mais suscetível a infecção, e os sintomas típicos nem sempre aparecem. Em vez de sentir queimação quando urina, você pode sentir pressão na bexiga, vontade de urinar e até aumento da freqüência urinária (que é muito ruim, uma vez que você já está urinando demais durante a gravidez).

É importante tratar uma infecção da bexiga porque, se não tratada, pode causar contrações que podem ser mal diagnosticadas como trabalho de parto pré-termo.

Infecção Renal

Qualquer infecção da bexiga pode literalmente subir para os rins, mas uma infecção renal pode acontecer independentemente disso. A bexiga é um saco muscular (com desculpas aos fisiologistas da bexiga), mas os rins são órgãos complicados. Uma infecção em um deles é importante e, em geral, exige hospitalização para que você receba antibióticos por via intravenosa. Seu médico pode chamar um urologista também.

Hidroureteres

Como uma coisa que parece ser tão terrível pode ser tão normal? O peso de seu útero recai sobre os ureteres (os canais que transportam urina dos rins para sua bexiga). Isso resulta em uma obstrução parcial e na distensão dos ureteres acima da obstrução ocasionada pelo útero, causando forte dor com a pressão na parte lateral do tronco. Embora seja normal, isso pode ser extremamente doloroso. Os tubos, feitos para conduzir substâncias pelo sistema, reclamam quando estão distendidos — seja cólica com gases nos intestinos, cálculo na vesícula ou obstrução do ureter (interna, provocada por uma pedra, ou externa, pela pressão de uma gravidez que se apóia nele). Se a obstrução for suficientemente grave para interferir na eliminação de urina, um tubo chamado de "stent" pode ter de ser colocado para manter o canal aberto. Esse "stent" é um tratamento temporário, geralmente removido se causar dor ou se aumentar suas chances de infecção.

Hidronefrose

Esse é o mesmo mecanismo que o dos hidroureteres, mas o líquido "obstruído" pode se acumular em seus rins. O uso de "stents" oferece o mesmo alívio.

Cálculo Renal

Uma vez que os cálculos renais são mais freqüentes em homens que em mulheres, esse não é realmente um problema próprio da gravidez. Mas não é impossível. Geralmente formado de cálcio, deve haver suspeita de cálculo se uma infecção renal não responder a tratamento adequado com antibiótico. Um cálculo renal age como um corpo estranho, o que torna a infecção difícil de tratar. As chances reais de um cálculo renal na gravidez são de uma em milhares.

Condições Cardíacas

Prolapso da Válvula Mitral

O prolapso da válvula mitral (PVM) é tão comum que muitos médicos estão começando a pensar nele como uma variação normal. A razão para ser dada tanta atenção a essa condição é que, embora benigna, ainda assim causa sintomas que são muito perturbadores.

O coração é um órgão surpreendente, sincronizando a entrada e a ejeção de seu sangue através de dois sistemas de câmaras diferentes conforme o sangue apresente oxigênio ou não. Há quatro dessas câmaras, e o sangue em cada câmara é separado das outras câmaras por um efeito de alçapão em que as válvulas fecham e abrem repetidamente a cada batida do coração. Se houver dano às válvulas, então o sangue pode vazar para trás e ser forçado a voltar.

A válvula mitral situa-se entre o átrio esquerdo e o ventrículo esquerdo. O sangue oxigenado dos pulmões flui para o átrio esquerdo, e então passa pelo portão da válvula mitral para o ventrículo esquerdo, preparando-se para a propulsão até a aorta. No PVM, a válvula é enfraquecida por causas desconhecidas e oscila para trás no átrio esquerdo durante a ejeção de sangue do ventrículo esquerdo. Embora o PVM esteja associado com vários defeitos cardíacos sérios, geralmente é uma condição benigna que provoca meramente sintomas estranhos, que causam preocupação.

Palpitações e a ansiedade (acompanhando as palpitações ou decorrente delas), falta de ar, dores incomuns no peito e ataques de pânico são associados a PVM. É difícil distinguir a ansiedade que acompanha o PVM da ansiedade decorrente das palpitações e da dor no peito, mas o conjunto é, sem dúvida, uma série de sintomas complexos reconhecidos legitimamente, atribuídos ao PVM. Não é divertido sofrer de PVM sintomático. Além dos desconfortos acima, há os problemas de psicodinâmica, uma vez que a chamam de histérica. A raiva, o constrangimento e o custo adicional de rodar por vários médicos só pioram a vida.

Pode-se esperar que o PVM piore na gravidez porque o aumento do sangue e do plasma e as mudanças na atividade cardíaca, que são normais na gravidez, devem desafiar o sistema valvular mais do que o usual. Mas, na realidade, o PVM melhora na gravidez na maioria das mulheres porque as mudanças físicas no coração tendem a se realinhar aos componentes da válvula mitral em uma posição mais normal. Em outras palavras, o prolapso da válvula mitral é menos intenso e freqüente durante a gravidez.

Com a maioria das gestantes que têm PVM sem apresentar sintomas, a maior preocupação é se elas devem ser tratadas com antibióticos no parto, como seria feito com pacientes com problemas na válvula mitral. Seu dentista provavelmente trata seu PVM com antibióticos antes de procedimentos odontológicos, por isso, você pode esperá-los por ocasião do parto. Mas, o pensamento atual é não administrar antibióticos a não ser que haja anormalidade da função cardíaca juntamente com seu PVM ou que um parto complicado seja previsto. Os partos vaginal ou por cesárea sem complicações não precisam necessariamente de antibiótico para PVM.

Em resumo, o prolapso da válvula mitral na maior parte das vezes não representa perigo na gravidez, e seus sintomas até melhoram. De fato, se você tem sintomas preocupantes, seu médico pode suspeitar de outra condição cardíaca que pode não ter sido suficientemente forçada para se tornar óbvia antes da gravidez.

A verdadeira doença valvular, geralmente como conseqüência de febre reumática na infância, vai desde aquela cujos sintomas são leves até a condição que ameaça a vida — afinal, é o coração. Mas você saberá bem antes da gravidez se sofre de doença cardíaca para a qual a gestação pode ser perigosa. Essas pacientes são acompanhadas por cardiologistas a vida toda e já receberam advertências quanto à sua condição.

Epilepsia

A epilepsia em si é um enigma, com atividade muscular espasmódica não controlada, associada a um episódio amnésico quase semelhante a um coma, chamado estado pós-ictal. De fato, esse estado geralmente é a característica diagnóstica determinante que distingue o ataque epilético do mero "desmaio", como na hipoglicemia, na hiperventilação ou em "ataques" neuróticos. O teste EEG, indicando ondas cerebrais anormais, fornece a evidência última para um diagnóstico de epilepsia.

O próprio tremor incontrolável dos músculos em um ataque pode levar uma pessoa ao risco considerável de lesão da cabeça, da língua, ou mesmo de sufocar. Também há um ataque do próprio cérebro (do tipo de célula neuronial), começando de um ponto de lesão do cérebro, com um efeito dominó de células cerebrais estimuladas, as quais todas são transmitidas para os músculos.

É possível ter um ataque repentino de atividade de ataque do cérebro sem as convulsões de estimulação muscular, se as células nervosas afetadas não forem aquelas que inervam os nervos que vão para os músculos. Talvez um ataque na área do cérebro responsável pelo humor possa fazer uma paciente olhar fixamente para o vazio. Geralmente, os ataques convulsivos são chamados de "grande mal" (o grande e ruim) e aqueles não acompanhados por convulsões são o "pequeno mal".

A epilepsia é um negócio sério e as pessoas ainda morrem dessa doença — seja do próprio ataque ou por terem um ataque no lugar errado ou em uma hora errada.

A gravidez é um fenômeno muito estranho no sentido de que tem seus próprios processos de doença que podem imitar doenças vistas no estado não gestacional. Mas, embora tanto a gravidez quanto a epilepsia possam causar ataques, geralmente os ataques na gravidez são associados à hipertensão induzida pela gravidez (ou pré-eclâmpsia).

Os ataques devidos à hipertensão induzida pela gravidez podem ser distintos facilmente de ataques de epilepsia, e os ataques "eclâmpticos" causados pela gravidez são mais perigosos. Mas uma paciente com epilepsia ainda é considerada de alto risco porque a epilepsia em si é de alto risco para a mãe, que é o suporte para o bebê. Nos Estados Unidos, há de 2 a 3 milhões de pacientes epilépticas; por isso, esta é vista comumente na gravidez. O enjôo matinal que interfere na ingestão de comprimidos para controlar a epilepsia pode levar à piora da doença. Mas a gravidez parece ter pouco efeito na epilepsia que está bem controlada. É somente quando a epilepsia é mal controlada que a carga extra da gravidez pode fazer os ataques piorarem ou aumentar a freqüência deles.

Quando a epilepsia é bem controlada na gravidez, a principal preocupação é se os remédios usados para o controle são seguros para o bebê em desenvolvimento. O objetivo do tratamento para epilepsia durante a gravidez, como o objetivo de qualquer terapia durante a gravidez, é usar a menor quantidade de remédios para controlar os ataques. A esse respeito, avaliar a medicação da epilepsia é uma questão de risco/benefício.

Em minha prática, as drogas mais usadas são Depakene (ácido valpróico), Dilantina (diphenylhydantoína), fenobarbital e sulfato de magnésio. O sulfato de magnésio difere do restante no sentido de que é o único agente que está na categoria B na classificação de risco fetal da FDA, o que significa que não impõe risco ao feto. O sulfato de magnésio é usado em situações agudas via intravenosa para parar convulsões. O ácido valpróico é associado a problemas cerebrais e espinhais no filho de pacientes epiléticas, mas mesmo assim o risco é inferior a 10%.

O fenobarbital é uma droga antiga (desde 1912) que costumava ser usada livremente na gravidez para tratar de pré-eclâmpsia "moderada", se é que existe uma coisa dessas. Os estudos sobre o desenvolvimento anormal em bebês expostos a fenobarbital têm sido inconclusivos, no sentido de que não está claro se o aumento em defeitos menores (lábio leporino etc.) é resultado do fenobarbital ou da epilepsia em si — ou de uma combinação dos dois.

Um problema claro com o fenobarbital é que, sendo um barbitúrico, causa dependência, e os bebês expostos, uma vez nascidos e não sendo mais expostos ao medicamento, podem ter abstinência. Eles podem também ter problemas de sangramento porque o fenobarbital pode interferir na vitamina K do recém-nascido, necessária para a capacidade de coagulação.

A dilantina, que é relacionada à fenitoína — e a fenitoína para essa condição —, é associada à síndrome da hidantoína fetal, facilmente reconhecida, que inclui anormalidades do crânio, da face e dos membros.

Tenho de enfatizar que, por mais assustador que isso possa parecer, o risco de problemas importantes é menor que o resultado desastroso de epilepsia não tratada. O risco a bebês expostos a essas drogas necessárias é de três a quatro vezes maior que a população geral, mas isso pode se traduzir em 2% a 30%, dependendo do agente usado. Uma consulta feita a um perinatologista pode indicar as chances de determinada situação, bem como fornecer uma ultra-sonografia Nível 3 para examinar totalmente o bebê, a fim de detectar qualquer sinal de desenvolvimento anormal. Essas drogas podem ter de ser um mal necessário até que medicamentos mais novos sejam lançados, podendo remover o risco atribuído pela FDA às categorias A ou B. Até então, a natureza da epilepsia torna obrigatório o seu tratamento com os medicamentos que temos. Caso contrário, um bebê não terá chance se a epilepsia criar os piores cenários para a mãe expectante — complicações resultantes de tratamento inadequado.

Condições da Tireóide

Em termos simples, a glândula tireóide governa um motor — ela determina a velocidade do metabolismo para o seu corpo. Se o metabolismo for alto demais, você pode queimar seu motor. A perda de peso, o rápido batimento cardíaco e uma série de outros efeitos colaterais desagradáveis podem alterar a maneira como você se sente com um metabolismo mais intenso que o normal. De fato, se o enjôo matinal da gravidez aumentar de intensidade transformando-se em hiperemese, deve-se suspeitar de anormalidade da função da tireóide.

Eutireoidismo é uma gíria médica que significa que tudo vai bem com essa glândula. Hipertireoidismo significa o funcionamento anormal, como foi descrito anteriormente. Hipotireoidismo significa função diminuída da tireóide, com ganho resultante de peso (você não queima calorias), letargia, fadiga e, possivelmente, a formação de bócio (alargamento de uma tireóide que não funciona bem e tenta crescer mais para compensar a função diminuída).

Hipotireoidismo

O funcionamento diminuído da tireóide pode ser devido à deficiência de iodo (não há iodo suficiente para formar os hormônios) ou devido à destruição da glândula tireóide (radiação ou doença auto-imune). Sendo da área de New Orleans, tenho iodo saindo pelos ouvidos, graças à minha dieta com mariscos. Mas há lugares onde iodo suplementar precisa ser considerado. A doença auto-imune pode produzir uma inflamação (tireoidite) capaz de limitar a função. A remoção parcial da tireóide, necessária para eliminar tumores, também pode afetar o funcionamento da tireóide e causar hipotireoidismo.

Na gravidez, há a excreção aumentada de iodo, e o feto tira muito iodo da circulação materna, de modo que, se uma mulher já tiver deficiência de iodo para começo de conversa, o perigo de ela vir a ter hipotireoidismo aumenta. Em geral, as vitaminas no pré-natal resolvem esse problema alimentar.

Os sintomas de hipotireoidismo são letargia, intolerância a frio, aumento de peso e mudanças no cabelo e na pele. Em sua forma mais severa, chamada de mixedema, há sedação excessiva, níveis anormalmente baixos de sódio, insuficiência respiratória e possivelmente morte. O mixedema é raro, geralmente visto em pacientes mais velhas não diagnosticadas, tornando-o uma condição fora de questão na gravidez.

O tratamento do hipotireoidismo geralmente consiste na suplementação de uma paciente com T4 (por exemplo Synthroid).

O hipotireoidismo não controlado ou não diagnosticado pode complicar a gravidez, causando cretinismo (crescimento e anormalidades do cérebro) no feto, se o hipotireoidismo materno for severo a ponto de ser associado com a deficiência de iodo também no feto. Mas o controle do hipotireoidismo deve ser suficientemente adequado para evitar esses tipos de problemas. O tratamento se baseia na causa, tratada com uma prescrição da levothyroxina (T4, como a droga Synthroid) ou suplementação de iodo, ou ambas. O Synthroid é uma Droga Classe B pela FDA, logo, é considerada segura, principalmente porque o não tratamento do hipotireoidismo apresenta os riscos mencionados anteriormente.

Hipertireoidismo

O funcionamento aumentado da tireóide geralmente se deve à doença de Graves. Nesse distúrbio auto-imune, a tireóide é superestimulada, resultando em hipertireoidismo. Outra causa pode ser um "ponto quente" em superfuncionamento — chamado de nódulo tóxico (do tecido da tireóide). E se você realmente quer saber de coisas estranhas, pode haver tecido da tireóide em um tipo de tumor ovariano (cisto dermóide), que pode ser suficientemente funcional para causar hipertireoidismo (*struma ovarii*). Tive um caso de câncer da tireóide que surgiu de um tecido ovariano, mas isso é extremamente raro.

Os sintomas de hipertireoidismo incluem inquietação, pulso acelerado, intolerância a calor e perda de peso. Olhos salientes (exoftalmia) são a característica física mais notável. Quanto isso pode piorar? Em uma palavra, muito. A tempestade tireoideana é um nome que é tão ruim quanto parece. Pode resultar em febre, pulso rápido a ponto de provocar fibrilação atrial, choque, estado confusional, psicose, ataques, coma e morte.

Na gravidez, o hipertireoidismo pode agravar o enjôo matinal, levando a uma condição muito mais debilitante de *hiperemese gravídica* e exigindo hospitalização da gestante para a reidratação. (Em minha prática, qualquer pessoa com enjôo matinal é avaliada para a função da tireóide novamente, após os exames iniciais.) Até aqui só falamos da mãe, mas o hipertireoidismo pode afetar a gravidez também, com risco aumentado de trabalho de parto pré-termo, partos prematuros, bebês com baixo peso ao nascer e hipertensão induzida pela gravidez. Os anticorpos que fazem a tireóide da mãe reagir exageradamente podem passar pela placenta para o bebê, causando o hipertireoidismo também no feto.

Uma vez que a gravidez abaixa a resposta imunológica de uma mulher a tudo (para que ela não rejeite o bebê), o hipertireoidismo causado pela doença auto-imune pode ser atenuado depois de uma onda temporária de atividade com 15 semanas de gestação, mas não há consenso quanto aos estudos que têm sugerido isso. No entanto, com base nisso, além de observar o período pós-parto de uma paciente, o médico ficará atento à tirotoxicose, do início até o meio do segundo trimestre.

O tratamento do hipertireoidismo na gravidez é um pouco mais desafiador que tratá-lo fora dela, porque os medicamentos para atenuar a função tireoidiana são um pouco mais artificiais. Uma vez que essas são drogas produzidas quimicamente, prescrevê-las pode levar uma paciente a entrar no grupo de risco da FDA.

A PTU (propylthiouracil) é o tratamento preferido atualmente. Essa droga funciona interferindo no uso de iodo da glândula tireóide para formar hormônios da tireóide. Infelizmente, a PTU atravessa a placenta até o bebê e pode causar uma condição hipotireoidiana moderada — e até bócio — em uma minoria de recém-nascidos. Por essa razão, sua categoria de risco na FDA é D. O risco para o feto está no final da gravidez porque a tireóide fetal não começa a produzir hormônios até o final do primeiro trimestre. Ainda é considerada a conduta mais segura ao hipertireoidismo. Não tratar o hipertireoidismo é ainda mais arriscado. Se os esteróides são usados para ajudar a controlar a tempestade tireoideana, eles têm uma margem de segurança significativa na gravidez.

Em resumo, as doenças auto-imunes podem fazer a tireóide funcionar demais ou de menos. A complementação do hormônio da tiróide trata a "hipo", e a "hiper" é tratada com drogas como a PTU, que interfere no uso de iodo para produzir os hormônios da tireóide. Ambas as condições são perigosas à mãe, ao bebê e à gravidez como um todo, se não forem tratadas.

Depressão

A depressão é o distúrbio psiquiátrico mais comum, logo, é uma condição preexistente encontrada comumente durante a gravidez. Além disso, as mulheres têm depressão com uma freqüência duas vezes maior que os homens e, entre as mulheres, há uma tendência aumentada durante os anos reprodutivos. Não se sabe onde o ciclo menstrual se encaixa como um fator contribuinte, pois só começamos a desvendar o mistério da menstruação recentemente. Certamente, a depressão limítrofe pode ser afetada pelo impacto hormonal do ciclo menstrual e pela gravidez também.

A gravidez é um campo particularmente fértil para que a depressão se inicie ou agrave um problema já existente. De fato, mais mulheres apresentam depressão no terceiro trimestre que aquelas que a apresentam no período pós-parto. Os estresses físicos, financeiros, conjugais e sexuais extras aparecem, quer você esteja preparada ou não. Além de tudo, qualquer sentimento novo de auto-imagem fraca pode reforçar os problemas já negativos de auto-imagem causados pela depressão.

Seu obstetra está qualificado para lidar com depressão moderada, ansiedade, tristezas e mau humor em geral. Mas a depressão severa é uma doença muito séria que exige o cuidado adicional de um psiquiatra, porque muitas pessoas morrem dessa condição! Estou falando de suicídio (e possivelmente de homicídio), logo, todo o mau humor deve ser questionado.

O diagnóstico da depressão, muitas vezes, pode ser um desafio confuso. Por exemplo, uma causa comum (doença associada?) de depressão é o distúrbio da tireóide. Muitas mulheres que têm hipotireoidismo se apresentarão primeiro como pacientes depressivas; logo, convém fazer o exame do funcionamento da tireóide se você se queixar de depressão. Também a depressão pode ser diagnosticada abusivamente. Por exemplo, se o marido de uma mulher acabou de morrer em um acidente de carro, a casa dela pegou fogo e ela foi assaltada e surrada recentemente, a depressão provavelmente não é uma doença, mas uma reação razoável a esses eventos.

O que esse exemplo ridículo quer mostrar é que não é inadequado você ficar deprimida com coisas realmente ruins em sua vida. A depressão clínica, por outro lado, existe quando há uma reação indevida a coisas, conhecidas ou desconhecidas.

Os fatores mais prováveis que predispõem à depressão são: trauma de infância, como morte ou doença de um pai ou irmão; abuso sexual na infância, que vai distorcer o bem-estar de uma pessoa em vários níveis; história de depressão familiar; *status* socioeconômico mais baixo (traduzindo, pobreza); estresse e abuso de substâncias tóxicas.

Em qualquer depressão que apareça durante ou depois de sua gravidez, é importante entender a diferença entre se sentir meramente deprimida e ter depressão clínica.

Sentir-se Deprimida

Após o parto, sempre haverá um ouvido amigo para você desabafar sentimentos de depressão e as pessoas lhe tranqüilizarão dizendo que isso é muito comum. Como mãe novata (e pai), o que você não esperava é a revolta interior egoísta ao fato de que você foi pressionada para a posição nº 2 (ou nº 3) em sua família e não pode mais fazer o que quiser. Por exemplo, vamos alugar filmes. Como casal, vocês vêem todos os filmes que querem ver — no cinema, a cabo ou em DVD. Então, chega o bebê.

Esqueça os cinemas. Nada de cinema durante dois anos! E isso é um entrave colossal, uma vez que a vida, até agora, foi um grande encontro amoroso. Agora, você pode até esquecer de ver um filme em casa sem interrupções para alimentação e para a troca de fraldas ou só para ver por que o bebê está tão quieto. E se você vai a algum lugar, nada de entrar no carro e ir embora. Você tem de juntar toda a tralha — sacos de fraldas, roupas, cobertores, brinquedos e outros. E, quando seu bebê cresce, acrescente a essa parafernália carrinhos (de duas variedades — de luxo e o desmontável), remédios e potes de papinha.

Isso não vai melhorar até que você perceba e aceite a nova ordem mundial: você só tem de colocar sua vida de molho por alguns anos.

À primeira vista, esta é uma grande decepção para sua criança interior que deseja dançar e se divertir, mas seu cérebro pensante sabe melhor — agora você é uma família e está fazendo isso para seus filhos. Mas você não vai fazer isso pensando que seu filho vai reconhecer esse sacrifício um dia! A realização na vida — pode confiar — é muito melhor que ter apenas uma vida cheia de diversões.

Durante a gravidez, sentir-se deprimida geralmente é um problema em que você tem queixas físicas desagradáveis causadas por algo que você não pode controlar. À medida que você vê seu abdômen cada vez maior ao se olhar no espelho, esse sinal físico simboliza uma mudança: você passa a se ver não mais como mulher, mas como mãe — passa a se ver como um ser maternal em vez de um ser sexual.

Infelizmente, "No que eu me transformei?" não é uma pergunta que tenha solução, exceto o cruel "Vire-se com isso". E porque, como me dizem, os homens vêm de Marte, eles não são muito solidários e freqüentemente não se saem bem. Entretanto, um casal que esteja esperando um filho por todas as razões certas ou que esteja ciente do que é a gravidez, acabará achando uma maneira de aflorar nesse mar infinito de incertezas. É como saber se equilibrar e andar em uma embarcação em movimento e uma questão de perspectiva própria. Se a relação entre você e seu marido for boa, a depressão moderada é apenas uma reação temporária a uma mudança permanente em sua vida.

Depressão Clínica

Alterações no pensamento, desilusões ou alucinações, entretanto, forçam o diagnóstico de depressão, categoricamente, a passar para o de uma psicose. Após o parto, a depressão é uma doença séria que deve ser distinta da tristeza pós-parto. Pensamentos perturbados podem se tornar horripilantes, no sentido de que uma mãe pode começar a ter pensamentos ameaçadores sobre seu bebê.

Clinicamente diagnosticada como depressão, é uma emergência psiquiátrica porque uma mulher está em um período muito difícil de ajuste e é menos provável que ela supere o desespero, a desesperança e o sofrimento. Ela representa um risco a si mesma e a seu filho. E ao casamento.

Freqüentemente um pai novato, lidando com questões da nova ordem mundial, não vai entender por que um momento tão maravilhoso está sendo arruinado por tamanho mau humor, uma atitude tão negativa, ou por uma raiva mal dirigida para a vítima mais provável nesse tiroteio — ele! Obstetras, enfermeiras, assistentes sociais, parteiras, doulas e até enfermeiras de lactação podem ser uma ajuda crucial em reconhecer a depressão e aconselhar um marido quanto à patologia envolvida, uma vez que essa doença precisa de tanta paciência quanto a convalescença de qualquer doença física.

Durante a gravidez, a depressão clínica é uma situação de alto risco que tende a tornar as pacientes suscetíveis ao não-cumprimento de sua assistência pré-natal (manter consultas, alimentar-se corretamente, fazer o que é melhor para o bebê). O abuso de drogas, levando à depressão ou não, não se mistura bem a um bebê em desenvolvimento. Os medicamentos legítimos para depressão também são uma preocupação, mas são ponderados em uma decisão de risco/benefício. E na depressão clínica, o benefício geralmente supera qualquer risco potencial.

A mulher que está indo bem com antidepressivos hoje, mas então engravida, terá preocupações quanto a possíveis impactos daquela medicação no bebê. Felizmente, tem havido uma explosão de drogas antidepressivas eficazes e, na maior parte, seguras, nos últimos 15 anos, e a maioria dessas pacientes estará usando drogas mais novas, modernas. Uma paciente seriamente deprimida pode começar a assistência pré-natal com medicamentos antigos e mudar para um remédio mais seguro, caso haja risco de piorar sua condição.

Graças ao capitalismo, as investigações farmacêuticas em neurotransmissores têm revolucionado o campo, introduzindo drogas novas, seguras, efetivas e que não provocam dependência. Essa é uma boa notícia porque as gestantes também adoecem.

Complicações Lembradas

Seu médico terá sempre 10% de gestações de alto risco, e essa porcentagem gera tanto trabalho quanto os outros 90% juntos. Há muitas complicações obstétricas que são identificadas e bem conduzidas. Isso mostra a seu médico que você continua seguindo sua gravidez confiante, enquanto ele investiga secretamente o espectro de complicações que podem surgir.

Infelizmente, toda prática experiente inclui alguns casos que, apesar da intensa vigilância, tiveram resultados ruins. Há coisas que ninguém pode evitar. Quando algo ruim acontece, um médico examinará e reexaminará cada aspecto do caso, tentando descobrir se houve qualquer outra advertência sutil ou qualquer sintoma que poderia evitar um infortúnio similar. Você não tem idéia de quanto seu médico sentiria uma tragédia, caso acontecesse com você; é por isso que eu digo: as tragédias são partilhadas com os médicos.

Todos os dias, sem exceção, penso nos resultados ruins que aconteceram em minha prática. Minhas pacientes que lêem este livro sabem quem são, mas eu acho que nunca vou esquecer cada uma delas. Isso está acima do trabalho para sobreviver, acima da reputação e além do medo de processos judiciais. Tem a ver com a razão pela qual fazemos obstetrícia e com quanto todo ser humano é importante; tem a ver com os sonhos que foram destruídos e com o quanto sentimos a dor dessa pergunta "e se..." Deus criou um sistema que é milagroso, mas não é mágico. Há regras da biologia, da física e da química que vêm juntas, mas têm limitações. E temos de jogar segundo as regras.

P&R — Gravidez em Risco

Gases na Gravidez

Pergunta: O que devo fazer com gases na gravidez? Estou no meio da gravidez e os gases aumentaram.

Resposta: Há muitas coisas que acontecem para aumentar os gases durante a gravidez. Em primeiro lugar, a progesterona diminui seu trânsito intestinal, o que permite que os gases se formem. Em segundo, o aumento do útero comprime o intestino, deixando-o mais enrolado e prendendo os gases em bolsões. Além disso, com a falta de ar que você pode sentir enquanto seu útero cresce (diminuindo a quantidade de movimento que seu diafragma precisa para funcionar), é provável que você literalmente engula mais ar que o usual. As vitaminas no pré-natal com ferro pioram a fratulência intestinal.

Para completar, normalmente alimentos gordurosos aos quais você poderia estar acostumada antes da gravidez podem ter seus efeitos exagerados pela diminuição do tônus intestinal e pela vesícula preguiçosa.

Agora, não estou dizendo que as pessoas deveriam se afastar quando você se aproxima, mas há algumas coisas que você pode fazer. Uma delas é parar de fumar se você fuma (engolindo mais ar). Outra é evitar os famosos alimentos gordurosos — calóricos, gordurosos e com muito carboidrato. Você também pode tomar algo que contenha simeticone. O simeticone não é absorvido; por isso, é seguro na gravidez; funciona dividindo grandes bolhas (as grandes bolhas é que são o seu problema).

Pergunta: Estou com sete semanas de gestação, e, quando tenho gases, tenho cãibra. Quando solto os gases, a cãibra desaparece. Serão cãibras uterinas ou contrações? Isso é normal?

Resposta: É difícil responder a isso com objetividade e com segurança, mas essa é realmente uma boa pergunta. O útero e todo o intestino estão cobertos com um revestimento chamado peritôneo. Esse revestimento é peculiar em sua resposta à dor: ou seja, você pode queimá-lo, pode cortá-lo, pode fazer praticamente qualquer coisa e não vai doer — a não ser que você o tenha distendido. A formação de gases vai distender o intestino e, com ele, o peritôneo que o reveste. Esses são os mesmos nervos da dor que você tem no revestimento de seu útero; por isso, é fácil seu cérebro, que está recebendo impulsos do nervo da dor da mesma área, interpretá-la como cãibra uterina. Para complicar a questão, está o fato de que no primeiro trimestre você também está sentindo dores crescentes, à medida que a gravidez começa a distender o útero, e já sabemos o que a distensão faz com o peritôneo.

Então, é normal. E prometo que não direi isso a ninguém.

Corrimento Vaginal Excessivo

Pergunta: Sinto como se tivesse uma quantidade inacreditável de corrimento no último mês. (Completo oito meses de gravidez hoje.) Resolvi usar o protetor diário, mas acho que isso resultou em uma infecção por candidíase. Minha parteira sugeriu parar o uso desses protetores e deixar o corrimento fluir, mas sinto-me desconfortável e já estou trocando várias vezes por dia minha calcinha. Sei que o calor tem agravado a situação e, quando estou em casa, tento não usar roupa íntima; mas, sendo uma profissional ocupada, não tenho essa opção todos os dias! Alguma sugestão?

Resposta: Eu? Espero que tudo o que você tenha seja um corrimento inofensivo, mas desculpe-me usar essa pergunta para enfatizar que, sempre que uma paciente me liga para se queixar de um corrimento que está excessivo — tal como o seu corrimento "inacreditável"—, eu quero avaliar essa paciente para investigar ruptura prematura das membranas. Isso é importante demais para descartar. E se eu acho que é vaginose bacteriana ou candidíase, então sou obrigado a tratá-la, uma vez que os pesquisadores suspeitam que esta cause exatamente o que eu estaria avaliando — a ruptura prematura das membranas.

Sim, a infecção por candidíase é comum na gravidez, mas esta não a faria mudar a roupa íntima várias vezes por dia. Se for candidíase, e a ruptura prematura das membranas for descartada com um exame simples, então você deve fazer um exame para diabetes gestacional, que pode causar não só infecções desagradáveis e repetitivas de candidíase, mas também várias complicações para a gravidez.

Em sua situação assim como na de qualquer outra gestante será necessária uma avaliação para descartar a ruptura prematura das membranas. Um esfregaço vaginal pode fazer isso além de diagnosticar vaginose bacteriana, candidíase ou outros culpados que causem corrimento. Pode ser que você tenha apenas um corrimento hormonal relacionado com a gravidez, mas o microscópio pode indicar isso também. O fato de você ter o problema há um mês provavelmente fale contra a ruptura prematura das membranas, porque esta teria causado uma boa confusão há muito tempo. Mas coisas estranhas podem acontecer; por isso, nada deve ser considerado como certo.

Mudando o Tipo Sangüíneo?

Pergunta: Tenho 41 anos e estou esperando meu quinto filho. Em setembro passado, tive um aborto. Meu primeiro filho nasceu com 26 semanas, pesando 750 g, mas agora é um rapaz saudável, de 21 anos. Mas minha preocupação é a respeito de meu tipo sangüíneo Rh-negativo. Em minhas duas últimas gestações (16 e 14 anos atrás), meu exame de sangue indicou que tenho sangue Rh-negativo e eu recebi as injeções de anticorpos durante a gravidez e após o parto. Para este bebê estou indo em um médico diferente, o que agora acho que foi um grande erro, porque o resultado do exame de sangue indicou que sou O+, e então não sou do tipo Rh-negativo.

1. *Como meu tipo sangüíneo pode mudar?*
2. *Que perigos estão envolvidos, se eu recebo o anticorpo RhoGam enquanto estou grávida, e não sou Rh-negativo? Já recebi uma dose em meu primeiro trimestre, devido a sangramento.*
3. *É possível para um tipo sangüíneo Rh-negativo mudar para Rh positivo?*

Resposta: O Rh, outra característica de tipos sangüíneos, pode ser negativo ou positivo. Se uma paciente com Rh-negativo recebesse sangue de um doador Rh positivo, ela formaria anticorpos ao sangue Rh positivo dado a ela. O mesmo acontece se ela tem um filho que, por herança do pai, teria o sangue Rh positivo. Ao nascer, quando a placenta se descola, há certa mistura do sangue materno e do sangue fetal. Um pouco desse sangue vai para a corrente sangüínea materna, e isso é o mesmo que receber uma transfusão de sangue de um doador Rh positivo. A mãe formaria, então, anticorpos a esse sangue Rh positivo. Mas, uma vez que ela é Rh-negativo, isso não é importante, porque esses anticorpos só atacarão o sangue Rh positivo, que a mãe não tem. Até a próxima gravidez.

Se o próximo bebê que ela está esperando for Rh positivo outra vez, então seus antigos anticorpos anti-Rh positivo, suficientemente pequenos para passar pela circulação dela através da filtragem da placenta para a corrente sangüínea do bebê, atacarão as células vermelhas do sangue do bebê. Até 15% das mulheres têm sangue Rh-negativo, mas agora podemos dar a imunoglobulina anti-Rh (RhoGam), grandes anticorpos anti-Rh positivo que enganam o corpo, fazendo-o "pensar" que a defesa já começou. Portanto, nenhum anticorpo é formado pela mãe. E, uma vez que essas são moléculas grandes, elas não passam para o feto. Esses anticorpos "bloqueadores", portanto, protegem o feto e, uma vez que são grandes demais para chegar até o bebê, tomar RhoGam quando você é Rh positivo só significa que você recebeu a vacina para nada. Isso não vai lhe causar mal nenhum.

Não, não é possível mudar de tipo sangüíneo. Mas mulheres Rh positivo são identificadas pelas células vermelhas Rh positivo. Há uma variante muito fraca chamada de variante Du. Na verdade é um antígeno Rh positivo, o que tornaria uma mulher Rh positivo, mas uma vez que este é fracamente expressado em exames, é possível ser confundido com o Rh-negativo. Hoje, qualquer mulher Rh-negativo deveria fazer exame para a variante Du. Se for positiva, então o tipo sangüíneo será corrigido para Rh positivo, e não é necessário administrar a anti-Rh. Se esse for o seu caso, então você recebeu essas injeções desnecessariamente em gestações anteriores. Não tenha medo, receber imunoglobulina anti-Rh quando você é Rh positivo não faz mal, exceto para o seu bolso. Mas, antes de você surrar alguém, saiba que esse é um exame recente. Logo, pode ser que seu novo médico esteja com razão e que seus médicos anteriores não tivessem a tecnologia na época para verificar a variante Du.

Embora você não tenha perguntado, vou lhe dizer também que, se você fosse realmente Rh-negativo, precisaria da imunoglobulina anti-Rh mesmo após o aborto, uma vez que pode haver mistura do sangue materno e fetal também nessa ocasião. Damos essa vacina a mães Rh-negativo que tenham sangramento não diagnosticado durante a gravidez, como em acidentes de carro e em casos de versão (fazendo a manobra de um bebê em posição pélvica para a cefálica).

PARTE 8

Condições Especiais na Gravidez

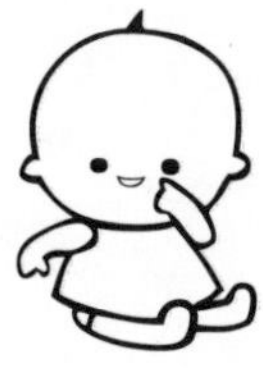

22

Quando a Vida Fica Complicada

Sua médica precisa estar preparada para qualquer surpresa que possa surgir em sua gravidez, mas você também depende de opções que ela pode lhe oferecer e de explicações sobre aspectos de sua gravidez que são, graças à assistência pré-natal, bem antecipadas. Aqui exploramos aspectos especiais da gravidez, cada um dos quais parecerá esquisito (a não ser que aconteça com você).

DICA RÁPIDA

Gêmeos são uma dádiva especial, mas envolvem possíveis riscos:

- Trabalho de parto pré-termo e prematuridade.
- Placenta prévia e descolamento da placenta.
- Início acelerado de condições relacionadas à gravidez, como a hipertensão induzida pela gravidez.

Gestação Múltipla — A Novela dos Gêmeos

Ter gêmeos parece novela. Geralmente, o que se imagina é o carrinho duplo sendo empurrado pela rua, chamando a atenção de todos; as roupas idênticas acentuando a semelhança entre eles e a admiração de todos por terem sobrevivido a um esquema tão cruel. Há uma certa glória associada aos gêmeos. E tudo isso é justo porque os gêmeos são especiais. Eles são uma bênção dobrada. Pegue o presente mais importante que você pode receber, multiplique-o por dois, e você terá gêmeos.

Mas gêmeos significam uma gravidez de alto risco, e seu obstetra deve vigiar a gestação cuidadosamente porque esta torna o parto prematuro mais provável. Se uma mulher que espera um único bebê mal consegue imaginar como estará no oitavo mês, imagine como se sente a mulher que chega ao sexto mês e espera gêmeos. Se parece não haver mais espaço quando se espera um filho só, então a situação fica complicada no caso de gêmeos. O corpo da gestante pensará isso também e tende a querer o parto, do que pensa ser um único bebê que cresceu prematuramente, semanas ou até meses antes de os gêmeos estarem prontos para nascer. A vigilância do trabalho de parto prematuro pode envolver medicamentos para conter esse trabalho de parto, hospitalização e semanas de repouso, podendo, ainda assim, resultar em um parto prematuro.

Outra preocupação é com a possibilidade de um gêmeo ter mais do que sua parte de oxigênio e nutrição à custa do outro. Na chamada discordância, um gêmeo crescerá muito e o outro pouco. Ironicamente, isso coloca ambos em um grave perigo, na medida em que a sobrecarga no bebê grande pode ser tão perigosa quanto a privação no outro. Muitas, muitas ultra-sonografias são necessárias em gestações de gêmeos para se certificar de que ambos estão crescendo aproximadamente na mesma taxa.

FATOR A

A moderna assistência pré-natal tem um registro incrivelmente bem-sucedido de bebês saudáveis em gestações de gêmeos.

Se os gêmeos forem idênticos, há chance de que eles possam partilhar o mesmo saco, sem que haja uma membrana os separando. Isso torna real a possibilidade de o cordão umbilical ficar emaranhado, colocando-os em perigo letal. Mais uma vez, a ultra-sonografia pode mostrar essa membrana, o que anularia a preocupação.

Todas as complicações de uma única gravidez podem se iniciar mais cedo quando se tem gêmeos, uma vez que há um aumento óbvio na troca fisiológica entre mãe e filhos. A ocorrência de hipertensão induzida pela gravidez é mais provável, e pode ocorrer mais cedo, em uma gestação de gêmeos. Acidentes com a placenta também são mais prováveis. A placenta prévia é mais provável porque há mais placenta, mas menos espaço para ser ocupado. O descolamento prematuro da placenta uma laceração prematura da placenta, também é mais provável que em gestações únicas. Essa ocorrência poderia resultar em perda significativa de sangue e no perigo de transfusão para você e risco letal para seus bebês.

O parto também traz preocupações. A confusão de ter dois bebês no mesmo espaço leva freqüentemente ao posicionamento anormal de um ou dos dois gêmeos. Bebês em posição pélvica são freqüentes, como também o são as apresentações impossíveis de nascer por parto vaginal, como de ombros ou transversa. Essa incidência mais alta de más apresentações torna a cesárea o meio mais seguro de parto.

E agora, a boa notícia: a moderna assistência obstétrica e a vigilância de dois bebês geralmente trazem bons resultados. Embora seja, sem dúvida, uma situação de alto risco, temos recursos à nossa disposição que nos permitem vigiar atentamente e intervir — outro argumento forte para a boa assistência pré-natal. A dádiva especial de gêmeos ocorre em um pouco mais de uma em cada cem gestações, mas esse número está aumentando à medida que mais medicamentos e procedimentos visando a promover a fertilidade são usados em tentativas mais agressivas na gravidez.

Vamos continuar a novela; estamos prontos.

Medicamentos na Gravidez e Durante o Aleitamento Materno

É difícil causar mal a seu bebê, mesmo de propósito. A maioria dos preparados vendidos sem receita não é considerada uma importante ameaça fetal, a não ser que sejam ingeridos excessivamente ou que não sejam seguidas precauções, conforme está impresso no rótulo. A prescrição de medicamentos é da responsabilidade de seu médico, e se existe alguém que se preocupa com a segurança a esse respeito, sem dúvida, é o seu obstetra.

O maior problema envolve doenças cujos tratamentos impõem certo risco, mas que oferecerão um risco maior se não forem tratadas. A epilepsia é uma delas. Às vezes, não há uma resposta perfeita, e seu médico vai ponderar os benefícios e os riscos.

Fumar

Primeiro, há o risco para você também. Adoro essa frase: "Bem, todos nós vamos morrer um dia". É verdade, mas o importante é *como* você vai morrer. Essa é uma morte ruim, e toda a sua família precisa deixar de lado suas atividades para se revezar em seus últimos seis meses em que você vai se sufocando, com tubos e aquelas adoráveis amostras grátis dadas pelas empresas fabricantes de cigarros.

Então, é claro, há o seu bebê. Você está louca? Os efeitos prejudiciais do fumo em seu bebê são tantos que nem dá para discutir, mas eu incluo o aumento na incidência de asma, leucemia, síndrome da morte súbita infantil e a diminuição do potencial intelectual. Só uma dessas doenças já basta, mas a lista continua crescendo, à medida que os cigarros são incluídos em estudos cruzados o tempo todo.

O Teste da Babá

Há um bom teste para ver se você deve fumar ou se envolver no consumo de qualquer outra droga inconveniente durante sua gravidez: o teste da babá — você contrataria uma babá que fizesse seu filho fumar enquanto você não estivesse em casa? Bem, agora você é a babá. Pelo menos cumpra com os critérios que você estabeleceu para sua babá. Você contrataria uma babá que batesse na cabeça de seu filho enquanto você estivesse ausente? Você faz isso toda vez que dá uma tragada.

O teste da babá é de arrepiar — o suficiente para motivá-la a parar agora, imediatamente.

Histerectomia e Cesárea

Além da cirurgia de câncer, uma cesárea com histerectomia é uma das maiores operações que um cirurgião gineco pode fazer. Uma histerectomia é feita após o parto de seu filho, por cesárea. A razão para ser uma das maiores operações é que o órgão que está sendo removido é muito grande. Seu útero, que normalmente não é maior que uma pêra, está tão grande quanto seu bebê, por ocasião do parto. E está bem suprido de vasos sangüíneos que dariam medo até mesmo em um cirurgião cardiovascular. Há muito mais clampeamento, corte e ligação que em uma histerectomia regular.

DICA RÁPIDA

Se você deseja a esterilização permanente e teve indicações para uma histerectomia antes da atual gravidez, então a combinação vantajosa do parto com uma histerectomia tornará uma segunda hospitalização desnecessária. Uma histerectomia após a cesárea será a solução, dois coelhos em uma só cajadada: uma hospitalização, uma anestesia, um preço (embora maior do que custaria só a cesárea) — todas essas considerações fazem sentido.

Há de duas a três vezes mais perda de sangue do que o usual, por isso há mais chance de transfusão e de outras complicações. Mas um cirurgião gineco bem treinado geralmente terá um índice de complicação muito baixo, se a paciente for selecionada cuidadosamente para essa operação.

Há ocasiões em que uma histerectomia após cesárea é uma boa idéia. Indicações de histerectomia podem incluir condições pré-cancerígenas da cérvice (displasia), menstruações intensas antes da gravidez, interferindo no trabalho ou no estilo de vida, relaxamento do útero antes da gravidez, a ponto de a dor começar a causar severas limitações ao sexo, a atividades de lazer ou até mesmo impedindo-a de ficar em pé.

Por estranho que pareça, a recuperação de uma histerectomia após cesárea pode ser mais fácil que de uma cesárea porque há menos tecido remanescente para ser fonte de dor inflamatória. Também não há dores após o parto porque não há útero para se contrair após o parto.

Evidentemente, há casos de sangramento não controlado com o parto vaginal e com a cesárea que podem resultar em uma histerectomia com cesárea de emergência, mas a seleção da paciente em circunstâncias controladas pode tornar essa operação eletiva mais prudente, se você tiver de fazer histerectomia futuramente, de qualquer modo.

Tendo Filhos Especiais

Quando você engravida, parece estar jogando um par de dados. Às vezes, entretanto, as coisas não vão como você imaginou, quando pensou pela primeira vez em sua gravidez. Talvez isso aconteça como uma grande e desagradável surpresa no parto, ou com uma notícia da enfermaria; pode ser que você soubesse disso desde o segundo trimestre e se preparou para isso. Seja qual for a situação, nada a coloca mais firmemente nos trilhos, em relação ao que é importante neste mundo, do que ter um filho especial.

Uma criança especial pode apresentar as mais diversas anormalidades, sejam estas físicas, mentais, emocionais ou mesmo incluindo combinações singulares. E ninguém, inclusive você, espera qualquer uma delas. Mas a realidade é que isso acontece. Se acontecer com seu filho, você vai passar por fases, como aqueles que sabem de uma doença fatal.

Descrença: Tudo será um sonho até que você finalmente acorda. Embora você se veja contrastada gritantemente com o resto do mundo de "crianças normais", achará que isso não está acontecendo com você. Mas, ao acordar, vem a raiva.

DICA RÁPIDA

Se você tivesse um filho especial, passaria pelas mesmas quatro fases geralmente sentidas por alguém que recebe o diagnóstico de uma doença fatal.

Raiva: Não é justo. Você não é uma má pessoa. Você fez tudo certo. Você pensará: "Veja essa mulher, ela nem está se dedicando ao filho! Olha aquele homem, espancando aquela menina perfeita por ter se portado mal e agindo como uma menina de 2 anos! E aqui estou eu, a melhor mãe que um filho poderia ter! Eu nunca bateria em meu filho, nunca faria um aborto, nunca o deixaria brincar com palitos de fósforo. Graças a Deus, de forma nenhuma!"

Barganha: Então, você passa a esperar que as coisas mudem: "Na verdade, Deus, não farei isso e não farei aquilo. Vou fechar os olhos e, quando os abrir, verei meu filho como ele poderia ter sido e, então, cantarei em louvor ao senhor. Por favor".

Aceitação: Finalmente, você aceita e até valoriza seu presente: "Setenta ou oitenta anos não são nada. Planejo passar o resto da eternidade com meu filho. Isto é balela. E a vida não é só comprar brinquedos. Aquele que tem muitos brinquedos não ganha nada! É isso o que importa, garantir que meu filho consiga ter o máximo da vida. E, de repente, não estou tão chateada com um caixa que me tratou mal, nem com um sapato que desamarrou".

DICA RÁPIDA

Quando ficamos mais velhos e temos mais vivência, não temos de buscar o significado da vida porque este vem até nós. Isso acontece de várias formas e, se você tivesse um filho especial, essa seria sua forma de encontrar o significado da vida.

É verdade, você pode não levar as crianças para escalar montanha se o seu filho tem paralisia cerebral. E ele não será capaz de jogar basquete, se não puder enxergar, nem de apreciar um *show* de rock, se não puder ouvir. Todas essas coisas e muitas outras são verdade.

Mas há alegrias com as pequenas vitórias que os pais de filhos "normais" nunca terão — aquelas pequenas realizações que não seriam notadas em outras crianças, que são obstáculos importantes a serem superados por uma criança especial. E seu filho nunca vai roubar um banco, usar drogas, machucar ninguém, nem se aproveitar de ninguém. Conheço pais de muitos filhos "normais" que sofrem com o que seus filhos fizeram — eles sentiam pena de pais de crianças deficientes quando seus filhos eram pequenos. Mesmo que seu filho não tenha todas as opções que deveria ter, ele também não tem todas as más escolhas. Há coisas piores que as crianças podem fazer do que ser deficientes. E mesmo a situação mais injusta pode se tornar insignificante quando superada pelo amor dos pais.

Há beleza em todas as crianças, mesmo naquelas que atraem os olhares de todos.

E muitos desses olhares formam imagens mentais que podem emocionar aqueles observadores mais tarde — no chuveiro, enquanto adormecem, enquanto estão cochilando na igreja. Muitos viverão a benção de cuidar de uma criança que precisa mais do que outras crianças. E apreciar essa beleza pode tocar um coração distante. E você nunca nem saberá disso.

No final, a beleza que você criou nesse mundo é dar a seu filho a vida mais maravilhosa que ele poderia ter — com toda a sua ajuda e amor. Os outros pais nunca sentirão a emoção de ver os objetivos mais simples atingidos, objetivos que são considerados normais, em crianças normais. Há uma realização na vida que consiste em ter e criar filhos, e a realização é maior quando os filhos precisam mais de você.

Tendo Outro Bebê após Ter um Filho Especial

Há duas concepções equivocadas na decisão de se ter outro filho se o último é especial. A primeira é que, de uma forma estranha, você sentirá a necessidade de substituir o bom resultado que não aconteceu. Você não pode substituí-lo. Seu filho é do jeito que é, e não outra criança que poderia ter sido. Verdade, ter outra gravidez normal a fará sentir-se melhor com a vida, mas seu filho deficiente vai continuar sendo como é.

A outra concepção errada é o pensamento que a leva a concluir que não deveria tentar ter outro filho — veja o que aconteceu da última vez. O que é justo para todos os seus filhos que serão concebidos é que você não decida engravidar por causa do que poderia acontecer, mas porque quer um filho. Esse seria o fator decisório. Se um geneticista lhe diz que seus genes são tais que os desastres a perseguirão toda vez, essa é outra história. Mas, na maior parte das vezes, ter um filho especial é um evento isolado.

FATOR A
É possível conseguir mais da vida criando um filho especial. Eu sei disso — faço isso.

A Gravidez Depois Que Você Foi Vítima de Abuso Sexual

Toda a sua vida é percebida no cérebro. Só porque uma dor é coisa "da sua cabeça", isso não significa que seja menos real. Todas as nossas sensações são químicas e elétricas, desencadeando padrões de combinações nervosas, cada uma percebida por todas as outras combinações nervosas que são responsáveis pela autoconsciência. Isso significa que memórias dolorosas, às vezes, não são apenas lembradas, mas revividas. É isso o que acontece na síndrome do estresse pós-traumático. E essa é a síndrome das crianças que foram molestadas sexualmente.

Somos criaturas complexas que levamos o acasalamento a um nível superior por causa de nosso espírito. Este se desenvolve o suficiente para distinguirmos o certo do errado quando passamos da autoconsciência para termos consciência de nosso lugar. O ser sexual dentro de nós precisa de uma certa quantidade de maturação, assim como nosso espírito para avaliar a afeição e a dedicação que envolvem o sexo. A introdução mais saudável à intimidade sexual só pode acontecer depois da puberdade, quando nossos corpos estão prontos, nossas mentes estão prontas e nosso espírito também.

Quando se inicia atividade sexual cedo demais, isso afeta o cérebro.

Você pode matar uma criança com molestação sexual, com tanta facilidade quanto a mataria se enfiasse uma faca no peito dela. O que resta, freqüentemente, é outra pessoa que enfrenta esse mundo cruel como pode, com todas as preocupações erradas. "Estou segura?" "Os homens são todos uns demônios?" "Os homens batem em suas esposas e molestam seus filhos?" Mata-se a criança de dentro de uma criança ao se aniquilar a confiança dela. O humor desaparecerá, ela não conseguirá se divertir e o amor se torna um sentimento equivocado, voltado para o que pode agradar o parceiro, o suficiente para que ele não a agrida sexualmente. E então, mais tarde, os filhos dessa mulher estarão em risco, estabelecendo-se assim uma pirâmide de abuso potencial através de gerações.

Quando se teve uma história de abuso sexual infantil, a gravidez é um negócio particularmente estranho. A expressão saudável de amor, de intimidade sexual resultando em se fazer um bebê juntos, é distorcida pela imagem sexual corrompida. Qualquer uma das tentativas físicas de engravidar e os eventos do trabalho de parto e do parto podem desencadear *flashbacks*, levando a mulher a reviver os episódios abusivos sofridos no passado. Os *flashbacks* podem ser tão reais quanto o que aconteceu, por isso, um marido deve dar muito apoio à sua esposa quando há história de abuso sexual. Seu médico também deve saber sobre seu passado problemático porque as fixações em seu passado, que escapam de seu controle, podem contribuir para complicações na gravidez, inclusive o trabalho de parto pré-termo, a hiperemese e a depressão.

Seu marido tem a chance de aprimorar o seu ser sexual. A maneira como ele lhe dará apoio em tempos conturbados pode fazer o amor que vocês partilham superar qualquer coisa, até o seu passado. Ele não pode desfazer o que foi feito, mas pode ajudá-la.

Controvérsias em Obstetrícia

A obstetrícia é uma especialidade que está sempre mudando. Existem nada menos que 20 revistas de obstetrícia e ginecologia nos Estados Unidos que estão relatando constantemente aprimoramentos ou novas informações sobre esse campo. O que pode ser a melhor forma de conduzir um problema hoje pode passar a ser uma prática condenada daqui a cinco anos. Apresento aqui uma lista de alguns dos tópicos que geram mais polêmica entre os obstetras.

PVAC — Parto Vaginal Após Cesárea

Com a pressão para se reduzir o número de cesáreas, basicamente um imperativo financeiro ditado pelas empresas de seguro saúde, o PVAC foi adotado pelos convênios médicos, pelas entusiastas do parto natural que tinham "sofrido" sua primeira cesárea e mesmo pelos obstetras. Era considerado muito mais seguro do que provou ser, mas, embora seja uma forma legítima de parto, apresenta riscos — principalmente da ruptura da cicatriz da cesárea anterior no segmento uterino inferior. A maioria dos obstetras que conheço acha que o índice de complicação não tem sido divulgado totalmente; de fato, em certas condições, o risco de ruptura uterina pode ser tão alto quanto 15 vezes o normal.

Herpes — Quando um Obstetra Não É um Ginecologista?

O método atual para determinar a necessidade de cesárea para evitar que seu recém-nascido tenha sérias complicações de infecção por herpes é verificar se você teve uma lesão nas duas últimas semanas. No entanto, em ginecologia, a palavra oficial sobre herpes é que pode haver manifestação silenciosa da doença, mesmo sem lesão. Essa contradição, dentro da mesma especialidade, ainda não foi resolvida.

Ruptura Prematura das Membranas

Antigamente, se suas membranas se rompessem, mesmo que estivesse longe do termo, você precisaria fazer o parto. Agora, com as gerações mais novas de antibióticos e a mentalidade de tentar obter um espaço de 24 horas para que os esteróides ajudem no desenvolvimento dos pulmões de seu bebê, o tratamento conservador é considerado. A única coisa controvertida sobre os protocolos de hoje é que é muito provável que eles mudem todos os anos no futuro próximo. A ruptura prematura das membranas muito antes do termo é sempre um dilema delicado, e todo protocolo tem seus riscos e benefícios.

Parto Domiciliar — A Bela e a Fera

Nessa vida, você tem realmente de fazer tudo sozinha? Confio aos produtores o cultivo dos alimentos, à Detroit, a fabricação de meu carro, e Donna Karan é que veste minha esposa. Deixe seu médico e um hospital fazerem o que eles estão especificamente aptos a fazer. Acho que já é hora de resolver isso. Em minha prática pessoal tenho visto muitas mudanças bem-vindas e também tenho visto muitas idéias sobre nascimento que viram moda, muitas das quais são adoráveis e adequadas a esse acontecimento especial. Infelizmente, há uma que continua vindo à tona e que continua sendo perigosa. O parto domiciliar ainda continua sendo uma das principais ameaças ao bebê. E impõe um risco significativo para você também.

Isso porque a obstetrícia é uma especialidade em que uma futura mãe pode apresentar condições normais em um momento e estar sangrando até a morte no outro. Um bebê não nascido pode estar em condições normais em um momento e entrar em sofrimento fetal devastador no outro. Mesmo nas mais modernas práticas privadas e nos hospitais com os melhores recursos ainda há resultados desastrosos isolados que ninguém poderia ter evitado. Mas também há muitas histórias milagrosas que não aconteceriam se uma paciente não tivesse todo um hospital à sua disposição. A hemorragia, como no descolamento da placenta, continua sendo uma complicação importante que ameaça a vida na gravidez. Infelizmente, isso costuma acontecer de repente. A cesárea de emergência é um ato para salvar o bebê e, às vezes, a mãe também, quando a transfusão de sangue de emergência pode impedir que a mãe tenha um colapso cardiovascular e entre em choque. A anestesia está disponível para que tudo seja indolor e para controlar o equilíbrio delicado de líquidos durante o melodrama. Em um quarto em casa, uma mãe não teria essa chance. Buscar a beleza do parto domiciliar possivelmente signifique aceitar a feiúra da morte.

Não posso exagerar a importância do parto por cesárea como um procedimento para salvar vidas. Falando mal das cesáreas, as empresas de assistência médico-hospitalar e grupos de consumidores têm conseguido reduzir o número de cesáreas evitáveis. Mas, de forma alguma, se tira a importância da cesárea, pois, quando de repente acontece algo desastroso, é a cesárea que permite que um bebê possa ser retirado da forma mais rápida. A hemorragia obstétrica súbita, o prolapso do cordão umbilical e os ataques são emergências em que a distância entre o hospital e a casa significa a morte de um bebê.

Freqüentemente, um bebê nasce por via vaginal, e toda fase do trabalho de parto e do parto foram totalmente normais. No entanto, um momento depois o bebê pode não estar respirando. Um hospital tem o equipamento para reanimá-lo em mãos, mas sua casa não tem. O tempo mais arriscado na vida de um recém-nascido são as primeiras 24 horas, e, exceto quando o seu bebê está com você, um hospital tem uma enfermeira observando-o o tempo todo. Qualquer anormalidade pode ser avaliada imediatamente e os pediatras podem ser avisados.

Algumas pessoas ainda preferem partos domiciliares e suas razões são variadas. Muitos vêem uma certa beleza nisso. Alguns dizem que é um acontecimento natural — eu digo isso a mim mesmo — e que as chances de algo lamentável acontecer são mínimas. Outros temem e não confiam nos motivos dos médicos e dos hospitais. Ainda outros fazem isso para evitar as altas contas do hospital. No que diz respeito à beleza do lar para acontecimentos importantes, poupe a beleza para eventos como os aniversários de seu bebê. Não há nada bonito em se levar uma criança para tratamento todos os dias. Aja de modo que você participe dos próximos aniversários. As complicações são raras, assim como os acidentes de carro; mas, certamente, quero colocar meu cinto de segurança e ter meu *air bag*, obrigado. O medo e a desconfiança que se tem em relação aos médicos e hospitais são ridículos. Não me canso de dizer que adoro o que faço e não tenho nada a ganhar ao comprometer o bem-estar de minha paciente por uma manipulação injustificável. No que diz respeito a economizar dinheiro ao fazer o parto domiciliar, essa é, a pior razão de todas. Bebês deficientes custam caro. Certamente, um bebê é mais importante que um carro, então, por que não fabricamos nossos próprios carros em casa? Talvez seja porque isso pode ser mais bem-feito fora?

Escrevi este livro para aliviar a ansiedade dos pais; por isso, criticar o parto domiciliar seria a antítese desse objetivo. Apenas digo a verdade: a melhor forma de prevenir a ansiedade é ter tudo o que um hospital pode lhe oferecer.[1]

Monitoração em Casa do Trabalho de Parto Pré-termo

É fácil, não tem risco, mas é muito caro. Uma operação como essa custa muito para se administrar. Acrescente um lucro e os criminosos insensíveis que dirigem sua empresa de seguro saúde gritarão quando suas despesas superarem de longe seu prêmio cumulativo. Quanto vão gritar? O suficiente para ajudar a subsidiar estudos que provem que o resultado na população geral não melhorou com essa monitoração. Isso é verdade quando você pega a população geral como um todo. Mas você é um indivíduo, e não uma média homogeneizada. Essa é uma guerra interessante que está acontecendo entre as empresas de seguro saúde e os serviços de monitoramento do trabalho de parto pré-termo. E no meio disso tudo fica o seu bebê.

O Negócio da Medicina — Partos Modernos Aquecidos e Cheios de Pompas

Antes da década de 1980, nos EUA, todos ganhavam dinheiro oferecendo serviços de assistência médica. Aqueles que se beneficiavam mais dos excessos da década de 1980, entretanto, foram as empresas de seguro. Elas foram abaixando os lucros tanto dos médicos quanto dos hospitais, enquanto continuaram a

---

1. Não há médicos, no Brasil, que aceitem correr o risco do parto domiciliar. Isso pode ocorrer nos lugares distantes e sem recursos. (N. do R. T.)

oferecer os mesmos serviços. Com essa fórmula, ninguém ganhava muito dinheiro. Exceto as empresas de seguro.

Como as empresas de seguro são isentas de regulamentações antitruste, elas fazem o que bem entendem. Redigem suas apólices, resolvem qualquer disputa contra elas e apresentam as disposições finais em qualquer desacordo entre você e elas. Adivinhe quem ganha. Lidar com elas é como lidar com o *Exterminador* (minha segunda referência a Arnold): você não pode discutir com elas, não pode pedir clemência. De fato, a única diferença entre as empresas de seguro e os seqüestradores é que, às vezes, você pode fazer um acordo com um seqüestrador. Quando você discorda da disposição da empresa de seguro sobre seu caso, você pode apelar, mas eles também vão ganhar os recursos. E você perde outra vez. A não ser que você procure um programa de TV ou seja filha de um juiz, provavelmente você será vítima do seguro-saúde: *O que é nosso é nosso, o que é seu é nosso.*

Logo, você procura o órgão competente do Estado. Se você mora em Louisiana, como eu, dois responsáveis anteriores por esses órgãos fiscalizadores foram presos. Eu fico imaginando qual é a aproximação que se desenvolve entre eles e as empresas de seguro. Não, nada de imaginar — eu *sei* que existe esse tipo de aproximação.

Alguma coisa boa poderia sair disso tudo? Na verdade, sim. Com os lucros baixando, os hospitais tiveram de fazer algo que até então era considerado antiético — propaganda. Eles tiveram de fazer seu *marketing*, mostrando todas as vantagens que poderiam interessar à população. A não ser que você tenha uma empresa de seguro onde possa reescrever qualquer coisa que não seja as leis da Física do jeito que você quer, o resto do capitalismo, incluindo hospitais e médicos, tem de competir. E a concorrência sempre beneficia o consumidor; a única vítima é a integridade da medicina.

Se uma mulher tem uma boa experiência de parto em um hospital, é nele que a vovó vai quando quebra a bacia; é nele que o Leo vai quando quebra o braço; que o papai vai quando tem problemas de vesícula. Todo hospital sabe disso, portanto, qualquer hospital que abra mão dos serviços de mulheres logo fecha. Os hospitais com serviços de atendimento à mulher fazem praticamente qualquer coisa para mantê-las.

Então o *marketing* para mulheres começou, aprimorando os serviços oferecidos a elas. Daí surgiu a sala de parto para gestantes.

Os administradores hospitalares diziam: "Coloquem tapetes, quadros, poltronas, banheiras, cortinas, papel de parede e aquela cama de trabalho de parto milagrosa que se transforma em leito de parto". E assim foi.

Foi realmente bom. E as empresas de seguro, muito voltadas para o lucro, nem sabem o que conseguiram em detrimento do atendimento.

Seu médico deixou de ser médico em algum momento da década de 1990. A designação correta agora é *provedor*. A relação médico–paciente mudou para relação paciente–provedor. Essa nova parceria conspira para que se pratique a melhor medicina apesar da mais malvada das madrastas; por isso, não tenha medo, sua relação com seu médico ainda terá o devido vínculo. Mas este ficou fragilizado porque alguém, em algum lugar no setor de convênios, vai degradá-lo ainda mais, se imaginar um meio de obter mais lucro.

Em algum momento, portanto, o convênio se tornará seu médico, usando o médico que você pensa que tem como um mero provedor. Defendendo-se, eles negarão veementemente isso, dizendo que não estão ditando a maneira como seu médico deve praticar a medicina. Não, isso é verdade. Mas eles também terão o direito de dizer quais os procedimentos feitos ou indicados pelo seu médico que serão cobertos pelo convênio. Reconheço que isso é a mesma coisa.

A Opção pela Cesárea

Fato: Na prática privada com pacientes com boa nutrição, assistência pré-natal adequada, circunstâncias controladas e antibióticos avançados, os riscos associados com a cesárea (perda de sangue, infecção etc.), além daqueles do parto vaginal, agora reduziram-se consideravelmente.

Fato: Há evidências consideráveis de que o parto vaginal, principalmente com decisões tomadas de última hora, como a necessidade de uso de fórceps, apresenta maior risco de prolapso vaginal, incontinência urinária e fecal e prolapso uterino, exigindo cirurgia no futuro; o risco de cirurgia para corrigir essas complicações precisa ser acrescentado aos riscos envolvidos no parto vaginal.

Quase fato: Quando você acrescenta os riscos de parto vaginal aos riscos de cirurgia subseqüente anos mais tarde e aos desconfortos do prolapso vaginal, o risco ajustado é igual ao risco de cesárea eletiva. É o que indicam os estudos iniciais. O "*status* de fato" provavelmente seja alcançado.

Fato: Por lei, você deve ter opção quanto à sua saúde reprodutiva, mas ninguém aplicou esse direito à forma como você quer ter seu bebê. Em outras palavras, por que a mulher não pode escolher se quer o parto vaginal ou a cesárea? As empresas de seguro estão se omitindo quanto a essa questão. Quando as pessoas começarem a pensar nessa questão, sem dúvida as empresas de seguros gastarão milhões de dólares para subsidiar estudos, na tentativa de não confirmar a existência de relação entre a incontinência urinária e o parto vaginal. Eles estão sempre interessados em sua saúde, não é?

Para aqueles que pensam que a opção materna pela cesárea não é natural nem própria da mulher, essa é uma questão particular que é realmente de sua conta. E todo argumento que puder ser usado para lhe dar uma opção de engravidar deve ser aplicável no final de sua gravidez. É antinatural? As vitaminas e os antibióticos também são. Aceite isso; atualmente, passamos dos 30 de idade graças aos avanços que utilizamos. Cirurgia desnecessária? Então teríamos de condenar a cirurgia plástica. Mais cara? Não acho. As empresas de seguro nos Estados Unidos, em sua ganância incontida, agora estão reembolsando a mesma quantia para parto vaginal e para cesárea. Isso foi feito para impor uma penalidade ao médico, levando-o a evitar a cesárea de todas as maneiras possíveis. É a última tentativa, por parte das empresas de seguro, de infundir no médico um conflito de interesses quanto às suas práticas, de modo que poupem dinheiro enquanto ficam imunes da responsabilidade legal.

Advogados *Versus* Médicos

E, falando de responsabilidade legal, agora eu gostaria de desfazer alguns mitos. Quando um médico toma decisões motivadas pela tentativa de evitar um processo legal, isso é chamado de *medicina defensiva*. Esse termo é pejorativo, mas a prática não é uma coisa ruim. Vamos pensar nisso.

Se o seu médico tomasse uma decisão que reduziria as chances de maus resultados sobre os quais você poderia basear uma decisão de processar, então ele estaria tomando uma decisão para obter o melhor resultado. Isso é ruim? Isso não visa aos melhores interesses de todos? (Exceto aos das empresas de seguro que arcam com o custo de testes extras solicitados para essa segurança.)

Seria assim se fosse um corte e secasse. Mas não é. Não se trata de evitar encrencas. Seu médico quer um bom resultado porque essa é a missão dele como profissional. Envolve um procedimento ético. Integridade. Reputação. E olhar-se no espelho. Toda decisão médica inclui uma pitada de fobia em relação aos advogados, mas o resultado deve ser um sucesso saboroso, por todas as razões. Se você tivesse de comparar a paranóia de seus médicos com o assédio dos advogados, você perceberia que os médicos superam os advogados, o que só beneficia a paciente.

Outro mito: Se um médico faz um julgamento equivocado, é erro médico. Isso não é verdade. Se há um conjunto razoável de circunstâncias que tornam tal julgamento compreensível, então seu médico está agindo de acordo com o que ele tem no momento. Depois que as coisas aconteceram, muitas pessoas supõem, cruelmente, que, se há um resultado problemático, a culpa *tem* de ser de alguém. Cabe à justiça decidir isso, mas a maioria dos advogados inteligentes sabe que não ganhará uma causa baseada nos critérios seguidos por um médico para tomar uma conduta.

Outro mito: os médicos detestam advogados e os advogados detestam os médicos. É verdade, nenhum médico gosta de ser processado, mas a maioria dos casos sem mérito nunca vai tão longe. E os advogados não querem perder dinheiro em processos ruins, frívolos — a não ser que sejam advogados tolos, é claro.

Síndrome Pós-tubária — Pode Ser Que Exista. Pode Ser Que Não

Essa síndrome teórica é a deterioração do ciclo menstrual normal após uma ligação tubária. Se suas trompas foram amarradas, queimadas ou cortadas — não importa qual técnica tenha sido usada —, parte do fluxo sangüíneo auxiliar para seus ovários é afetada. Alega-se que isso interfira no equilíbrio hormonal semelhante a um reostato, o que resulta em menstruações longas, fluxos intensos ou irregulares. Essa é uma suposição fácil de fazer porque muitas mulheres que sofrem desse sangramento começaram seus sintomas logo depois das ligações das trompas. Os críticos que negam a existência da síndrome pós-tubária dirão que essa mulher tinha ciclos regulares antes da cirurgia porque ela estava tomando pílulas anticoncepcionais que manipulavam artificialmente a menstruação, tornando-a regular; após a ligação, quando deixou de tomar pílulas anticoncepcionais (não mais necessárias para a contracepção), seu verdadeiro ciclo ficou evidente.

Há tantos médicos que acreditam na síndrome pós-tubária quanto os que não acreditam. Sou um dos que acreditam, mas não posso justificar isso cientificamente porque, em todo estudo sobre essa ocorrência, os achados são sempre equívocos.

Circuncisão — Geralmente uma Preferência Pessoal

Se você tiver uma menina, pule esta seção. Mas, se o seu novo bebê for menino, lhe oferecerão um procedimento chamado circuncisão. Essa é uma palavra realmente auto-explicativa: *cisão* significa incisão ou corte e *circum*, em volta. O prepúcio, aquela parte que envolve a cabeça do pênis, ou glande é removido cirurgicamente, expondo efetivamente aquela área. No recém-nascido, em geral, isso é feito pelo obstetra ou pelo pediatra de maneira rápida e simples.

DICA RÁPIDA

A circuncisão é apenas um procedimento estético. Se isso não importa para você, tome a decisão pela maioria dos meninos na sua cidade. Pergunte a seus amigos sobre o pênis de seus filhos. É a única vez que você terá condições de fazer isso sem ser presa.

Um dos benefícios da circuncisão é a facilidade de higiene. O esmegma, a espessa secreção que se acumula sob o prepúcio, é considerado indesejável. A pele que cobre uma área onde a urina pode se acumular pode ser, teoricamente, uma preocupação com infecções do trato urinário e outras condições inflamatórias. Também a fimose, uma condição em que o prepúcio está preso ao pênis, pode causar episódios dolorosos na vida de um garoto. Logo, a circuncisão, uma prática tão velha quanto a própria antigüidade, é tida como a solução à dificuldade de limpeza e à dor, que podem ser uma bobagem.

O que vale a pena notar é que a maioria dos pais toma uma decisão pró ou contra a circuncisão por razões religiosas ou estéticas. Essa é uma razão suficiente porque todas as advertências citadas acima são facilmente evitadas ou extremamente improváveis. Os pais desejam saber se a maioria dos meninos que toma banho nos vestiários da escola é como seu filho — ou, o mais importante, o que pode ser feito para que seu filho seja como os outros garotos da redondeza. Eles não querem que seu filho seja diferente — principalmente "lá", naquela parte da anatomia que tem mais do que importância anatômica quando se preservam os mitos de masculinidade juntamente com a realidade.

É estranho falar de circuncisão como se fosse um procedimento esperado em assistência médica. Na verdade, é bastante incomum, a maioria do mundo prefere não fazer a circuncisão em seus filhos. Exceto na América do Norte e em Israel, a prática pode ser vista como deformante. De fato, muitos nos Estados Unidos acham o mesmo. Eles dizem que, uma vez que é realmente um procedimento estético, não deveria ser forçado aos bebês. Dizem que é uma violação, uma alteração não solicitada da privacidade de seu filho. Acham que isso pode diminuir para sempre a plena sensibilidade sexual. Além disso, falam de dor, mesmo em um bebê, que deve ser sentida em alguma parte — mesmo que não seja lembrada.

Por outro lado, os proponentes da circuncisão alegam que isso não é tão importante, que ninguém que a tenha feito se arrepende disso ou se lembra disso. Uma coisa é verdade — é mais fácil se feita antes, como demonstrado pelo bebê que dorme despreocupado nos braços de sua mãe alguns minutos depois. Como na maioria das reflexões filosóficas, não pode haver uma resposta absoluta, em termos morais, nem uma resposta obviamente lógica. É uma decisão pessoal, e é uma das primeiras decisões que você tomará na criação de seu filho.

Considerações Finais

O que nos distingue dos animais da Arca de Noé é que fazemos mais do que simplesmente nos acasalar. Nós nos apaixonamos, comprometemo-nos uns com os outros, planejamos envelhecer juntos — planejamos "crescer" juntos. Tornamos a soma maior que a adição das partes. Sexo sem amor é acasalar apenas os órgãos genitais, um tipo de masturbação colaborativa entre duas pessoas. Sexo com amor e viver a intimidade é acasalar a alma.

Quando Deus criou o homem, Ele o fez à sua semelhança; Ele os fez homem e mulher. Quando eles foram criados, Ele os abençoou e os chamou de Homem.

Logo começa o quinto capítulo de Gênese. Se você ler atentamente isso, parece haver um erro de concordância gramatical. Deus *os* abençoou? E *os* nomeou homem? De quantas pessoas estamos falando?

De duas, é claro.

Subentendemos que deva haver tal diferença entre os sexos na mesma espécie. Mas, uma vez que homens e mulheres são a mesma espécie, nos entrosamos tão bem. Embora alguns tenham escrito *best sellers* que dizem que os homens são desse planeta e as mulheres são daquele planeta, freqüentemente nos esquecemos de que ambos pertencemos ao mesmo planeta e à mesma espécie e à mesma arca. E eles pertencem juntos, unidos — e não apenas física e mecanicamente —, se você entende o que eu quero dizer. A idéia toda da atração sexual e do amor vai tão além do mero encaixe da lingüeta A na abertura B. Isso deveria ser intuitivamente óbvio. Aqueles que não vêem além disso estão fadados a não ter nada mais que relações vazias nos invólucros que ocupam.

O desejo de reunião perpassa nossos seres sexuais em todos os níveis, os seres humanos mais que outros animais, já que desejamos nos acasalar com nossas almas, e não apenas com nossos genitais. É por isso que temos uma instituição de fidelidade chamada casamento. Se Deus é Amor, então o amor nos une naquela entidade composta que está na imagem Dele.

Não procuramos apenas nos acasalar, buscamos parceiros de alma.

Seja você judia, cristã ou qualquer outra coisa — mesmo atéia —, naturalmente, está claro que na monogamia o sexo é especial e representa mais do que apenas uma união física. Quando duas pessoas estão unidas, cada uma sente que faz parte do corpo do outro — e não ao contrário da criatura composta ("eles") que foi chamada Adão.

E na monogamia essa relação pode se fortalecer mais com o tempo. Um casal aprimora seus afetos. Mais do que ser um sexo saudável, o bom sexo também é uma união saudável se solenizar a monogamia.

E disso surge a família, a mais alta expressão de amor e de compromisso. Como Noé.

Conclusão

Tenho o melhor trabalho do mundo. Não só consigo ver uma nova vida começando, mas também vejo algo muito além disso: do casulo da gravidez sai uma bela borboleta — o nascimento da família, que é o mais importante. O que as mulheres fazem é especial o bastante para justificar a punição mais severa e rápida para o abuso físico que elas sofrem. O que as mulheres são para aceitar essa dádiva testemunha seu lugar singular na condição humana e exige nossa atenção, respeito e devoção. Se a vida é uma dádiva, são as mulheres que dão essa dádiva.

Cristo disse: "Não existe maior amor que esse em que um homem sacrifica sua vida pelos irmãos". Isso pode ser dito quando você tem filhos, você e seu marido abrem o caminho para a vida para sempre, de modo que vocês possam se dedicar para tornar o mundo um lugar melhor em razão do que vocês estão dando em retorno, com o nascimento de filhos e pela maneira como vocês os criam. Não acho que seja orgulho acrescentar que não há maior amante que uma mulher que dê a vida em benefício de todos, em toda parte.

Glossário

Amenorréia
Ausência de período menstrual. Pode ser primária: nas mulheres que nunca menstruaram, ou secundária: em mulheres que já estão tendo períodos menstruais e que deixaram de tê-los.

Amniocentese
Punção transabdominal da câmara âmnica com agulha adequada para retirada de líquido amniótico.

Líquido Amníotico
Líquido produzido pelo feto e anexos, de renovação contínua.

Amniotite
Inflamação das membranas amnióticas.

Anemia Falciforme
Doença Falciforme é uma doença herdada em que os glóbulos vermelhos do sangue (hemácias), diante de certas condições, alteram sua forma e se tornam parecidos com uma foice, daí o nome falciforme.

Angiotensina
É um potente vasoconstritor produzido no fígado com potência de 40 vezes maior que a adrenalina na elevação da pressão arterial. Seus efeitos periféricos assemelham-se aos dos agonistas dos receptores ALFA. Sua importância farmacológica reside no fato de que outras drogas (por ex.: captopril e losartan) afetam a produção da angiotensina.

Anticardiolipina
O teste Anticardiolipina M é um imunoensaio enzimático quantitativo (EIA) para a detecção de anticorpos da classe IgM dirigidos contra o antígeno cardiolipina no soro, e é utilizado como um aditivo na determinação do risco de trombose em indivíduos com lupus eritematoso sistêmico (SLE) e doenças relacionadas ao lupus.

Anticorpo Antinuclear
Relacionado com doenças auto-imunes.

Arritmia
Anomalia na produção ou condução dos impulsos elétricos gerados através do tecido nervoso especializado do coração.

Arteríola
Pequeníssima artéria, capilar.

Bilirrubina
Pigmento amarelo que é produto da degradação da hemoglobina. Quando aumenta no sangue, acima de seus valores normais, pode produzir uma coloração amarelada da pele e mucosas, denominada icterícia. Pode estar aumentado no sangue devido a aumento da produção do mesmo (excesso de degradação de hemoglobina) ou por dificuldade de escoamento normal (por ex.: cálculos biliares, hepatite).

Broncoespasmo
Contração do músculo liso bronquial, capaz de produzir estreitamento das vias aéreas, manifestado por sibilos no tórax e falta de ar. É uma contração vista com freqüência na asma (ver).

Candidíase
É o nome da infecção produzida pela Candida albicans, um fungo que produz doença em mucosas, na pele ou em órgãos profundos (candidíase sistêmica).As infecções profundas podem ser mais freqüentes em pessoas com deficiência no sistema imunológico (pacientes com câncer, AIDS etc.).

Cariótipo (46xx ou 46 xy)
Estudo dos cromossomos.

Célula falciforme

As células falciformes, ou em forma de foices ou meia-lua, são eritrócitos anormais que se deformam pela presença de moléculas de hemoglobinas mutantes, conhecidas por hemoglobinas (Hb)S, ou HbS.

Cerclagem

Pequena cirurgia para fechar o colo do útero, quando ele está mais curto ou dilatado, e, por isso, não consegue segurar o feto (incompetência istmo cervical). No momento do trabalho de parto, reverte-se a cerclagem, e o bebê nasce normalmente. Um dos sintomas é o sangramento, que pode vir acompanhado ou não de uma pequena cólica.

Cérvice Uterina

Parte do útero onde se localiza o canal do colo uterino.

Ciática/ciatalgia

Dor localizada na região lombar posterior, ou na região inferior das costas, referida secundariamente na porção posterior da coxa, panturrilha e tornozelo, associada em certas ocasiões à compressão do nervo ciático.

Cisto Dermóide

Cisto dermóide: cisto formado por vários tipos de tecidos, como células de gordura, cabelos, dentes, pedaços de osso e cartilagem.

Citotóxica

Tóxica para as células.

Clamídia

Bactéria que pode afetar o aparelho genital da mulher. Transmitida sexualmente, às vezes é descoberta acidentalmente, através de pesquisas em casais com alterações da fertilidade.

Contrações de Braxton-Hicks

São normais e não constituem motivo de alarme. Indolores e regulares, diferenciam-se das contrações do trabalho de parto. Podem aumentar de freqüência e intensidade à medida em que a gestação evolui e com a proximidade do trabalho de parto.

Córeia de Huntington

Doença de Huntington (DH) é uma desordem hereditária do cérebro que afeta pessoas de todas as raças em todo mundo. Recebeu o nome do Dr. George Huntington, médico de Long Island (EUA), que publicou uma descrição do que ele chamou "coréia hereditária", em 1872. Originada da palavra grega para "dança", coréia se refere aos movimentos involuntários que estão entre os sintomas comuns da DH.

Coriônica

Referente à placenta.

Criocirurgia

Criocirurgia é a destruição de tecidos pelo uso da baixa temperatura com objetivos terapêuticos.

Curetagem uterina

Procedimento utilizado para o esvaziamento da cavidade uterina através de instrumental cirúrgico denominado cureta.

Dipstick

Teste laboratorial.

Doença de Crohn

É uma inflamação crônica do trato gastrintestinal, de origem desconhecida, que envolve o intestino fino (íleo) em 30% dos pacientes, a região ileocecal em 40% dos casos ou uma região maior, a ileo-cólon direita.

Colite Ulcerativa

É igualmente uma doença inflamatória crônica do intestino, porém, restringindo-se ao cólon. Quando a doença está ativa (em crise), a mucosa intestinal torna-se maciçamente infiltrada por células inflamatórias e é afetada por micro-úlceras.

Doença de Tay-Sachs

A doença de Tay-Sachs é uma doença neurodegenerativa, de herança autossômica recessiva. As crianças afetadas apresentam os primeiros sintomas da doença ao redor dos seis meses de idade, sofrendo inicialmente de falta de tônus muscular e apatia, condição que regride rapidamente para uma degeneração neurológica progressiva e fatal até os 5 anos de idade. Um ponto vermelho-cereja na retina é um forte indicador da doença. Variantes juvenis e adultas podem ser encontradas, embora sejam extremamente raras. O diagnóstico molecular oferece a possibilidade de se confirmar o diagnóstico bioquímico e de detectar casais de portadores, possibilitando o diagnóstico pré-natal.

Doença de von Willebrand (DvW)

É um distúrbio hereditário caracterizado por uma lentidão anormal da coagulação do sangue. Pacientes com a Doença de von Willebrand podem ter sangramentos prolongados em mucosas por ex.: nariz e gengiva. Os portadores de Hemofilia ou Doença de Von Willebrand podem apresentar sangramentos espontâneos ou relacionados a traumas leves.

Doença Trofoblástica

Alteração do desenvolvimento da placenta.

Ecodopplercadiografia

Exame do coração por ultrassom + doppler.

Edema gestacional

É o excessivo acúmulo generalizado de líquidos nos tecidos, demonstrado por edema marcado de + até ++++, ou mais, após um repouso de doze horas no leito, ou pelo aumento de peso de 2.275 g (5 libras) numa semana.

Enema

Introdução de substâncias líquidas ou semilíquidas através do esfíncter anal, com o objetivo de induzir a defecação ou administrar medicamentos.

Epilepsia

Doença que se caracteriza pela recidiva de episódios convulsivos, como produto de uma lesão estrutural a nível cerebral ou, às vezes, sem comprovação de lesão prévia.

Episiotomia

Incisão a nível do assoalho perineal, visando ampliar o canal do parto, facilitando o desprendimento fetal.

Eritroblastose

A Eritroblastose fetal, também conhecida como Doença hemolítica do recém-nascido, é causada pela incompatibilidade sanguínea do Fator RH entre o sangue materno e o sangue do bebê. O problema se manifesta durante a gravidez de mulheres RH negativo que estejam gerando um filho RH positivo. Para que isso aconteça, o pai da criança precisa necessariamente ter o Fator RH positivo.

Esquizofrenia
Doença mental do grupo das Psicoses (ver), caracterizada por alterações emocionais, de conduta e intelectuais, caracterizadas por uma relação pobre com o meio social, desorganização do pensamento, alucinações auditivas etc.

Esteróides
Hormônios.

Estreptococo
Tipo de bactéria.

Estreptococo Grupo b
Tipo de estreptococo.

Estrógeno
Grupo hormonal produzido principalmente pelos ovários e responsáveis por numerosas ações no organismo feminino (indução da primeira fase do ciclo menstrual, desenvolvimento dos ductos mamários, distribuição corporal do tecido adiposo em um padrão feminino etc.).

Eugenia
Segundo Francis Galton (1822-1911), definiu o termo como: O estudo dos agentes sob o controle social que podem melhorar ou empobrecer as qualidades raciais das futuras gerações seja física ou mentalmente.

Eutireoidismo
Função normal da tireóide.

Exoftalmia
A exoftalmia é a protrusão anormal de um ou de ambos os olhos. Nem todos os indivíduos com olhos protuberantes necessariamente apresentam exoftalmia. Alguns simplesmente apresentam olhos proeminentes com mais parte branca visível do que o normal. O grau de protrusão pode ser mensurado no consultório de um oftalmologista com o auxílio de uma régua comum ou de

um instrumento chamado exoftalmômetro. Outros exames diagnósticos incluem a tomografia computadorizada (TC) e as provas de função da tireóide. Muitas doenças podem causar a exoftalmia.

Fase Lútea

Deficiência da Fase Lútea: A camada de revestimento uterina (endométrio) falha em seu correto desenvolvimento após a ovulação e não tem a capacidade de fixar o óvulo fecundado. Esta condição é tratada com progesterona ou com medicamentos indutores de ovulação.

Fibrilação atrial

Ritmo cardíaco irregular no qual múltiplos impulsos se originam e se espalham através dos átrios. O ritmo é desorganizado, rápido e irregular

Fibroma

Neoplasia derivada do tecido fibroso. Incorretamente denominam-se assim os tumores benignos do músculo uterino, cujo nome correto seria mioma uterino.

Folato

O ácido fólico atua na formação de produtos intermediários do metabolismo, que por sua vez estão envolvidos na formação celular. Está presente na síntese do DNA e RNA e também tem papel na formação e maturação das hemácias e leucócitos.

Glândula Pineal

O relógio biológico que controla o envelhecimento fica no cérebro e chama-se glândula pineal. A glândula pineal fica localizada no centro do cérebro, sendo conectada com os olhos através de nervos. Estes transmitem o sinal dos olhos para a glândula pineal, determinando a hora de iniciar e parar a síntese da melatonina.

Gonadotrofina Coriônica Humana (HCG)

Hormônio produzido no começo da gravidez e que mantém o corpo lúteo produzindo progesterona.

Gonorréia

Infecção bacteriana que compromete o trato genital, produzida por uma bactéria chamada *Neisseira gonorreae.* Produz uma secreção branca amarelada que sai pela uretra juntamente com ardor ao urinar. É uma causa de infertilidade masculina. Em mulheres, a infecção pode não ser aparente. Se passar despercebida, pode se tornar crônica e ascender, atingindo os anexos uterinos (trompas, útero, ovários) e causar Doença Inflamatória Pélvica e mesmo infertilidade feminina.

Hérnia de Hiato

Segundo Dráuzio Varela, é a protusão do estômago através do orifício pelo qual o esôfago atravessa o diafragma para penetrar na cavidade abdominal.

Hidropsia Fetal

Edema generalizado do feto.

Hiperemese

Vômitos incoercíveis.

Hiperemese Gravídica

Vômitos incoercíveis na gestação.

Hiperreflexia

Reflexos exagerados.

Hipertireoidismo

Doença caracterizada por um aumento anormal da atividade dos hormônios tireoidianos. Pode ser produzido pela administração externa de hormônios tireoidianos (hipertireoidismo iatrogênico) ou pelo aumento de uma produção destes nas glândulas tireóideas. Seus sintomas, entre outros, são taquicardia, tremores finos, perda de peso, hiperatividade, exoftalmia.

Hipoprogesteronemia

Déficit de progesterona.

Hipotálamo

Área no cérebro responsável pela liberação de GnRH (bem como de outros hormônios liberadores).

Hipotensão Arterial

Diminuição da pressão arterial abaixo dos valores normais. Estes valores normais são 90 milímetros de mercúrio de pressão sistólica e 50 milímetros de pressão diastólica.

Hipotireoidismo
Distúrbio caracterizado por uma diminuição da atividade ou concentração dos hormônios tireoidianos. Manifesta-se por engrossamento da voz, aumento de peso, diminuição da atividade, depressão.

Hipotônico
Com tônus diminuído.

Istmo Cervical
Parte de transição entre corpo e colo do útero.

Lactogênio Placentário Humano
Hormônio.

Laparoscopia
Procedimento cirúrgico mediante o qual se introduz através de uma pequena incisão na parede abdominal, torácica ou pélvica, um instrumento de fibra óptica que permite realizar procedimentos diagnósticos e terapêuticos.

Macrossomia
Feto muito grande – Hiperdesenvolvimento do feto.

Mecônio
Substância viscosa de cor verde acastanhada que enche os intestinos do feto e é eliminada nos primeiros dias de vida.

Melanócito
Célula com pigmento escuro.

Mixedema
Tipo de edema ocasionado por doença específica.

Mola Hidatiforme
Desenvolvimento anormal da placenta sem o desenvolvimento do feto.

Natimorto
RN que nasce sem vida.

Oligoâmnio
Diminuição do líquido amniótico.

Organogênese
Formação dos órgãos.

Parestesia
Diminuição de movimentos.

Parto a Termo
Parto no tempo normal de gestação.

Peridural
É a anestesia aplicada nas costas. No parto normal faz-se a peridural contínua, injetada num espaço da coluna que leva o mesmo nome. Conforme a dor aumenta, o anestesista, através de um cateter, aplica uma dose maior do medicamento. A região pélvica, pernas e pés ficam adormecidos.

Perinatal
Diz-se do período, das condições e dos acontecimentos ocorridos imediatamente antes e depois do parto.

Períneo
Funciona como base para a sustentação de importantes órgãos como os genitais, a bexiga e parte dos intestinos. A abertura e fechamento do ânus, da vagina e do canal urinário dependem desse grupo de músculos, também conhecido como assoalho pélvico.

Peritôneo
Membrana que recobre a cavidade abdominal.

Pielonefrite
Infecção dos rins produzida em geral por bactérias. A forma de aquisição mais comum é por ascensão de bactérias através dos ureteres, como complicação de uma infecção prévia de bexiga. Seus sintomas são febre, dor lombar, calafrios, eliminação de urina turva ou com traços de sangue etc. Deve ser tratada cuidadosamente com antibióticos pelo risco de lesão permanente dos rins, com perda de função renal.

Pituitária
Placenta prévia (ou baixa). Placenta fora do seu lugar normal, que é o fundo do útero. É causada por inflamação ou tumores uterinos, além de gestações sucessivas.

Plasma

Solução na qual se veiculam os diferentes elementos do sangue. É formado principalmente por água na qual se encontram dissolvidos todos os elementos orgânicos e inorgânicos do líquido extracelular (albumina, hormônios, sais minerais etc.), assim como os elementos figurados (hemácias, leucócitos e plaquetas).

Polidrâmnio

É o excesso na quantidade do líquido amniótico (LA) estando associado à complicações perinatais. Classicamente é caracterizado quando o volume do líquido é superior a 2000 ml.

Pré-eclâmpsia

A pré-eclâmpsia é o desenvolvimento de hipertensão, com proteinúria significante e/ou edema de mãos e face. Ocorre após a 20ª semana de gravidez, ou anteriormente a esse período na moléstia trofoblástica. A pré-eclâmpsia é predominantemente uma patologia da primigesta.

Pré-termo/prematuro

É toda criança nascida antes da 37ª semana de gestão.

Primigestas

Gestantes da 1ª gestação.

Progesterona

Hormônio feminino encarregado de preparar o útero para a gravidez.

Prolactina

Hormônio que estimula a produção de leite em mulheres que estão amamentando. Fora desse período, o excesso de prolactina pode ser causa da infertilidade.

Prostaglandina

Substância produzida pelo organismo que participa dos fenômenos da dor e contração.

Sacro-ilíaco

Referente aos ossos sacro e ilíaco.

Síndrome de Down
Malformação do feto acompanhado de retardamento mental.

Spina Bífida
Malformação da coluna.

Spotting
Escape.

Talassemia
Doença hematológica acompanhada de anemia.

Teratogênico
Que causa malformação.

Testosterona
Hormônio andrógeno produzido nos testículos que afeta a produção de espermatozóides e as características sexuais do homem.

Tocolíticos
Que cortam as contrações uterinas.

Tônus Fetal
Rigidez do feto.

Tônus Muscular
Rigidez do natural do músculo.

Tricomoníase
Infecção pelo agente *Trichomonos vaginalis* (protozoaris).

Trissomia 18
Malformação por alteração cromossômica.

Tromboflebite
Inflamação com trombose de veia.

Tubo Neural ou Túbulo Renal
Tubo que desce do glomérulo e forma a papila renal e drena a urina no cálice renal.

Ureter(es)

Tubos que descem da pélvis renal até a bexiga. Drenam a urina dos rins. Podem ser afetados por cálculos urinários.

Uterossacro

Ligamento entre o útero e o osso sacro.

Vaginite

Atinge, pelo menos uma vez na vida, 1/3 das mulheres. Caracteriza-se por um corrimento anormal, que pode ter ou não odor desagradável, coceira ou queimação e vontade de fazer xixi a toda hora. Causada por infecções vaginais, cervicais ou de colo de útero, doenças sexualmente transmissíveis, alergia a tecidos sintéticos, roupas justas demais e algumas substâncias de uso tópico.

Veia Cava

Veia que traz o sangue venoso da parte inferior do corpo.

Vilosidade

Parte da constituição da placenta.

Referências

Revisor Técnico: Dr. Ênio Edgard Mendaçolli

http://www.lincx.com.br

http://gballone.sites.uol.com.br

http://www.saudeemmovimento.com.br

http://www.saude.pr.gov.br

http://www.zipsaude.com.br

http://www.msd-brazil.com

http://www.unifesp.br

http://emedix.com.br

http://www.comciencia.br

Índice Remissivo

Pais & Filhos

A FAMÍLIA EM 1º LUGAR

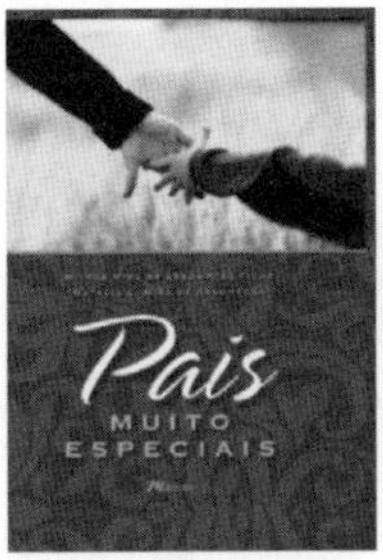

Pais Muito Especiais

ISBN 85-89384-24-1
80 páginas

"Pais Muito Especiais" de Milton M. de Assumpção Filho e Natalia C. Mira de Assumpção apresenta 180 sugestões de ações que expressam amor e carinho e podem ser usadas no dia-a-dia. O livro reúne depoimentos e ricas histórias de vida de amigos que abriram seus corações e dividiram com os autores momentos inesquecíveis entre filhos e pais, bem como lembranças da infância. Como não obedecem a nenhuma regra ou ordem, as frases, dispostas aleatoriamente, permitem que o livro seja lido a partir de qualquer página.

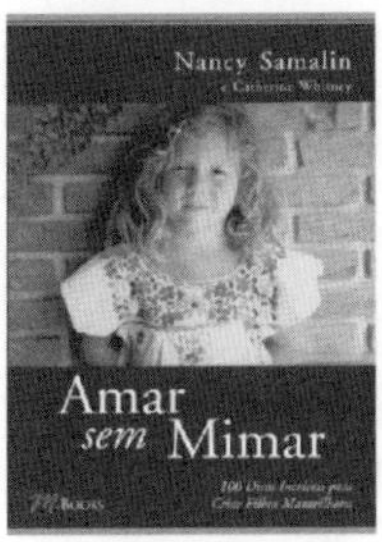

Amar sem Mimar

ISBN 85-89384-11-x
256 páginas

Este livro oferece 100 dicas para que os pais, livres de culpa e de maneira prática, possam criar seus filhos, estabelecendo limites com amor e carinho, porém sem mimar ou ser indulgente. Com estilo prático e divertido, a escritora Nancy Samalin compartilha suas 100 melhores dicas para criar filhos maravilhosos com amor incondicional sem ser um pai ou uma mãe que não sai "do pé" deles.

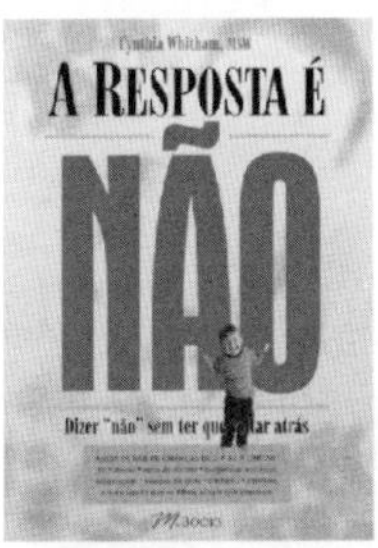

A Resposta é Não

ISBN 85-89384-10-1
256 páginas

Se você tem dificuldade para dizer "não" aos seus filhos, pode contar agora com uma nova ajuda. O livro, de Cynthia Whitham, trata de 26 situações que afetam pais de crianças de 2 a 12 anos.
Neste livro, a autora fornece as ferramentas para os pais que têm dificuldades de dizer "não". Da hora de dormir aos animais de estimação, da maquiagem à música, da lição de casa às roupas de grife, e tudo aquilo que os filhos acham que precisam.

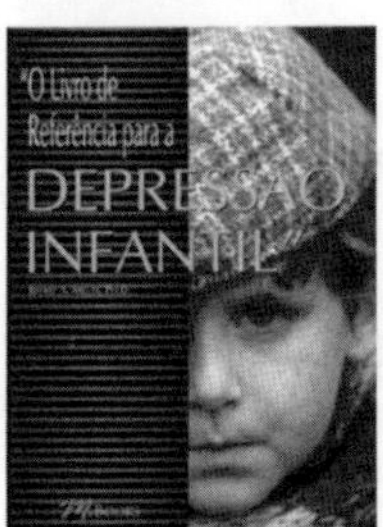

Livro de Referência para a Depressão Infantil

ISBN 85-89384-09-8
280 páginas

Escrito pelo professor dr. Jeffrey A. Miller, este livro mostra como os pais podem diagnosticar os sintomas da depressão infantil e as conseqüências deste problema, como ansiedade e uso de drogas ilegais. A obra também aborda os métodos de tratamento, incluindo psicoterapia, remédios e mudanças de comportamento, além de estratégias para ajudar os pais a lidar com a questão.

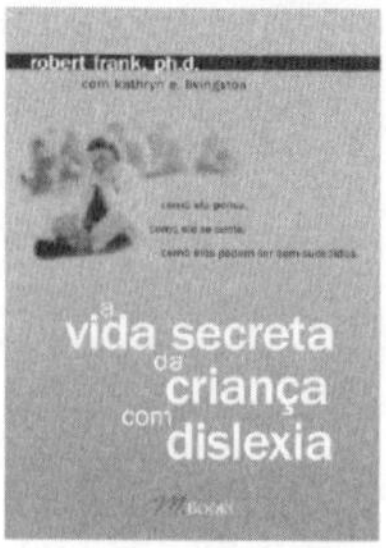

A Vida Secreta da Criança com Dislexia

ISBN 85-89384-12-8
232 páginas

Este livro, do psicólogo educacional Robert Frank, que é portador de dislexia, é um manual para os pais identificarem e aprenderem como a criança portadora desse distúrbio de aprendizagem pensa e sente e o que podem fazer para ajudar os filhos a se tornarem adultos bem-sucedidos. Hoje, casado e pai de dois filhos, argumenta que a criança com dislexia muitas vezes é confundida como uma criança pouco inteligente, preguiçosa e que finge não entender.

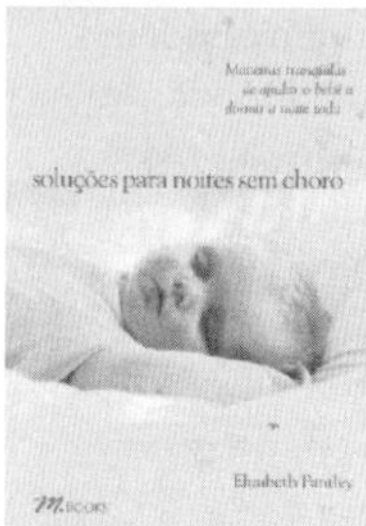

Soluções para Noites Sem Choro

ISBN 85-89384-10-1
224 páginas

Desenvolvido pela orientadora educacional Elizabeth Pantley, este livro mostra ser perfeitamente possível acabar com o desespero dos pais que não dormem porque o bebê não pára de chorar. O livro apresenta programa inédito de 10 passos para os pais atingirem a meta de garantir uma boa noite de sono para toda a família. A autora mostra que é possível ajudar o bebê a adormecer e dormir tranqüilamente.

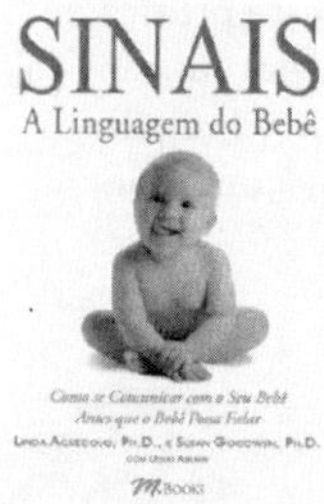

Sinais - A Linguagem do Bebê

ISBN 85-89384-18-7
194 páginas

Você sabia que os bebês sabem muito mais sobre linguagem do que pensamos? E que muito antes de serem capazes de falar, eles podem comunicar-se por meios de sinais e gestos? Os Sinais Infantis são fáceis de aprender e ajudam muito a entender a mente do bebê. Segundo as especialistas,Linda Acredolo e Susan Goodwyn, todos os bebês têm potencial para aprender Sinais Infantis simples e fáceis de lembrar. Com isso, os pais não precisam mais ficar ansiosos, esperando o dia em que seu bebê possa lhes dizer o que sente, precisa e pensa.

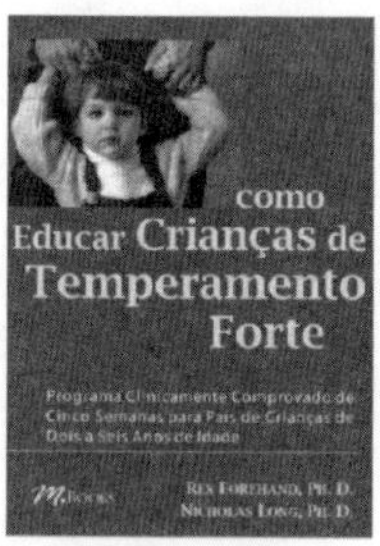

Como Educar Crianças de Temperamento Forte

ISBN 85-89384-17-9
280 páginas

Um verdadeiro passo a passo, este livro de Rex Forehand e Nicholas Long é destinado a ajudar pais que têm dificuldade em lidar com os problemas de teimosia, desobediência, irritação e hiperatividade dos filhos que estão sempre exigindo atenção.
O livro inclui, ainda, um capítulo sobre TDAH –Transtorno de Déficit de Atenção / Hiperatividade, conhecido também como DDA – Distúrbio do Déficit de Atenção.

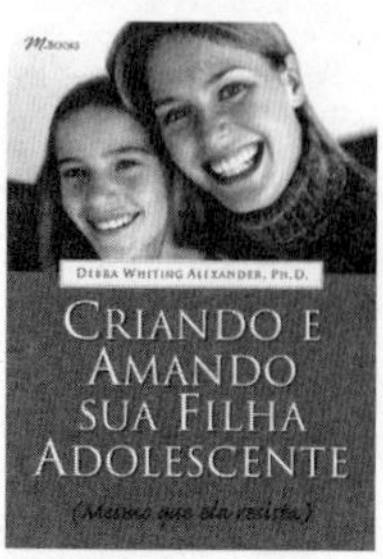

Criando e Amando Sua Filha Adolescente (Mesmo que Ela Resista)

ISBN: 85-89384-80-2
???? páginas

Segundo Debra W. Alexander, a adolescência é um período natural de descobertas. O sofrimento acarretado por esse período é uma etapa que sua filha adolescente precisa vencer para se tornar adulta. Apesar do turbilhão de emoções que o relacionamento com sua filha provoca, este livro mostra como amá-la, respeitá-la e ajudá-la a se tornar uma mulher segura e confiante.

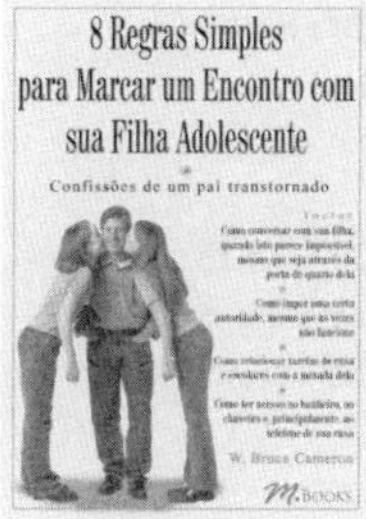

8 Regras Simples para Marcar um Encontro com Sua Filha Adolescente

ISBN: 85-89384-21-7
236 páginas

Este livro vai ensinar aos pais de filhas adolescentes, de maneira leve e engraçada, como conversar com sua filha – quando isto parece impossível – mesmo que seja através da porta do quarto dela, como impor uma certa autoridade – mesmo que às vezes não funcione e, ainda, como ter acesso ao banheiro, ao chuveiro e, principalmente, ao telefone de sua casa. Aprenda a sair de frases como "Todo mundo vai, menos eu", "Um minuto depois de fazer 18 anos, vou embora desta casa!"

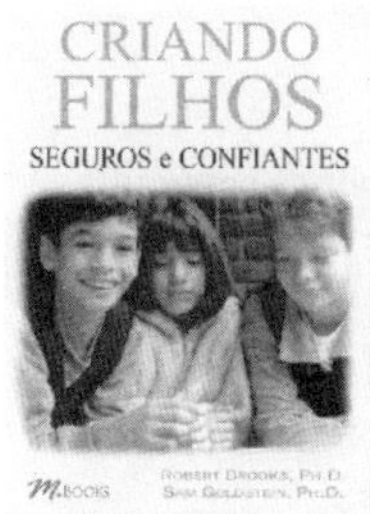

Criando Filhos Seguros e Confiantes

ISBN: 85-89384-39-X
336 páginas

Dois terapeutas renomados, Robert Brooks e Sam Goldstein, sintetizam um grande volume de informações científicas sobre o conceito da segurança e da confiança neste livro, tornando-o de fácil entendimento. Explicam como muitos pais, apesar das melhores intenções, minam a capacidade de segurança e confiança de seus filhos, e oferecem estratégias efetivas para identificar e eliminar esses problemas.

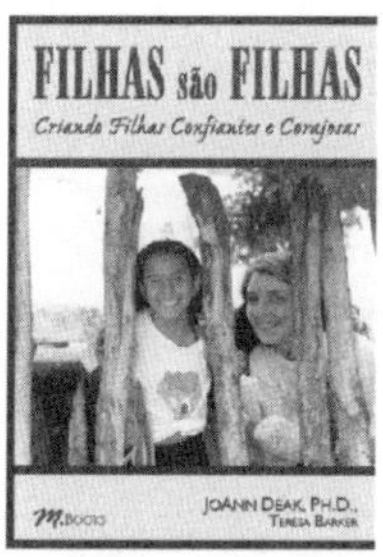

Filhas são Filhas – Criando filhas confiantes e corajosas

ISBN: 85-98384-25-x
292 páginas

Em um texto importante e abrangente, a autora JoAnn Deak identifica e mostra os caminhos para grande parte dos problemas que envolvem a criação e a educação das meninas. *Filhas são Filhas* apresenta um guia compreensível dos vários desafios emocionais e físicos que as garotas de 6 a 16 anos enfrentam no mundo conturbado e mutante de hoje.

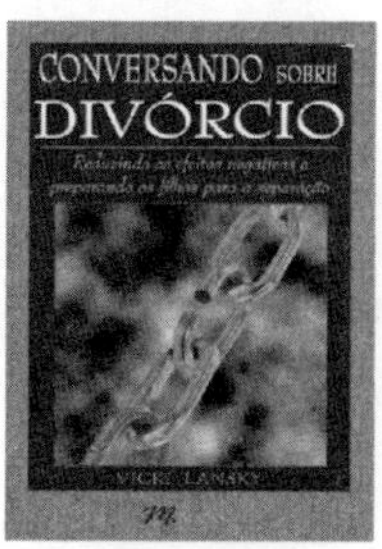

Conversando sobre Divórcio

ISBN: 85-89384-20-9
202 páginas

Este livro, de Vicki Lansky, não é um livro de conselhos, mas um guia cheio de situações, exemplos, e idéias, com o objetivo de tornar o processo de separação menos doloroso. Dividido em sete capítulos, aborda a decisão de separar-se, questões de dinheiro, problemas legais, guarda dos filhos, como os filhos vão encarar a situação, até quando você se casa de novo.

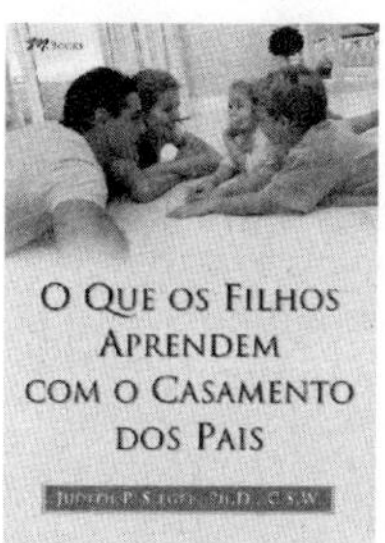

O Que os Filhos Aprendem com o Casamento dos Pais

ISBN: 85-89384-72-1
272 páginas

A terapeuta conjugal e familiar Judith P. Siegel assegura que o segredo do desenvolvimento saudável da criança é fruto da percepção que a criança tem do relacionamento entre seus pais. O livro oferece conselhos práticos, exemplos esclarecedores e sugestões aos pais que desejam contruir os alicerces sólidos que toda criança precisa para ter um futuro feliz e emocionalmente seguro.

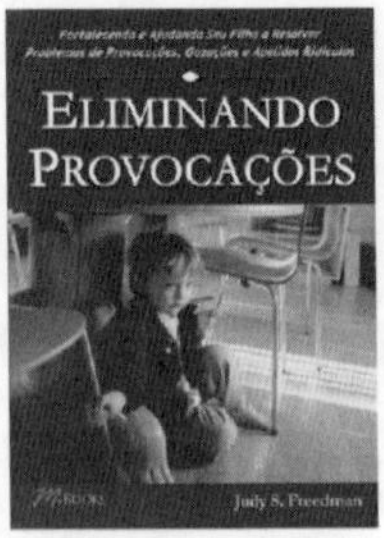

Eliminando Provocações - Fortalecendo e ajudando seu filho a resolver problemas de provocações, gozações e apelidos ridículos

ISBN 85-89384-28-4
292 páginas

Este livro, de Judy Freedman, foi elaborado com o substrato fornecido por dezessete anos de experiência como coordenadora educacional. Seu programa ensina crianças e pais a efetivamente lidar com o problema da provocação e a desenvolver técnicas de defesa que duram a vida toda.

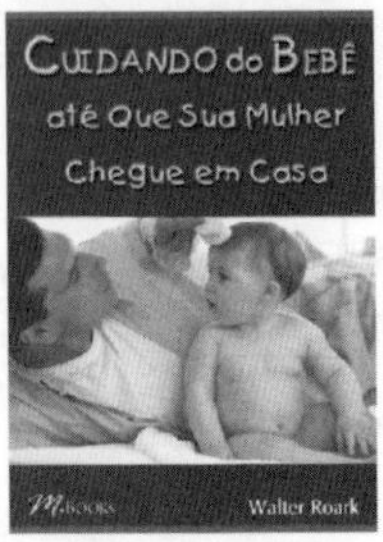

Cuidando do Bebê até que sua Mulher Chegue em Casa

ISBN 85-89384-23-3
152 páginas

Walter Roark garante que, sempre que a mãe não está em casa, os bebês reagem de maneira estranha, choram, esperneiam, fazem cocô, mudam de cor e espremem-se. Inspirado em sua filha, Meghan, escreveu este livro para ajudar os pais a cuidar adequadamente de seu filho e mantê-lo a salvo até que sua mulher chegue em casa.

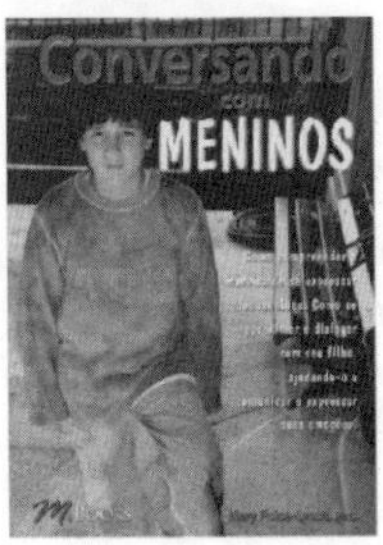

Conversando com Meninos

ISBN 85-89384-26-8
266 páginas

O livro, de Mary Polce-Lynch, fornece dados e instruções objetivas de como criar meninos emocionalmente expressivos, competentes, fortes e ao mesmo tempo sensíveis, em uma cultura maluca que teima em transformá-los em pessoas desprovidas de sentimentos.

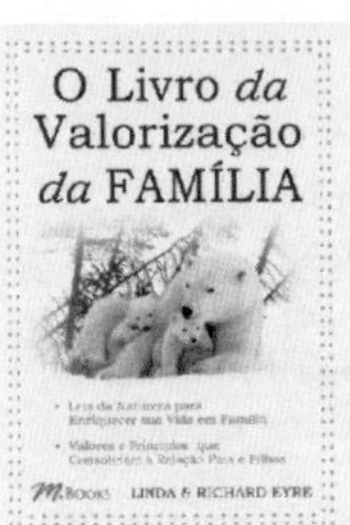

O Livro da Valorização da Família

ISBN 85-89384-32-2
190 páginas

Este livro, de Linda e Richard Eyre, contém nove "leis naturais" simples, porém poderosas, sobre o cuidado; leis que podem proteger e melhorar as famílias e dar aos filhos sentimentos de valor e de estima. Elas são os princípios fundamentais por meio dos quais podemos efetivamente cuidar de nossos filhos e transformar nossas casas em lares.

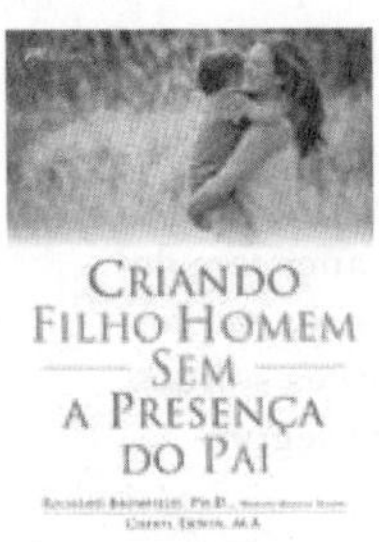

Criando Filho Homem Sem a Presença do Pai

ISBN: 85-89384-69-1
280 páginas

Este livro, de Richard Bromfield e Cheryl Erwin, apresenta a sabedoria de pessoas experientes aliada à compreensão de pessoas inseridas no contexto da vida moderna para ajudar a mãe a abordar questões difíceis relativas a filhos de qualquer idade, entre as quais união e separação, dependência e autonomia e limites e privacidade.

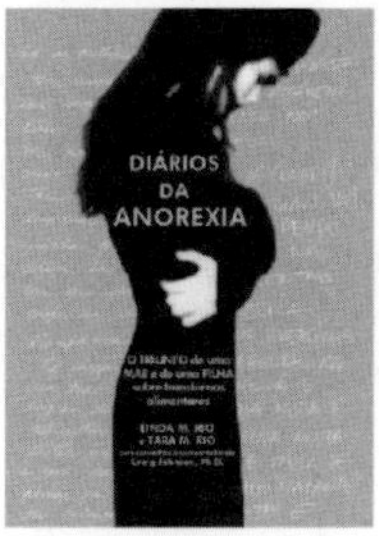

Diários da Anorexia

ISBN 85-89384-33-0
234 páginas

Este livro, de Tara Rio, Linda Rio, com conselhos de Craig Johnson, leva você para dentro do mundo intrigante de transtornos alimentares entre adolescentes. Testemunhe a história real nos diários íntimos que revelam os momentos mais sombrios da família Rio – e as maiores vitórias.

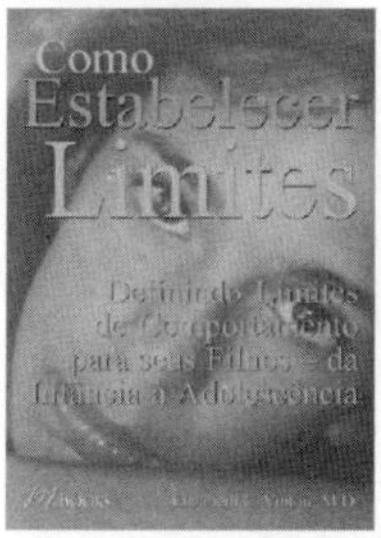

Como Estabelecer Limites

ISBN 85-89384-30-6
278 páginas

Em *Como Estabelecer Limites*, de Elizabeth C. Vinton, os pais podem examinar como devem guiar e dirigir o comportamento de suas crianças e ainda deixar espaço para que elas façam as próprias escolhas e tomem suas decisões. Todos os pais sabem que não são perfeitos, errar é humano. Muitos erros serão cometidos, mas é necessário se ajustar e ser humilde o suficiente para mudar rumos e promover acertos.

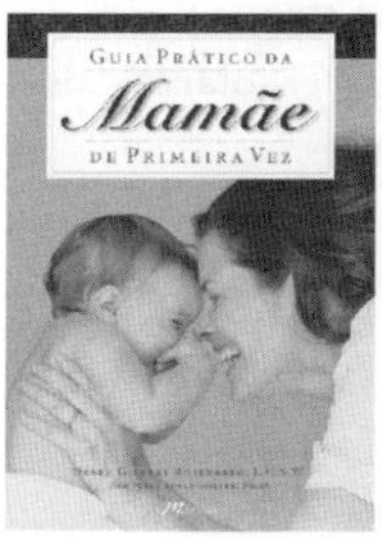

Guia Prático da Mamãe de Primeira Vez

ISBN: 85-89384-40-3
298 páginas

Debra Gilbert Rosenberg e Mary Susan Miller apresentam neste livro soluções para facilitar a transição para a maternidade, abordando o nascimento e os vínculos afetivos, a volta ao trabalho, a dor na amamentação, o relacionamento com o marido. Você terá respostas para essas dúvidas e muito mais neste excelente guia para a mamãe de primeira viagem.

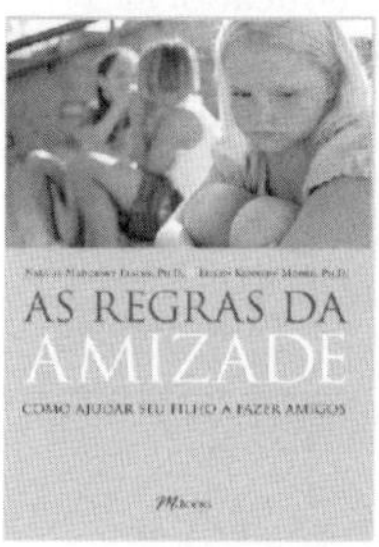

As Regras da Amizade – Como Ajudar seu Filho a Fazer Amigos

ISBN: 85-89384-43-8
300 páginas

"Ninguém quer brincar comigo" e "Ninguém gosta de mim" são frases que doem quando os filhos dizem ao chegar da escola ou de algum outro lugar. Neste livro, as autoras Natalie Madorsky Elman, Ph.D e Eileen Kennedy-Moore, Ph.D, se baseiam em pesquisas e estudos clínicos para descrever nove protótipos de crianças com problemas de amizade: a Criança Tímida, a Alma Sensível, Vulnerável, Sonhadora, Pequena Adulta, Líder e assim por diante.

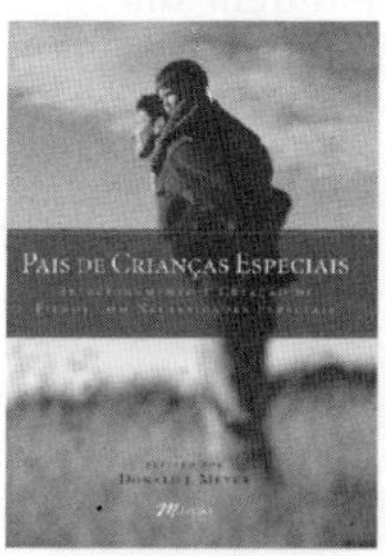

Pais de Crianças Especiais

ISBN: 85-89384-49-7
212 páginas

Este livro, editado por Donald J. Meyer, é uma corajosa coleção de textos de pais que foram convidados a falar sobre a experiência de ter um filho especial e quanto isso mudou a vida deles. Dezenove pais olharam com introspecção e honestidade para este assunto profundamente emotivo, e ofereceram uma perspectiva raramente ouvida sobre a criação de filhos com necessidades especiais.

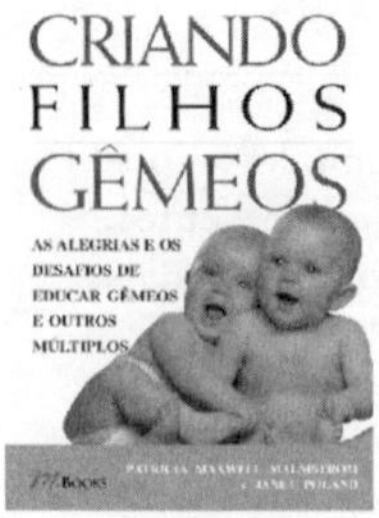

Criando Filhos Gêmeos
ISBN: 85-89384-53-5
330 páginas
Este livro, de Patricia Malmstrom e Janet Poland, traz as alegrias e os desafios de educar gêmeos e outros múltiplos. Este desafio emocionante requer estratégias especiais. Desde comprar equipamentos acessíveis até lidar com horários agitados de refeições e as demandas do dia-a-dia escolar, os pais precisam estar munidos com o máximo possível de informações práticas.

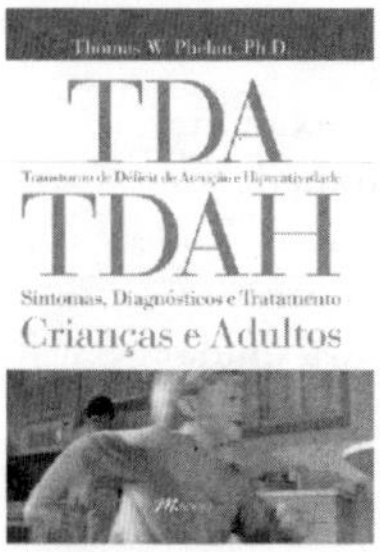

TDA/TDAH – Transtorno de Déficit de Atenção e Hiperatividade
ISBN: 85-89384-48-9
260 páginas
Este guia do Dr. Thomas W. Phelan oferece a pais, professores, médicos e profissionais de saúde mental as mais recentes informações sobre o TDA/TDAH. Numa linguagem direta e fácil de entender, este livro descreve: os sintomas básicos do TDA/TDAH e seus efeitos na escola, trabalho, casa e relacionamentos pessoais; as diferenças entre o Tipo Combinado (TDAH) e o Tipo Desatento (TDA); nove indicadores que ajudam a predizer o futuro; as diferenças entre garotos e garotas com TDA/TDAH; por que a TDA/TDAH muitas vezes não é diagnosticada por profissionais qualificados; co-morbidade com TDA/TDAH; os tratamentos mais recentes; aconselhamento, intervenções escolares, gerenciamento de comportamento e treinamento de habilidades sociais.

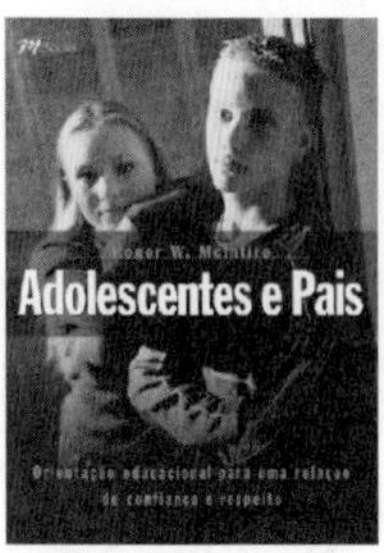

Adolescentes e Pais
ISBN: 85-89384-55-1
250 páginas
Este livro, de Roger McIntire, aborda as relações entre os adolescentes e os adultos e suas respectivas dificuldades de comunicação e interação em várias circunstâncias e condições educacionais. É recomendado tanto para educadores e profissionais da área de psicologia quanto para estudantes de cursos universitários e pais comprometidos com o aprendizado e a utilização de técnicas educacionais na busca da melhoria da relaçãocomjovens adolescentes.

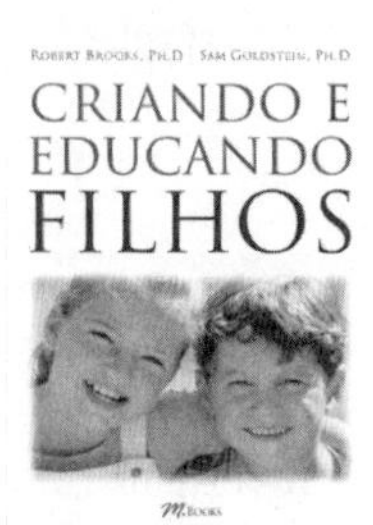

Criando e Educando Filhos
ISBN: 85-89384-64-0
292 páginas
Este livro é a seqüência do revolucionário *best seller* de Robert Brooks e Sam Goldstein, Criando Filhos Seguros e Confiantes. Aqui eles expandem sua teoria da resiliência com respostas detalhadas às muitas perguntas que receberam de pais como você.

Visite Nosso Site
www.mbooks.com.br

CADASTRO DO LEITOR

- Vamos informar-lhe sobre nossos lançamentos e atividades
- Favor preencher todos os campos

Nome Completo (não abreviar):

Endereço para Correspondência:

Bairro: Cidade: UF: Cep: –

Telefone: Celular: E-mail: Sexo: F ☐ M ☐

Escolaridade:
☐ 1º Grau ☐ 2º Grau ☐ 3º Grau ☐ Pós-Graduação
☐ MBA ☐ Mestrado ☐ Doutorado ☐ Outros (especificar): ____________

Obra: **Guia Médico da Gravidez - Gerard DiLeo**

Classificação: **1. Pais e Filhos 2. Parenting**

Outras áreas de interesse: ____________

Quantos livros compra por mês?: ______ por ano? ______

Profissão: ____________

Cargo: ____________

Enviar para os faxes: **(11) 3079-8067/(11) 3079-3147**

ou e-mail: **vendas@mbooks.com.br**

Como teve conhecimento do livro?

☐ Jornal / Revista. Qual? ____________
☐ Indicação. Quem? ____________
☐ Internet (especificar *site*): ____________
☐ Mala-Direta: ____________
☐ Visitando livraria. Qual? ____________
☐ Outros (especificar): ____________

M.BOOKS

M. Books do Brasil Editora Ltda.

Av. Brigadeiro Faria Lima, 1993 - 5º andar - Cj 51
01452-001 - São Paulo - SP Telefones: (11) 3168-8242/(11) 3168-9420
Fax: (11) 3079-3147 - E-mail: vendas@mbooks.com.br

cole aqui

dobre aqui

Carta
Resposta

7212018100/DR/SPM
M. BOOKS

CORREIOS

CARTA RESPOSTA
NÃO É NECESSÁRIO SELAR

O selo será pago por

M. BOOKS DO BRASIL EDITORA LTDA.

04533-970 São Paulo-SP

dobre aqui

End.: ....

Rem.: ....